Barbara Klug Redman

Patientenedukation

Kurzlehrbuch für Pflege- und Gesundheitsberufe

2., vollständig überarbeitete Auflage

Aus dem Amerikanischen von Sabine Umlauf-Beck

Deutschsprachige Ausgabe herausgegeben
von Dr. Angelika Abt-Zegelin und Mareike Tolsdorf

D1640916

Verlag Hans Huber

Barbara K. Redman, PhD, RN, FAAN, Dekanin und Professorin an der Wayne State University,
College of Nursing, Detroit, Michigan, USA

Angelika Abt-Zegelin (dt. Hrsg.), Dr. rer. cur., MA, Pflegewissenschaftlerin. Institut für Pflegewissenschaft an der Universität Witten/Herdecke. E-Mail: Zegelin@uni-wh.de

Mareike Tolsdorf (dt. Hrsg.), Altenpflegerin, BScN, stud. MScN, freiberufliche Pflegewissenschaftlerin, wissenschaftliche Mitarbeiterin am Institut für Pflegewissenschaft, Universität Witten/Herdecke. E-Mail: mareike.tolsdorf@uni-wh.de

Lektorat: Jürgen Georg, Bianca Hilker, Lisa Binse
Herstellung: Daniel Berger
Titelillustration: pinx. Winterwerb und Partner, Design-Büro, Wiesbaden
Umschlag: Claude Borer, Basel
Satz: Kösel, Krugzell
Druck und buchbinderische Verarbeitung: Kösel, Krugzell
Printed in Germany

Bibliografische Information der Deutschen Nationalbibliothek
Die Deutsche Nationalbibliothek verzeichnet diese Publikation in der Deutschen Nationalbibliografie; detaillierte bibliografische Angaben sind im Internet unter http://dnb.d-nb.de abrufbar

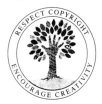

Anregungen und Zuschriften bitte an:
Verlag Hans Huber
Lektorat: Pflege
z. Hd.: Jürgen Georg
Länggass-Strasse 76
CH-3000 Bern 9
Tel.: 0041 (0)31 300 4500
Fax: 0041 (0)31 300 4593

Das vorliegende Buch ist eine Übersetzung aus dem Amerikanischen.
Der Originaltitel lautet «The Practice of Patient Education, 10e» von Barbara Klug Redman.
© 2007 by Elsevier Inc.

© der deutschsprachigen Ausgabe 2009. Verlag Hans Huber, Hogrefe AG, Bern
2. Auflage 2009. Verlag Hans Huber, Hogrefe AG, Bern
ISBN 978-3-456-84565-4

Inhaltsverzeichnis

Widmung

Im Andenken an Darlien und Harlan Klug

Geleitwort zur deutschsprachigen Ausgabe

Das Grundlagenwerk von Barbara Klug Redman ist *der* Klassiker unter den pflegeorientierten amerikanischen Büchern zur Patienteneduka-tion.

Im Vordergrund stehen hier die Strategien der Information und Schulung von Patienten, durchaus in der individuellen Begleitung von Kranken und Angehörigen. Klug Redman gibt ihr Standardwerk in der 10. Auflage als Kurzlehr-buch heraus. Ein wahrlich seltenes Phänomen dieses Buches ist, dass es im Laufe der Zeit nicht umfangreicher, sondern kürzer geworden ist! Offenbar sind «reife» AutorInnen in der Lage, Prioritäten zu setzen.

Im deutschsprachigen Raum nehmen Interesse und Aktivitäten an Strategien der Information, Schulung und Beratung in Pflegezusammen-hängen allmählich zu – dies ist auch ablesbar an der Anzahl der Publikationen. Inzwischen liegen eine ganze Reihe von Büchern vor, z. B. das sehr praxisorientierte Werk «Informieren, Schulen und Beraten» von London oder das Buch «Bera-tung in der Pflege» von Koch-Straube. Kürzlich erschien des Weiteren das Buch «Selbstmanage-ment chronisch Kranker» von Klug Redman – auch in deutscher Sprache – dieses Werk ist eine gute Ergänzung zum vorliegenden Text. Im Be-reich Psychologie der Verlage Huber/Hogrefe finden sich zudem viele Publikationen, die theo-retische Grundlagen der Patientenedukation vorstellen: es geht dabei um Ressourcenorientie-rung, um Empowerment und anderes mehr. Zu-dem bemühen sich immer mehr Gruppierungen um den Aufbau von edukativen und beratenden Konzepten in der Pflege, wie etwa eine Sektion der Deutschen Gesellschaft für Pflegewissen-schaft.

Vermehrt werden auch Patienteninformati-onszentren an Kliniken eingerichtet und es wird nicht mehr lange dauern, dass auch «prä- und poststationäre» Aktivitäten der Begleitung von Patienten angeboten werden. Verkürzte Aufent-halts- bzw. Kontaktzeiten und eine gleichzeitige Zunahme der Komplexität von Krankheits- und Pflegesituationen sorgen dafür, dass Patienten und Angehörige heute besser in Richtung Selbst-management unterstützt werden müssen. – Dies gilt auch und gerade für den immer größer wer-denden Bereich langfristiger Pflegebedürftigkeit mit der nötigen Unterstützung zuhause.

Anliegen der Pflegeberufe sollte dabei die Orien-tierung an der Alltagskompetenz der Menschen sein, es geht darum, «Normalität» und «Quali-tät» im Lebensalltag wieder herzustellen – trotz der krankheitsbedingten Einschränkung. Dies erfordert mehrere Stufen und viele Strategien edukativer und beratender Unterstützung.

Typisch für Pflegesituationen ist auch, dass sich die begleitenden Strategien leicht mischen können. Aus einem Beratungsgespräch kann sich zusätzlicher Informationsbedarf ergeben, aus der Überreichung einer Broschüre kann ein Beratungsgespräch werden, nach einer kurzen Schulung können weitere Informations- und Beratungsaktivitäten resultieren usw.

Diese zahlreichen, kleinen Aktivitäten im Pflegeprozess sollten besser strukturiert und programmatisch aufgebaut werden. Sie brauchen ein Konzept, eine Evaluation und eine deutliche Implementierung in der Praxis. Sie sollten theoretisch untermauert, die Grundlagen wissenschaftlich abgesichert sein.

Patientenedukation wird oft nur als Gruppenveranstaltung wahrgenommen. Diese sind manchmal auch sinnvoll, zusätzlich zur individuellen Begleitung: Patienten können viel voneinander lernen. Gruppenprogramme werden häufig aus Sicht der Medizin bzw. der Psychologie konzipiert, etwa unter den Termini «Compliance» oder «Verhaltensänderung». Hier wäre wichtig, dass Elemente der Alltagskompetenz durch die Pflege eingebracht werden.

Noch wichtiger ist allerdings die Aufwertung der überaus häufigen beratenden und edukativen Aktivitäten im individuellen Pflegeprozess. Für letzteres finden sich in diesem Buch viele Ansätze.

Klug Redman entfaltet zunächst zahlreiche theoretische Grundlagen, insbesondere aus dem bereich Lernen und Lehren. Im zweiten Teil wird dann der Vermittlungsprozess mit vielen Beispielen und Übersichten vorgestellt. Insgesamt ist das Buch eine Fundgrube an wissenschaftlichen Quellen. In einigen Bereichen ist der US-Ansatz viel elaborierter als die Entwicklung in Deutschland, etwa in den Feldern Begleitung von Menschen mit anderem kulturellen Hintergrund, Begleitung bei Leseschwäche, Konzepte für Kinder und Jugendliche und überhaupt die Evaluation aller Maßnahmen.

Das Buch geht dann auf spezielle Patientengruppen ein, Schwangerschaft und Elternschaft, Krebs, kardiovaskuläre und pulmonale Krankheiten und Diabetes. Im letzten Kapitel über Angebot und Gesundheitspolitik tauchen dann eher auch ähnliche Probleme wie hier in Europa auf: noch ist die Patientenedukation kein breit anerkanntes und ausreichend finanziertes Feld, es gibt organisatorische Schwierigkeiten und auch immer wieder Herausforderungen, die Pflegeberufe für diese Aufgaben vermehrt zu animieren.

Wir brauchen Anregungen zum Aufbau dieses Arbeitsfeldes, aus diesem Buch lassen sich viele Impulse entnehmen.

Dr. Angelika Abt-Zegelin
Pflegewissenschaftlerin und Krankenschwester
Universität Witten/Herdecke

Mareike Tolsdorf
BScN und Altenpflegerin
Universität Witten/Herdecke

Vorwort

Dieses Buch wurde für alle Gesundheitsexperten geschrieben, die mehr über die Schulung und Beratung von Patienten und deren Angehörigen erfahren möchten. Da das Buch ursprünglich als pflegerischer Text begann und die Pflege innerhalb der Patientenedukation ein umfassendes theoretisches und konzeptionelles Erbe hinterlassen hat, stammen viele Inhalte dieses Buches immer noch aus dem pflegerischen Umfeld. Auszubildende und Studenten sollten diesen Leitfaden zu Hilfe nehmen, wenn sie bei ihren Patienten einen Schulungs- und Beratungsbedarf erkennen, wenn sie selbst genügend Wissen erworben haben, um bestimmte Lehrinhalte vermitteln zu können, und wenn sie in der Interaktion mit Patienten kompetent sind.

Inhaltlich ist der Text in zwei grundlegende Bereiche gegliedert. Der erste beschreibt den Lern- und Schulungsprozess, der zweite die Hauptfelder der heutigen Praxis der Patientenedukation. Zudem wurden vollständig neue Fallbeispiele entwickelt, die das gesamte Buch durchziehen und als illustrative Beispiele den Schulungs- und Lernprozess verdeutlichen.

Die neue Auflage beinhaltet:

- effiziente Grundlagen, die als Hauptquelle für den Unterricht oder als Ergänzung für klinisch orientierte Schulungen verwendet werden können

- eine evidenzbasierte Praxis der Patientenedukation mit ausführlich dargestellten Forschungsgrundlagen

- viele Beispiele für jedes Stadium eines Schulungsprozesses, die als Modelle für die eigene Edukationspraxis dienen können

- Hauptproblemfelder innerhalb der Patientenedukation wie die Lese- und Schreibkompetenz von Patienten, die Anwendung von Entscheidungshilfen und viele Krankheitsbilder, für die eine geregelte Patientenedukation entwickelt werden sollte

- Übungsfragen mit möglichen Antworten

- viele Fallbeispiele zur Entwicklung von Kompetenzen im Umgang mit realen Problemen bei der Patientenedukation

- neue Strategien wie die konstruktivistische Theorie zum Lernen in realen Situationen und motivierende Gespräche

- wichtige Informationen zum Selbstmanagement von chronischen Krankheiten – dem Bereich innerhalb der Patientenedukation, der am schnellsten wächst.

Barbara Klug Redman

1 Praxis der Patientenedukation: Überblick, Motivation und Lernen

Die Patientenedukation ist ein Kernbestandteil der praktischen Arbeit aller Gesundheitsfachkräfte. Sie basiert auf einer Reihe von Theorien, auf Forschungsergebnissen und Fähigkeiten, die erlernt und praktiziert werden müssen.

Patientenedukation erfolgt direkt während der Patientenbetreuung selbst oder separat in speziellen Programmen (z. B. Diabetes-Selbstmanagement-Programm). Gesetzlich basiert sie auf dem Fallrecht [im angloamerikanischen Rechtskreis angewandtes Recht, das sich auf Tradition und Präzedenzfälle stützt; Anm. d. Übers.], auf Bestimmungen für die professionelle Tätigkeit, die Akkreditierung von Gesundheitsdienstleistern und insbesondere auf dem Grundsatz des «Informed consent» (informierte Einwilligung). Die ethische Basis der Patientenedukation wird noch immer definiert. Eine ethische Praxis erfordert die kompetente Ausführung der Patientenedukation durch professionell Tätige sowie die Vermeidung von Schäden, die durch die Interventionen hervorgerufen werden könnten (z. B. den Patienten verwirren oder sein Selbstbewusstsein mindern). Zudem verlangt sie eine sorgfältige Prüfung der Gründe, warum ein Patient oder Angehöriger unter oft großem eigenem Aufwand Überzeugungen und Gewohnheiten ändern sollten. Patientenedukation muss frei von Vorurteilen bezüglich Geschlecht, kulturellem Hintergrund und Alter erfolgen und sollte für Menschen ganz unterschiedlicher Bildungsstufen nutzbringend sein.

1.1 Prozess der Patientenedukation

Patientenedukation umfasst den Prozess von Diagnose und Intervention. In der Beurteilungsphase werden Art des Bedarfs und Lernmotivation ermittelt und gemeinsam mit dem Patienten Ziele formuliert. Die Intervention beinhaltet die exakt auf den Lernbedarf des Patienten zugeschnittene und stimulierende Anleitung. Während des gesamten Schulungsprozesses wird die Durchführung evaluiert. In zeitlichen Intervallen wird evaluiert, ob die Lernziele erreicht wurden. Häufig müssen Lerninhalte wiederholt werden, weil nicht genau vorhersehbar ist, welches Interventionskonzept bei dem speziellen Patienten zum gewünschten Lerneffekt führt. Meistens sind im Laufe der Zeit nachfolgende Schulungen erforderlich. Dies gilt insbesondere für Patienten, die lernen, mit chronischen Gesundheitsproblemen umzugehen oder ihnen vorzubeugen.

Der Edukationsprozess kann wie in **Abbildung 1-1** zusammengefasst werden:

Es ist wenig darüber bekannt, wie dieser Prozess von Gesundheitsfachkräften tatsächlich umgesetzt wird. Klar zu sein scheint jedoch, dass er nicht wie im Diagramm dargestellt in geordneter Reihenfolge abläuft. Man beginnt am Anfang und springt anschließend zwischen den einzelnen Phasen hin und her. Die einzelnen Elemente fungieren jedoch als Kontrollpunkte zur Über-

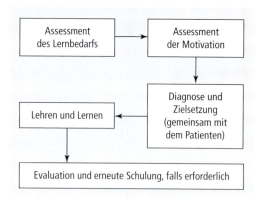

Abbildung 1-1: Der Edukationsprozess.

prüfung, ob die relevanten Variablen zur Schulungs- und Lernaktivität bedacht wurden. Obwohl in der Edukation keine vollständige Reihe allgemeiner diagnostischer Kategorien existiert, können die formulierten Ziele einen solchen Zweck erfüllen. Zusätzlich haben sich die Pflegediagnosen, nachdem sie präzisiert und erweitert wurden, als nützlich – aber weiterhin unvollständig – zur Kategorisierung des Lernbedarfs von Patienten erwiesen.

Der Edukationsprozess kann als Vorgang betrachtet werden, der parallel zum Pflegeprozess abläuft, weil beide die Phasen Assessment, Diagnose, Ziele, Intervention und Evaluation umfassen (siehe **Tab. 1-1**). Da die Gesundheitserziehung zur pflegerischen Praxis gehört, sollten einige allgemeine Screening-Fragen Teil des Pflegeassessments sein. Dazu zählen Fragen wie: Was weiß der Patient? Wie nimmt er seine jetzigen

Probleme wahr? Welche Fähigkeiten besitzt er? Traut er sich zu, diese Fähigkeiten einzusetzen? Zeigt sich beim Patienten zu irgendeinem Zeitpunkt während der Versorgung und des kontinuierlich weiterlaufenden Assessments ein Lernproblem, das durch Schulung behoben werden kann, werden Lernbedarf und Lernbereitschaft genau ermittelt und das Problem über den gesamten Schulungsprozess hinweg behandelt?

Zu den gängigen Fehlern bei der Patientenedukation zählen (1) das Versäumnis, den Lernbedarf zu ermitteln, sodass keinerlei Schulung stattfindet, und (2) das Auslassen eines Schrittes innerhalb des Edukationsprozesses (beispielsweise findet keine Beurteilung der Motivation, keine Zielsetzung oder systematische Evaluation statt, obwohl die Schulungsmaßnahme durchgeführt wird). Natürlich beinhaltet die Patientenedukation immer irgendwelche Ziele, jedoch stehen diese möglicherweise nicht in Beziehung zur Bereitschaft des Patienten oder die Maßnahme ist vielleicht nicht so aufgebaut, dass die Ziele erreicht werden können.

Durch ausreichende Praxis können Gesundheitsfachkräfte die Kompetenz erlangen, die erforderlichen Schritte des Edukationsprozesses zu durchdenken. Sie können üben, die Lernbereitschaft des Patienten anzuregen und empfänglicher für die Signale dieser Bereitschaft zu werden, die Teil einer ganz gewöhnlichen Unterhaltung sein können. Sie können lernen, die Pflege so zu organisieren, dass sie dem Patienten im Gespräch Botschaften entlockt, die den Grad seiner Bereitschaft verdeutlichen.

Tabelle 1-1: Beziehung zwischen Edukations- und Pflegeprozess.

Assessment	Diagnose	Ziele	Intervention	Evaluation
Pflegeprozess				
allgemeine Screening-Fragen zur Ermittlung des Lernbedarfs	Das Problem kann den Lernbedarf oder eine Pflegediagnose betreffen.	Lernziele sind Teil eines Gesamtziels.	Die Vermittlung von Lerninhalten kann während anderer Maßnahmen stattfinden.	Evaluation des Pflegeergebnisses. Wurde das Ziel erreicht?
Edukationsprozess				
präzisere Beurteilung von Lernbedarf und Lernbereitschaft	Diagnose des Lernbedarfs	Lernziele setzen	Schulung	Evaluation des Lernergebnisses

1.2
Motivation

Der Begriff *Motivation* beschreibt Kräfte, die auf den Menschen einwirken oder in ihm arbeiten und ein Verhalten auslösen, steuern und erhalten. Motivation erklärt auch Unterschiede in der Intensität und Richtung von Verhalten. In der Schulungs- und Lernsituation zeigt sie die Bereitwilligkeit des Lernenden zum Lernen an. Der Begriff *Bereitschaft* beschreibt Anhaltspunkte für die Motivation von Menschen, die zu einem bestimmten Zeitpunkt erkennbar sind. In diesem Kapitel werden allgemeine Motivationstheorien und ihre spezifische Anwendung im Gesundheitsbereich diskutiert. Zudem wird die Einschätzung von Motivation als Teil des Schulungs- und Lernprozesses beschrieben und es werden Schulungspraktiken zur Anregung und Entwicklung von Motivation vorgestellt.

Sechs allgemeine Motivationstheorien eignen sich zur Steuerung von Lernprozessen in verschiedenen Situationen:[31]

Verstärker: In der behavioristischen Lerntheorie ist das Konzept der Motivation eng an die Verstärkung von wiederholtem Verhalten geknüpft. Beispielsweise werden Verhaltensweisen, die in der Vergangenheit verstärkt wurden, wahrscheinlich eher wiederholt als solche, die nicht verstärkt bzw. bestraft wurden. Verstärkungsgeschichten (reinforcement histories) und Verstärkungspläne (reinforcement schedules) tragen zur Klärung bei, warum einige Menschen besser lernen als andere.

Bedürfnisse: Für andere Theoretiker wird das Konzept der Motivation durch die Befriedigung der Bedürfnisse nach Nahrung, Schutz, Liebe und Beibehaltung eines positiven Selbstwertgefühls erklärt. Die Menschen unterscheiden sich hinsichtlich des Bedeutungsgrads, den sie jedem dieser Bedürfnisse beimessen. Die Befriedigung der drei natürlichen emotionalen Bedürfnisse nach Kompetenz, Eigenständigkeit und Verbundenheit erweitern die intrinsische Motivation (Durchführung einer Aktivität aufgrund eines inhärenten Motivs, also um ihrer selbst Willen) und Selbstregulierung. Übermäßige Kontrolle und fehlende Verbundenheit beeinträchtigen die Motivation und damit nachhaltiges Lernen.[28]

Kognitive Dissonanz: Die Theorie der kognitiven Dissonanz besagt, dass Menschen Anspannung oder Unbehagen verspüren, wenn eine ihrer elementaren Wertvorstellungen oder Überzeugungen durch eine der Psyche widersprechende Wertvorstellung oder Überzeugung herausgefordert wird. Um das Unbehagen aufzulösen, können Patienten diese Wertvorstellung bzw. Überzeugung ändern oder aber Rechtfertigungen bzw. Entschuldigungen finden, die diese Widersprüchlichkeit auflösen.

Attribution (Ursachenzuschreibung): Um die Welt zu begreifen, versuchen Menschen häufig, Ursachen für das zu finden, was ihnen passiert ist, und so das Geschehene zu erklären. Insbesondere in unklaren, außergewöhnlichen, unvorhersehbaren oder unkontrollierbaren Situationen versuchen sie die Umstände zuzuordnen. Manchmal geschieht dies nach einer Krankheitsdiagnose oder Verschlimmerung einer chronischen Krankheit oder nach einer Unfallverletzung; aber auch dann, wenn die Symptome gelindert sind oder die Krankheit geheilt ist. Wir wissen, dass diese Attributionen einen starken Einfluss auf Psyche, Verhalten und Krankheitsentstehung haben können. In einer Studie mit Patienten mit Myokardinfarkt machten Attributionen von Patienten und ihren Lebenspartnern (Warum ist mir das passiert?) signifikante prognostische Aussagen darüber, ob sich die Familie als rehabilitiert betrachtete oder nicht. Häufig schreiben Menschen die Schwere ihrer Erkrankung und die Effizienz einer Behandlung einer bestimmten Ursache zu. Sie benutzen diese Konzepte, um mit ihrer Krankheit umzugehen.[16] Deshalb ist es wichtig, die Überzeugungen des Patienten hinsichtlich der Ursachen für die aktuelle Situation zu kennen, da sein Handeln von diesen Zuschreibungen geleitet wird.

Ein zentrales Konzept der Attributionstheorie ist die *Kontrollüberzeugung (locus of control)*. Menschen mit einer *internen* Kontrollüberzeugung schreiben Erfolg oder Versagen in einer bestimmten Situation ihren eigenen Anstrengungen oder Fähigkeiten zu. Menschen mit einer *externen* Kontrollüberzeugung glauben, dass Erfolg oder Versagen von Glück, der Schwierigkeit der Aufgabe oder den Taten anderer abhängen.

Persönlichkeit: In der Persönlichkeitstheorie beschreibt die Motivation eine allgemeine Tendenz, bestimmte Ziele wie Zugehörigkeit oder Erfolg anzustreben. Um ein Versagen zu vermeiden, ist die *Erlernte Hilflosigkeit* eine sehr starke Motivation. Sie bringt Menschen dazu zu glauben, dass sie – unabhängig davon, was passiert – zum Versagen verdammt sind. Ein solches Verhalten kann durch widersprüchliche oder unvorhersehbare Belohnungen oder Bestrafungen (z.B. durch Lehrer) entstehen. Es kann dadurch abgeschwächt bzw. vermieden werden, dass dem Lernenden Gelegenheit gegeben wird, auch in Teilschritten erfolgreich zu sein. Zudem sollte er bei gleichbleibenden Erwartungen und konsequentem Vorgehen sofort positives Feedback erhalten. Wie ein Mensch Probleme bewältigt, kann auch Teil der Persönlichkeit sein. Einige Menschen sind dabei gründlich und suchen in allen verfügbaren Quellen nach sachdienlichen Informationen. Entdecken sie Unstimmigkeiten oder Widersprüche, werden sie ängstlich. Andere gehen eher den Weg der Vermeidung. Sie wollen nur wenig informiert sein, weil sie sich dadurch nur belastet fühlen. Stark kontrollbedürftige Menschen (Monitors) suchen ihre Umgebung typischerweise nach bedrohungsrelevanten Informationen ab. Sie proben und verstärken die Gefahr kognitiv, wohingegen verdrängende Menschen (Blunters) Gesundheitsprobleme ausschalten und nicht beachten. Patienten geht es psychisch, verhaltensmäßig und körperlich besser, wenn die Informationen, die sie erhalten, auf ihr Bewältigungsverhalten zugeschnitten ist. Stark kontrollbedürftigen Menschen hilft es, wenn sie mehr Informationen erhalten, die sie konstruktiv verwerten können, und wenn sie mehr emotionale Unterstützung erfahren. Menschen mit Verdrängungsmechanismen ist eher damit geholfen, wenn sie weniger Informationen erhalten.[19]

Erwartung: Erwartungs-Wert-Theorien zur Motivation besagen, dass die Motivation eines Menschen ein Ziel zu erreichen, von der wahrgenommenen Erfolgsaussicht abhängt und davon, wie viel Wert dieser Mensch auf Erfolg legt. Die «Theory of Reasoned Action» postuliert, dass willentliches Verhalten durch die Absicht des Menschen, dieses Verhalten zu zeigen, vorhersehbar ist. Absicht wiederum ist das Ergebnis von Überzeugungen hinsichtlich der Konsequenzen des Verhaltens und von Verhaltensnormen, die von ihm nahestehenden Menschen vertreten werden.[20]

Forschungs-Summaries zeigten eine starke Beziehung zwischen wahrgenommener Selbstwirksamkeit (Vertrauen in die eigene Fähigkeit, eine Aufgabe erfüllen zu können) und einem angemessenen Handlungsvollzug. Die Art, wie Menschen ihre Fähigkeiten beurteilen, Begebenheiten in ihrem Leben herbeizuführen und zu steuern, beeinflusst ihre Motivation, ihr Denkmuster, ihr Verhalten und ihre Gefühle. Menschen, die glauben, sie seien nicht in der Lage, etwas zu bewältigen, verweilen in ihren persönlichen Defiziten und glauben, die potenziellen Schwierigkeiten seien größer, als sie es wirklich sind. Die Selbstwirksamkeit nimmt erheblich zu, wenn die Erfahrungen den vorher gehegten Befürchtungen widersprechen und der Mensch neue Fähigkeiten erlernt, mit bedrohlich erscheinenden Situationen umzugehen. Wiederholtes Versagen hingegen mindert die Selbstwirksamkeit insbesondere dann, wenn es während eines Prozesses schon sehr früh zu einem Versagen kommt und dieses nicht auf fehlende Anstrengung oder widrige äußere Umstände zurückzuführen ist.[3,4]

Wie die eigene Selbstwirksamkeit beurteilt wird, beruht auf folgenden Kriterien: erfolgreicher Handlungsvollzug (einflussreichstes Kriterium), stellvertretende Erfahrungen durch Beobachtung anderer beim Handlungsvollzug, verbale Beeinflussung, andere soziale Einflüsse und körperlicher Zustand. Die Erkundung der Selbstwirksamkeit kann während des Behandlungsverlaufs hilfreiche Anhaltspunkte für die Umsetzung eines Programms zur persönlichen Veränderung bieten. Um das Gefühl der Selbstwirksamkeit zu stärken, kann es sinnvoll sein, erreichbare Zwischenziele zu setzen, die in der Zukunft dann zu eindrucksvolleren Zielen führen. So erhält der Patient eindeutige Zeichen für seinen Fortschritt.[3]

Schließlich werden in humanistischen Interpretationen des Begriffs Motivation die persönliche Freiheit, Wahl und Selbstbestimmung sowie das Streben nach persönlichem Wachstum herausgestellt. Obwohl im Allgemeinen nicht als Theorie im wissenschaftlichen Sinne formuliert, bringen uns wichtige Thesen von Humanisten dazu zu reflektieren, warum sich Lernende entschließen, motiviert zu sein und ihre eigenen Entscheidungen treffen, welchen Weg sie wählen möchten.

Im Folgenden nun werden zwei theoretische Modelle und eine Intervention zur Beurteilung und Anregung von Motivation vorgestellt.

1.2.1
Health-Belief-Modell

Das Health-Belief-Modell[27] (Modell gesundheitlicher Überzeugungen) bekräftigt die Annahme, dass Menschen wahrscheinlich erst etwas für ihre Gesundheit tun, wenn sie glauben, dass (1) sie der infrage kommende Krankheitszustand betreffen kann, (2) dieser Krankheitszustand ihr Leben ernsthaft beeinflussen wird, (3) die Vorteile, etwas zu verändern, die Barrieren dagegen überwiegen und (4) sie darauf vertrauen, diese Tat vollbringen zu können (Selbstwirksamkeit). Hinweise wie eine zwischenmenschliche Krise oder die Art und Schwere der Symptome veranlassen den Menschen zur Handlung. Das in **Abbildung 1-2** dargestellte Modell ist ein Beispiel für den Erwartungs-Wert-Ansatz. Dieser wurde entwickelt, um Gesundheitsmaßnahmen von Menschen in Zuständen von Unsicherheit zu erklären.

In der Praxis der Patientenedukation wurde das Health-Belief-Modell angewendet, um zu beurteilen, ob ein Mensch diese gesundheitlichen Überzeugungen hat und falls nicht, um fehlende Kompetenzen oder Informationen zu vermitteln. Kloeblen und Batish[15] geben ein Beispiel für die Anwendbarkeit des Health-Belief-Modells. So wird verständlich, warum sich Schwangere mit niedrigem Einkommen zum Schutz vor Neuralrohrdefekten konstant folsäurereich ernähren. In **Kasten 1-1** werden die Aussagen aufgeführt, die zur Messung der einzelnen Elemente des Health-Belief-Modells verwendet wurden. Innerhalb der untersuchten Gruppe von Frauen waren die wahrgenommenen Vorteile der beste Prädiktor für die Absicht, sich folsäurereich zu ernähren.[15]

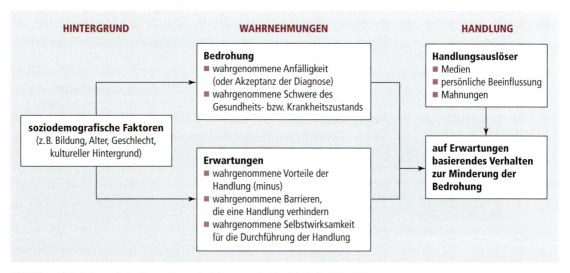

Abbildung 1-2: Schematische Darstellung der Elemente des Health-Belief-Modells.

Kasten 1-1: Anwendung des Health-Belief-Modells zur Umstellung auf folsäurereiche Ernährung.

Aussagen zur wahrgenommenen Empfänglichkeit

1. Wenn ich mich nicht folsäurereich ernähre, bevor ich schwanger werde oder zu Beginn meiner Schwangerschaft, besteht die Gefahr, dass ich ein Kind mit Neuralrohrdefekt bekomme.
2. Ich könnte schwanger werden und mein ungeborenes Kind könnte krank sein, ohne dass ich dies wüsste.
3. Ich könnte schwanger werden und es nicht sofort merken.
4. Ich könnte eines Tages ein Kind mit einer angeborenen Fehlbildung bekommen.
5. Ich bin oft erkältet und krank.

Aussagen zur wahrgenommenen Schwere der Erkrankung

1. Ein Neuralrohrdefekt ist eine schwere Fehlbildung des Kindes.
2. Ein Kind mit Neuralrohrdefekt ist lebenslang behindert.
3. Komplikationen bei einem Kind mit Neuralrohrdefekt sind schwerwiegend und können tödlich sein.
4. Ein so schwer krankes Kind kostet viel Geld.
5. Ein so schwer krankes Kind beeinträchtigt mein soziales, familiäres und berufliches Leben.

Aussagen zu wahrgenommenen Vorteilen

1. Immer folsäurereich zu essen, auch wenn ich nicht schwanger bin, kann verhindern, dass ich ein Kind mit Neuralrohrdefekt bekomme.
2. Wenn ich meine Ernährung verbessere und mich folsäurereicher ernähre, sind meine Familie und Freunde stolz auf mich.
3. Wenn ich mich besser und folsäurereicher ernähre, fühle ich mich vielleicht besser und bin insgesamt gesünder.
4. Wenn ich mich immer folsäurereicher ernähre, habe ich ein besseres Gefühl, falls ich schwanger werden sollte.
5. Wenn ich immer folsäurereich esse, kann ich Zeit und Geld sparen, da ich kein Kind mit Neuralrohrdefekt bekomme. Ein so krankes Kind wäre sehr teuer und pflegeintensiv.
6. Wenn ich mich immer folsäurereich ernähre, bleibe ich vielleicht gesund und bekomme ein gesundes Kind, wenn ich noch einmal schwanger werde.

Aussagen zu wahrgenommenen Barrieren

1. Ich glaube, eine folsäurereiche Ernährung ist teuer.
2. Ich weiß nicht, welche Nahrungsmittel viel Folsäure enthalten, außerdem mag ich sie meistens nicht.
3. Ich glaube, es kostet zu viel Zeit, meine Ernährung dauerhaft auf folsäurereiche Kost umzustellen.
4. Ich glaube, es ist zu schwierig, meine Ernährung dauerhaft auf folsäurereiche Kost umzustellen.
5. Meine Freunde und Familie fänden es nicht gut, wenn ich immer folsäurereich essen würde.

Aussagen zur Selbstwirksamkeit

1. Ich bin sicher, dass ich mich folsäurereich ernähren könnte, wenn ich es versuchen würde.
2. Ich glaube, dass ich mich folsäurereich ernähren könnte, wenn ich es wollte.

Aussagen und Fragen die auf eine Aktion hinweisen

1. Wenn mich mein Arzt daran erinnern würde, mich immer folsäurereich zu ernähren, dann würde ich eher daran denken.
2. Wenn im Fernsehen über folsäurereiche Ernährung gesprochen würde, würde ich eher daran denken.
3. Wenn mir ein Freund oder Bekannter etwas über Folsäure erzählen würde, dann wäre ich aufmerksamer dafür, immer genügend Folsäure zu mir zu nehmen.
4. Informationsbroschüren oder Plakate würden mich daran erinnern, stets folsäurereich zu essen.
5. Haben Sie jemals mit einer Person über Folsäure gesprochen (Ernährungsberater, Arzt, Krankenschwester, Freunde, Angehörige)? Wenn ja, wie oft (in %)?
6. Kennen Sie eine Familie, die ein Kind mit Neuralrohrdefekt hat oder verloren hat?
7. Haben Sie jemals ein Kind mit Neuralrohrdefekt geboren?

Aus Kloeblen AS, Batish SS: Understanding the intention to permanently follow a high folate diet among a sample of low-income pregnant women according to the Health Belief Model. *Health Educ Res* 14:327–338, 1999.

1.2.2
Transtheoretisches Modell

Ein zweites, für die Motivation relevantes Modell ist das transtheoretische Modell der Verhaltensänderung. Es besagt, dass eine Intentionsänderung über einen längeren Zeitraum hinweg erfordert, einzelne Motivationsstadien zu durchlaufen, verschiedene Veränderungsprozesse in unterschiedlichen Stadien aktiv zu nutzen und Kognitionen, Gefühle und Verhalten zu verändern. Obwohl das Modell sehr sorgfältig an Suchtverhalten wie Rauchen erforscht wurde, eignet es sich auch für Verhaltensweisen, die für die Wirkung von Patientenedukation zugänglicher sind. Dazu zählen Bereiche wie sportliche Betätigung, Ernährungsumstellung und Umgang mit chronischen Erkrankungen wie Diabetes und Herzinsuffizienz, in denen das Modell die Vorhersage von zukünftigem Verhalten und die Intervention in bestehendes Verhalten erlaubt. Das Durchlaufen der einzelnen Stadien ist in der Regel nicht linear. In den meisten Fällen problematischen Gesundheitsverhaltens kommt es zu Rückfällen und zur Rückkehr in frühere Modellstadien, bevor es schließlich zu einer dauerhaften Veränderung führt.

Im Folgenden werden die fünf Stadien der Veränderung näher definiert[26]:

1. *Absichtslosigkeitsstadium* (Precontemplation): Hier besteht keine Absicht, das Verhalten innerhalb der nächsten sechs Monate zu verändern. Gründe hierfür sind möglicherweise Widerstand, mangelndes Wissen oder Handlungsunfähigkeit, da das Problem als zu groß erscheint.

2. *Absichtsbildungsstadium* (Contemplation): Hier wird ernsthaft über eine Verhaltensänderung in den nächsten sechs Monaten nachgedacht, jedoch aufgrund von Zwiespältigkeit über Jahre hinweg in diesem Stadium verharrt.

3. *Vorbereitungsstadium* (Preparation): Eine Verhaltensänderung innerhalb des nächsten Monats wird ernsthaft geplant und Schritte in die Richtung sind schon unternommen worden.

4. *Handlungsstadium* (Action): Das Problemverhalten wird verändert. Dieses Stadium kann drei bis sechs Monate dauern.

5. *Aufrechterhaltungsstadium* (Maintenance). Dieses Stadium beginnt nach sechs Monaten kontinuierlich erfolgreicher Verhaltensänderung. Auch wenn das veränderte Verhalten schon drei bis fünf Jahre aufrechterhalten wird, besteht möglicherweise immer noch die Gefahr des Rückfalls in alte Verhaltensmuster.

In frühen Stadien bewegt sich die Waage, d.h. die Entscheidungsbalance, stärker in Richtung Nachteile des «In-Aktion-Tretens», später dann in Richtung «Vorteile einer Verhaltensänderung». Bevor eine Veränderung definitiv stattfindet, muss sich das Gleichgewicht zugunsten der Vorteile verschieben, es müssen also die Vorteile die Nachteile überwiegen. Geht es beispielsweise um mehr körperliche Betätigung, könnten die Vorteile in einem Abbau von Spannungen, einem besseren Körper- und Lebensgefühl, erholsamerem Schlaf und höherer Vitalität liegen.

Zu den Nachteilen zählen möglicherweise: zu starke Erschöpfung, um Sport zu betreiben, oder zu viel Zeitaufwand und Unwohlsein, weil man außer Atem gerät.[25] Erwartungsgemäß ist die wahrgenommene Selbstwirksamkeit (das Vertrauen in den Erfolg der Verhaltensänderung) in den frühen Stadien am geringsten und steigt, wenn ein Vorwärtskommen zu verzeichnen ist.

Typischerweise verweilen über 40 % der gefährdeten Menschen im Absichtslosigkeitsstadium und weitere 40 % im Absichtsbildungsstadium, in dem sie durch ihre ambivalente Haltung über lange Zeit verharren. Nur 10 % bis 20 % befinden sich im Vorbereitungsstadium. Ein solches Verhältnis zeigt sich bei einer Vielzahl von Verhaltensmustern wie Rauchen, Alkohol- und Drogenmissbrauch, Angst- oder Panikstörungen, Essstörungen, Adipositas, fettreiche Ernährung, AIDS-Prävention, Mammografie-Screening, Schwangerschaftsverhütung und eine bewegungsarme Lebensweise. Patienten (mit Diabetes) im Vorbereitungs- und Handlungsstadium hatten in kürzerer Zeit bedeutend geringere HbA1c-Werte als Patienten im Absichtslosigkeits- und Absichtsbildungsstadium.[24]

Im Handlungs- und Aufrechterhaltungsstadium kommt es zu Rückfällen in ein früheres Stadium, in der Regel jedoch nicht bis zurück in das Absichtslosigkeitsstadium.[29] Entscheidend ist, dass die Schulungsstrategie an das Veränderungsstadium angepasst wird. Viele Schulungsprogramme sind auf Patienten zugeschnitten, die bereit sind zu handeln. In **Kasten 1-2** sind Beispielfragen an Patienten mit Herzinsuffizienz aufgeführt. Sie werden gestellt, um herauszufinden, in welchem Stadium sich der jeweilige Pa-

tient befindet und welche Maßnahmen im entsprechenden Stadium geeignet sind.

1.2.3
Motivierende Gesprächsführung

Die motivierende Gesprächsführung ist ein klientenzentrierter, zielgerichteter Beratungsstil. Sie wurde ursprünglich zur Beratung von Menschen mit Suchtproblemen entwickelt und später auch anderen Bereichen zur Förderung

---

Kasten 1-2: Fragen zum Stadium der Verhaltensänderung und mögliche Antworten von Patienten mit Herzinsuffizienz.

vordefinierte Fragen

- *Betreiben Sie dreimal wöchentlich für mindestens 20 Minuten Sport?*
Dazu zählen schnelles Gehen, Fahrradfahren, Schwimmen oder ähnliches. Sportliche Aktivitäten, die vorwiegend im Sitzen stattfinden (Bowling, Golfspielen mit Wagen), zählen nicht dazu.

- *Trinken Sie täglich 2 Liter Flüssigkeit oder weniger (Wasser, Limonade, Kaffee, Tee, Saft)?*

- *Vermeiden Sie stark salzhaltige Nahrungsmittel?*
Zu den Nahrungsmitteln mit hohem Salzgehalt zählen Dosengemüse, behandelte Lebensmittel, Fertigsoßen, gefrorene Fertiggerichte, Fastfood (Pizza, Hühnchen, Burger, Pommes frites) und Snacks (Kartoffel- oder Getreidechips, gesalzene Nüsse). Nahrungsmittel sind ebenfalls stark salzhaltig, wenn beim Kochen oder am Tisch übermäßig gesalzen wird.

mögliche Fragen:

- *Haben Sie das Rauchen eingestellt (Zigaretten, Pfeife)?*

- *Haben Sie aufgehört Alkohol zu trinken (Bier, Wein, Spirituosen)?*

- *Haben Sie versucht, Ihr Gewicht zu reduzieren (durch weniger häufige und kleinere Mahlzeiten, kalorienärmere Kost)?*

mögliche Antworten:

Aufrechterhaltungsstadium	Ja, ich habe mich seit mehr als 6 Monaten umgestellt.
Handlungsstadium	Ja, ich habe mich umgestellt, jedoch noch keine 6 Monate.
Vorbereitungsstadium	Nein, aber ich fange in den nächsten 30 Tagen damit an.
Absichtsbildungsstadium	Nein, aber ich will in den nächsten 6 Monaten damit beginnen.
Absichtslosigkeitsstadium	Nein, und ich habe auch nicht vor, in den nächsten 6 Monaten damit zu beginnen.

Aus Paul S und Sneed NV: Strategies for behavior change in patients with heart failure. *Am J Crit Care* 13:305 – 313, 2004. Mit Genehmigung der Oxford University Press.

veränderten Gesundheitsverhaltens angepasst (Entwicklung von Therapiemotivation für eine antiretrovirale Therapie und Kondomgebrauch bei Patienten mit HIV; Unterstützung von Patienten mit latentem Diabetes, durch einen gesünderen Lebensstil das Risiko eines manifesten Diabetes zu senken). Sie ist ein Weg, um mit Patienten zu arbeiten, die zunächst nicht bereit scheinen, ihr Gesundheitsverhalten zu ändern, obwohl ihnen dies von ärztlicher Seite empfohlen wurde. Die motivierende Gesprächsführung umfasst fünf Beratungstechniken, die dem Patienten helfen sollen, sein ambivalentes Verhalten bezüglich seiner Gesundheit zu überwinden: (1) Empathie zeigen, (2) Diskrepanz erzeugen, (3) Auseinandersetzung vermeiden, (4) mit Widerstand flexibel umgehen und (5) Selbstwirksamkeit stärken.[1]

Den größten Teil des Gesprächs bestreitet der Patient. Er artikuliert sich und überwindet seine eigene Ambivalenz. Die gesprächsführende Person erkennt die Ambivalenz des Patienten, sie erzeugt und verstärkt jegliche Diskrepanz zwischen dem derzeitigen Verhalten und den Zielen des Patienten, sodass dieser schließlich selbst den Grund für eine Veränderung nennt. Diskussionen oder direkte Überzeugungsarbeit gelten als kontraproduktiv und führen eher zu einer Verteidigungshaltung oder zu Widerstand. Der Patient wird ermutigt, über seine derzeitige Zufriedenheit mit dem Leben und über die mögliche Zukunft – wenn er so weiterlebt wie bisher oder sein Verhalten verändert – nachzudenken. Die Techniken der motivierenden Gesprächsführung bewirken eine kognitive Dissonanz im Patienten, indem sie Ambivalenzen und Widersprüche aufzeigen und anschließend kontrollieren, in welche Richtung der Patient steuert, um diese Dissonanz zu verringern. Überwunden wird sie durch die Fokussierung auf Wünsche, Erwartungen, Überzeugungen, Ängste und Hoffnungen einerseits und auf den Widerspruch zwischen diesen sowie dem problematischen Verhalten andererseits. In einigen kontrollierten Studien wird die Effektivität der motivierenden Gesprächsführung bei gesundheitlichen Problemen evaluiert.[7]

Die **Tabellen 1-2** bis **1-4** liefern ein Beispiel für verschiedene Phasen motivierender Gesprächs-

führung mit einem Patienten mit latentem Diabetes. Der Patient sollte sich gesund ernähren, abnehmen und körperlich aktiv werden, um die Entwicklung eines manifesten Typ-II-Diabetes zu verhindern oder zu verzögern. Eine Gewichtsabnahme von bis zu 7 % und 2,5 Stunden Sport in der Woche werden dabei als effektiver erachtet als eine Standardtherapie mit Medikamenten. Achten Sie auf die hier verwendete Strategie, um den Patienten durch die verschiedenen Motivationsphasen für eine Verhaltensänderung zu führen.[9]

1.3
Lernen

Schulungspraktiken stützen sich auch auf die Lernpsychologie und auf Material, mit dem Praktizierende in der Vergangenheit Erfolge erzielt haben. Obwohl intelligente und motivierte Menschen auch ohne eine Lehrperson viel lernen können, sind ihre Anstrengungen möglicherweise ziemlich uneffizient. Menschen, die in Gesundheitsfragen Informations- und Schulungsbedarf haben, verfügen trotz ihrer Motivation oft nicht über ein ausreichendes Wissen, um ihr Ziel allein zu erreichen. Lernen wird als Veränderung in einem Menschen definiert, die durch *Erfahrung* zustande kommt. Nicht dazu zählen Veränderungen, die auf *Entwicklung* zurückzuführen sind.[31]

1.3.1
Lerntheorien

Lernen beinhaltet Veränderung hin zu einem neuen, bleibenden Zustand. Was kann nun erlernt werden? Neue Denkstrategien, motorische Fähigkeiten, Einstellungen und eine neue Zuversicht werden in komplexen Strukturen geübt, um den neu erlernten Handlungsvollzug zu unterstützen und zu erhalten. Es gibt allgemeine Bedingungen (wie Verstärkung und Transfer), die auf alle Arten des Lernens und auf alle Lernenden übertragbar sind, und besondere Bedingungen, die bestimmte Arten des Lernens erleichtern.

Tabelle 1-2: Beziehung und Motivation aufbauen, um eine Verhaltensänderung zu bewirken.

Interaktion	Strategie/Verhalten
Pflegekraft (zum Patienten): Wir haben heute etwa 45 Minuten Zeit. So weit ich verstanden habe, sind Sie etwas besorgt wegen Ihrer Blutzuckerwerte. Erzählen Sie mir etwas über Ihre Bedenken.	Beziehung herstellen offene Fragen stellen
Patientin: Nun ja, ich weiß nicht. Mein Arzt wollte, dass ich zu Ihnen komme. Er meint, ich soll abnehmen und Sport treiben. Ich hatte immer etwas viel Gewicht, esse, was ich will und bin auch nicht sportlich aktiv. Trotzdem war ich immer ziemlich gesund. Meine Eltern sind an den Folgen ihrer Zuckerkrankheit gestorben – meine Mutter an Nierenversagen und mein Vater infolge mehrerer Amputationen. Der Arzt meint, dass ich aufgrund meiner genetischen Veranlagung eines Tages auch Diabetes bekomme. Müssen wir darüber reden?	Ambivalenz verleugnen
Pflegekraft: Wir können reden, worüber Sie wollen. Sie sprachen über die Folgen des Diabetes, Ihre familiäre Vorbelastung, Abnehmen und Sport. Das sind viele Themen, aber die Zeit gehört Ihnen. Was bereitet Ihnen die größten Sorgen?	mit Widerstand flexibel umgehen einfache Reflexion offene Fragen stellen
Patientin: Nun ja, der Arzt sagt mir schon die ganze Zeit, dass ich Sport treiben und abnehmen soll.	
Pflegekraft: Erzählen Sie mir, wie Sie sich jetzt fühlen, was Ihr Gewicht und Ihre körperliche Verfassung anbelangt.	indirekte offene Fragen stellen
Patientin: Eigentlich fühle ich mich nicht dick. Was den Sport anbelangt, so tue ich schon genug in meinem Job. Ich arbeite in einem Restaurant und bin den ganzen Tag auf den Beinen.	Ambivalenz
Pflegekraft: Es ist gut, wenn Sie ein positives Bild von sich haben. Was glauben Sie, was Gewicht und Sport mit Diabetes zu tun haben?	bestätigen offene Fragen stellen
Patientin: Bei meinen Eltern haben Gewichtsabnahme und Sport wohl dazu beigetragen, dass die Blutzuckerwerte etwas zurückgingen.	
Pflegekraft: Das stimmt. Richtiges Essen und Sport machen den Körper aufnahmefähiger für Insulin. Der Körper kann es dann besser verwerten. Beim Diabetes hingegen kann der Körper das von der Bauchspeicheldrüse produzierte Insulin nicht effektiv einsetzen. Insulin senkt den Blutzuckerspiegel. Bei Ihnen wurde ein Glukosetoleranztest gemacht, um Ihre Blutzuckerwerte zu kontrollieren, und Ihre Werte waren sehr hoch.	Informationen geben zusammenfassen
Patientin: Ja, so ungefähr. Was bedeutet die hohe Zahl? Ich habe doch keinen Zucker, oder?	fragen, um Informationen zu erhalten
Pflegekraft: Nein, noch nicht. Ich habe hier das Ergebnis. Sie hatten einen Wert von 190 mg/dl. Der Normalwert liegt bei ≥ 140 mg/dl, jedoch unter 200 mg/dl. Das bedeutet, dass ein Wert von 190 mg/dl schon relativ hoch ist. Sie haben eine eingeschränkte Glukosetoleranz, sind also in einem Stadium direkt vor einem wirklichen Diabetes. Dies kann zu einem Typ-II-Diabetes führen, bei dem die Bauchspeicheldrüse nicht genügend Insulin abgibt oder die Körperzellen resistent gegen die Insulinwirkung, sprich: gegen die Senkung des Blutzuckers, sind. Wenn Ihr Blutzuckerspiegel so hoch bleibt, können in Ihrem Körper viele Dinge passieren, die, wie bei Ihren Eltern, zu Diabetes mit seinen Komplikationen und vielleicht sogar zu einer Herzerkrankung führen.	Informationen geben motivierende Gesprächsführung verlassen
alternativ: Haben Sie Angst davor, Diabetes zu bekommen?	reflektierendes Zuhören Reflexion
Patientin: Ich will keinen Diabetes bekommen.	Beginn der Gesprächsveränderung

Tabelle 1-3: Gesprächsveränderung herbeiführen.

Interaktion	Strategie/Verhalten
Pflegekraft: Sie tragen ein erhöhtes Risiko, weil Ihre Blutzuckerwerte wegen Ihrer familiären Vorgeschichte, Ihres erhöhten Gewichts und der mangelnden körperlichen Betätigung höher sind. Sie können Ihr Risiko verringern, wenn Sie Ihre Ernährung umstellen und abnehmen.	Gespräch umleiten
Patientin: Das ist zu viel, was Sie mir da erzählen. Ich bin, was ich bin, vor allem habe ich das geerbt.	
Pflegekraft: Das stimmt. Sie können nicht das vollkommen verändern, was Sie körperlich ausmacht. Sie können aber etwas tun, um das Diabetesrisiko zu mindern. Was meinen Sie, was Sie verändern könnten?	bestätigen erinnernde Frage stellen Brainstorming
Patientin: Ich könnte weniger essen oder mehr darauf achten, was ich esse. Ich esse oft ungesund. Vielleicht muss ich auch Sport treiben. Wenn ich das alles mache, bedeutet das dann, dass ich keinen Diabetes bekomme?	
Pflegekraft: Es gibt keine Garantie. Jedoch ist bekannt, dass eine Ernährungsumstellung und Sport viel dazu beitragen. Auf einer Skala von 0 bis 10, bei der 0 «nicht wichtig» und 10 «am wichtigsten» bedeutet, wie würden Sie die Bedeutung etwas gegen Ihr Diabetesrisiko zu tun einschätzen.	Bedeutung einschätzen
Patientin: Acht.	
Pflegekraft: Nun, das ist ziemlich hoch. Dann ist es Ihnen also wichtig, etwas zu verändern?	bestätigen
Patientin: Ja, wenn ich dann keinen Diabetes bekomme.	
Pflegekraft: Wie schätzen Sie nach derselben Skala Ihr Vertrauen ein, etwas verändern zu können, um das Risiko zu senken?	Einschätzung der Selbstwirksamkeit
Patientin: Fünf, weil ich sehr gern esse. Ich habe schon etliche Diäten erfolglos hinter mich gebracht und ich bin nicht sehr sportlich.	
Pflegekraft: Was muss passieren, damit aus der 5 eine 8 wird?	Gedanken ausführen
Patientin: Ich glaube, ich wäre zuversichtlicher, wenn ich jemanden hätte, der das mit mir zusammen machen würde, oder wenn ich wüsste, ich hätte genug Ausdauer.	
Pflegekraft: Was wären denn für Sie die Vor- und Nachteile, wenn Sie etwas für Ihre Gesundheit täten?	Entscheidungsbalance erkunden
Patientin: Nun, vielleicht bekäme ich keinen Diabetes. Außerdem wäre ich gesünder, hätte mehr Energie, sähe besser aus und hätte ein besseres Gefühl zu mir. Auf der anderen Seite müsste ich Zeit und Geld für das Abnehmen und für sportliche Aktivitäten investieren.	nach vorne schauen
Pflegekraft: Erzählen Sie mir mehr über die Zeit- und Geldinvestition, was Ihr Gewicht und den Sport anbelangt. *Alternativ: [Gehen Sie auf die vom Patienten geäußerten Vorteile ein.] Also würden Sie sich besser fühlen, wenn Sie etwas für Ihre Gesundheit täten, und das Risiko Diabetes zu bekommen wäre geringer.*	Gedanken des Patienten ausführen
Patientin: Ich müsste vielleicht mehr Geld für spezielle Lebensmittel ausgeben, teure Sportkleidung kaufen oder Geld für ein Fitnessstudio bezahlen. Auf der anderen Seite wäre es schon gut, wenn ich das schaffte. Vielleicht wäre das besser, als später für eine Dialyse zu zahlen.	Gesprächsveränderung
Pflegekraft: Was wäre das Schlimmste für Sie, wenn Sie jetzt nichts täten?	schlimmsten Fall ausloten
Patientin: Ich denke, ich würde weiterhin zunehmen, ungesund leben, weiter in Richtung Diabetes gehen und schließlich möglicherweise so enden wie meine Eltern.	
Pflegekraft: Haben Sie schon früher einmal erfolgreich Ihr Verhalten verändert?	zurückblicken
Patientin: Ja, ich habe aufgehört zu rauchen. Das war die härteste Prüfung, die ich jemals bestanden habe! Ich habe zwei Jahre gebraucht, bis ich es endgültig geschafft hatte, und das war hart.	

Tabelle 1-3: Gesprächsveränderung herbeiführen (Fortsetzung).

Interaktion	Strategie/Verhalten
Pflegekraft: Das ist ja toll! Ich bewundere Ihre Willenskraft und Ihren Erfolg. Sie haben also erfolgreich aufgehört zu rauchen. Wie könnten Sie die Erfahrungen, die Sie dabei gemacht haben, jetzt auf die aktuell anstehenden Veränderungen, ein paar Pfund abzunehmen und etwas zu laufen, übertragen? *Alternativ: [Richten Sie das Gespräch zunächst auf eine Verhaltensänderung – die Ernährung – da die Patientin motivierter erscheint, hier etwas zu verändern als Sport zu treiben.]*	bestätigen Gedanken ausführen Ziele und Werte erkunden
Patientin: Nun, da ich ein geselliger Mensch bin, könnte ich meine Tochter fragen, ob Sie mitmacht. Sie hat nämlich sehr viel Übergewicht und will ein paar Pfund abnehmen. Ich könnte auch einige Arbeitskolleginnen fragen, ob sie mit mir bei den Weight Watchers* mitmachen. Dann könnten wir gemeinsam Punkte zählen. Zudem könnte ich in der Mittagspause mit einigen Kolleginnen laufen, oder noch besser, die Einkaufsstraße entlang laufen, da ich gern einkaufe.	Brainstorming Gesprächsveränderung
Pflegekraft: Ich sehe schon, Sie haben viele kreative Ideen. Erzählen Sie mir etwas über Ihre Tochter. Sie wollen, dass sie mitmacht.	bestätigen Gedanken ausführen
Patientin: Ja, meine Tochter ist erst fünfzehn und der Arzt sagt, sie hätte 25 Kilo Übergewicht. Ich möchte, dass sie gesund ist, aber sie folgt meinem Beispiel. Ich könnte mir vorstellen, dass, wenn ich etwas verändere, sie auch etwas verändert.	
Pflegekraft: Sie legen also sehr viel Wert auf Gesundheit, sehen für sich und Ihre Tochter jedoch keine gesunde Lebensweise?	Ziele und Werte erkunden Diskrepanz erzeugen
Patientin: Nein, ich glaube nicht, wenn ich darüber nachdenke, wie ungesund ich mich ernähre.	
Pflegekraft: Das hört sich so an, als wären Sie darüber nicht glücklich, weil Sie sich in diesem Zustand ungesund fühlen.	Reflexion
Patientin: Ja, aber ich bin doch nicht dick. Ich werde versuchen, mich besser zu ernähren.	Widerstand
Pflegekraft: Es scheint, dass Sie sich trotz Ihres leichten Übergewichts in vielen Dingen gut fühlen.	Umdeutung (Reframing)
Patientin: Ja, aber ich werde nicht abnehmen, um wie ein Supermodell auszusehen.	Widerstand
Pflegekraft: Niemand verlangt von Ihnen, wie ein Supermodell auszusehen. Abzunehmen heißt, das Risiko zu verringern und gesünder zu sein.	Ziel definieren
Patientin: Ich will gesünder leben, damit ich keinen Diabetes bekomme.	bewusst werden

* Weight Watchers International, Inc. (New York, New York State).
Carino JL, Coke L, Gulanick M: Using motivational interviewing to reduce diabetes risk. *Prog Cardiovasc Nursing* 19: 149–154, 2004. Copyright 2004 von CHF, Inc. Mit Genehmigung.

Derzeitige Lerntheorien können in zwei große Kategorien eingeteilt werden: behavioristische und kognitive Theorien, wobei die sozial-kognitive Lerntheorie von Bandura von beiden viele Schlüsselelemente enthält.[4] Jüngere Theorien oder Philosophien des Konstruktivismus empfehlen, Lernende dabei zu unterstützen, sich den Sinn in realen Umgebungen selbst zu «konstruieren», was häufig in Teams stattfindet, die zur Lösung von Problemen zusammenarbeiten. Bewusstes Lernen und eine Konzeptualisierung entstehen durch diese Aktivität und nicht da-durch, dass Lehrer diese Aktivität in künstlicher Umgebung vorwegnehmen.[14]

1.3.1.1
Behavioristische Lerntheorie

Der wichtigste Grundsatz der behavioristischen Lerntheorie ist, dass sich Verhalten entsprechend der unmittelbaren Konsequenzen verändert. Angenehme Konsequenzen verstärken das Verhalten, unangenehme Konsequenzen schwächen es. Verstärker können je nach der Natur des Men-

Tabelle 1-4: Veränderung festlegen.

Interaktion	Strategie/Verhalten
Pflegekraft: Was glauben Sie, was Sie tun könnten?	Fokus verändern offene Frage stellen
Patientin: Vielleicht könnte ich ein- oder zweimal in der Woche laufen.	Gesprächsveränderung
Pflegekraft: Wenn Ihnen Ihr Diabetesrisiko klar ist und Sie sportlich aktiv werden sollten, könnten Sie das?	Selbstwirksamkeit stützen
Patientin: Ich glaube schon …	Gesprächsveränderung
Pflegekraft: Wir haben noch etwa 10 Minuten Zeit. Wollen wir einen Laufplan erstellen?	Plan und Ziele entwickeln
Patientin: Ich kann mich nur auf eine Sache konzentrieren. Lassen Sie mich zuerst die erste Übung schaffen. Das hört sich leichter an. Ich kann laufen. Ich laufe viel bei der Arbeit.	Gesprächsveränderung
Pflegekraft: Sie sollten wissen, dass nur schnelles Laufen zählt.	
Patientin: Nun, 15 Minuten Laufen am Tag müssten zu schaffen sein. Ich kann in der Mittagspause laufen oder so. Dann kann ich mich langsam steigern.	Brainstorming Gesprächsveränderung
Pflegekraft: Das hört sich doch sehr gut an!	bestätigen

Carino JL, Coke L, Gulanick M: Using motivational interviewing to reduce diabetes risk. *Prog Cardiovasc Nursing* 19: 149–154, 2004. Copyright 2004 von CHF, Inc. Mit Genehmigung.

schen Essen, Wasser, Wärme, Lob, Anerkennung, gute Noten oder ein Gehaltscheck sein. Das Auslöschen von Gedächtnisinhalten (Extinktion) ist ein Prozess, bei dem ein vormals verstärktes Verhalten abgeschwächt wird, indem die Verstärkung ausgesetzt wird. Auch Strafe als unmittelbare Reaktion auf ein bestimmtes Verhalten kann dazu führen, dass dieses nachlässt. Jedoch sind die Ergebnisse von Bestrafung unvorhersehbar.

Das Premack-Prinzip besagt, dass ein bestimmtes, häufig gezeigtes Verhalten eines Menschen dazu eingesetzt werden kann, um ein selten gezeigtes Verhalten zu verstärken. Verhalten zu formen (Shaping) bedeutet, ein bestimmtes Verhalten in Übereinstimmung mit allmählich veränderten Kriterien zu verstärken. Wenn derjenige, der sein Verhalten ändern soll, anfängt, sich immer mehr dem Zielverhalten zu nähern, ist eine deutlichere Annäherung (Approximation) an das Endresultat erforderlich, bevor eine Verstärkung gegeben werden kann.[31, 35]

Bei der Schulung von Menschen muss gesichert sein, dass eine effektive Verstärkung für ein genau definiertes Verhalten gewährt wird, damit der Lernende versteht, was er getan hat. Nur so ist die Belohnung zu rechtfertigen. Werden neue Verhaltensweisen gelernt, werden häufig Verstärker gegeben. Wenn jedoch die neuen Verhaltens-

weisen aufgebaut sind, werden Verstärker nur noch willkürlich verteilt, um die Beibehaltung des Verhaltens zu unterstützen.

Mitarbeiter in Pflegeheimen orientieren sich an diesen Grundsätzen, wenn sie Heimbewohner im Anziehen und Rasieren schulen, indem sie jeden einzelnen Schritt des Prozesses verstärken, um sich auf diese Weise dem Gesamtverhalten immer weiter anzunähern.

1.3.1.2
Kognitive Lerntheorie

In der kognitiven Theorie ist Lernen die Entwicklung von Erkenntnis bzw. Verständnis, die potenziell unser Verhalten leiten. Neue Erkenntnisse führen zu einer Reorganisation der kognitiven Struktur, die im Innern in visuellen Bildern, Aussagegeflechten und Schemata gespeichert wird, um die Informationen zu ordnen. Innerhalb dieses Rahmens macht Lernen eine Verhaltensänderung möglich, aber nicht notwendig. Die Motivation etwas zu tun entsteht durch das Bedürfnis, der Welt einen Sinn zu geben und Probleme zu lösen. Im Gegensatz zu den Verhaltenstheorien, die sich auf das neu zu erlernende Verhalten konzentrieren, betont der kognitive Ansatz das Verstehen von Konzepten und Theorien, die den Sachverhalt betreffen, und das Erlernen allgemeiner Fertig- und Fähigkeiten wie logisch denken und Probleme lösen.[35]

Lehrer, die diese Theorie verwenden, bestimmen die Denkschemata des Lernenden und ordnen Inhalte so, dass sie leicht in das existierende Schema aufgenommen werden können. Lernen kann in mancher Hinsicht als eine Anhäufung von neuen Informationen im Gedächtnis beschrieben werden. Das grundlegende Ziel ist jedoch, der Entwicklung von immer komplexeren geistigen Modellen eine klare Richtung zu geben. Jede Lernstufe befasst sich mit einer größeren Reihe von Problemen. Neulinge können nur oberflächliche Bezüge zum Problemfeld oder zum Sachverhalt herstellen und müssen sich schon existierenden Denkschemata bedienen, um isolierte Informationsbruchstücke interpretieren zu können. Fachleute hingegen erkennen das Problem schnell und wissen, wie sie Informationen zu sinnvollen Konzepten zusammenführen und das Ergebnis ihrer Handlung kontrollieren und exakt vorhersagen können.[11] Im Gegensatz zur allgemeinen Lernfähigkeit wird Expertenwissen immer mehr als spezifisches, für einen bestimmten Wissens- oder Denkbereich geltendes Wissen angesehen.

1.3.1.3
Sozial-kognitive Lerntheorie

Die von Albert Bandura entwickelte sozial-kognitive Theorie[4] ist in großen Teilen eine rein kognitive Theorie, die allerdings Verhaltensprinzipien einbezieht. Danach reagieren Menschen eher auf eine kognitive Darstellung der Umgebung als auf die Umgebung selbst.

Menschen erwerben Informationen, Werte, Einstellungen, Moralvorstellungen, Verhaltensstandards und neue Verhaltensweisen, indem sie andere beobachten. Kinder, die einige Monate alt sind, imitieren Verhalten mit Kompetenz, und so macht der Mensch sein Leben lang weiter. Menschen können Verhaltensregeln durch Beobachtung anderer, durch Filme mit Rollenmodellen, symbolische Modelle (schriftliche Darstellung eines Handlungsvollzugs) oder durch Anleitungen (komprimierte Darstellung eines Handlungsvollzugs) erlernen und formulieren. Diese kodierten Informationen dienen als Leitfaden für künftige Aktionen. Der Lernende erhält auch Informationen über mögliche Konsequenzen der nachgebildeten Aktionen. Menschen sehen sich selbst den richtigen Handlungsablauf durchführen. Deshalb verbessern kognitives Proben und tatsächlicher Handlungsvollzug die Fähigkeiten des Menschen, geben ihm ein Gefühl von Wirksamkeit und verringern die Tendenz, erlerntes Verhalten zu vergessen.

Die sozial-kognitive Theorie besagt, dass Verhalten von Erwartungen ähnlicher Ergebnisse bei zukünftigen Gelegenheiten reguliert wird. Menschen führen für einige Zeit eine Handlung aus, die nicht honoriert wird, in der Erwartung, dass ihre Anstrengungen schließlich lohnende Ergebnisse erzielen. Ansporn von außen ist vor allem in frühen Phasen des Kompetenzerwerbs wichtig (wie Klavierspielen), bis die Kompetenz selbsthonorierend wird. Das natürliche soziale Umfeld ist häufig unbeständig, widersprüchlich und unaufmerksam. Um sicherzustellen, dass die neu erworbenen Fähigkeiten unter diesen wenig günstigen Umständen auf eine allgemeine Ebene gestellt werden und dauerhaft sein können, müssen sich vorübergehende Praktiken allmählich denen des natürlichen sozialen Umfelds annähern.

Verhalten wird häufig durch innere Standards und persönliche evaluative Reaktionen auf die eigenen Handlungen motiviert und reguliert. Dazu zählen auch eigener Ansporn und eigene Vorstellungen von Wirksamkeit. Kompetentes Handeln erfordert Fähigkeiten und wahrgenommene Selbstwirksamkeit. Letztere ist der Glaube an die eigene Fähigkeit, einen bestimmten Grad an Kompetenz im Handlungsvollzug zu erreichen. Die Selbstwirksamkeit muss von der Ergebniswirksamkeit unterschieden werden, die die wahrscheinlichen Folgen eines bestimmten Verhaltens beurteilt. Die Einschätzung der Selbstwirksamkeit basiert auf vier Hauptinformationsquellen: (1) erreichter Grad an Kompetenz im Handlungsvollzug als stärkste Informationsquelle. Dazu zählt das Durchspielen des gewünschten Verhaltens mit wiederholtem Versagen, welches die Selbstwirksamkeit mindert.

(2) Stellvertretende Erfahrungen durch Beobachtung des Handlungsvollzugs anderer. Dies gilt insbesondere dann, wenn der andere dem Lernenden in Fähigkeit, Alter, Geschlecht und Erfahrungen ähnlich ist. (3) Verbale Überzeugung und (4) wahrgenommener körperlicher Zustand, der für Menschen zum Teil Ausgangspunkt für die Beurteilung ihrer Fähigkeiten, Stärken und Schwachstellen ist. Selbstwirksamkeit verringert auch beunruhigende Gefühle wie Stress und Depression.[4,5] So sind beispielsweise Rehabilitationsprogramme für Herzkranke so aufgebaut, dass Patienten Informationen aus diesen vier Quellen erhalten. Die von ihnen wahrgenommene Selbstwirksamkeit, verschiedene Aufgaben bewältigen zu können, steht in enger Beziehung dazu, ob sie es versuchen.

1.3.2
Lernformen

Unterschiedliche Bereiche wie das Gedächtnis, Stimmungen oder die Psychomotorik beeinflussen das Lernen und machen verschiedene Herangehensweisen notwendig. In den folgenden Abschnitten werden daher vielfältige Lernformen wie Lerntransfer, Problemlösung oder kognitives Lernen vorgestellt.

1.3.2.1
Lerntransfer

Die Übertragung (Transfer) von früher Erlerntem auf nachfolgendes Lernen ist eines der wichtigsten Ergebnisse von Edukation, da kein Lernender für alle auftretenden Situationen üben kann. Effizienter als speziell für jede Situation einzeln zu lernen ist es, sich allgemeine Informationen, Fertigkeiten und Denkweisen zu Eigen zu machen und diese auf verschiedene Situationen anzuwenden. Die Schulung zum Lerntransfer basiert auf dem Nachweis, dass Menschen Unsinniges und isolierte Fakten vergessen können. Jedoch verinnerlichen sie allgemeine Vorstellungen, Verhaltensweisen, Denkweisen und Fertigkeiten, die für sie Bedeutung haben sowie gründlich erlernt und angewendet worden sind.

Damit Erlerntes übertragen werden kann, müssen wir erkennen, dass die neue Situation vormals erlernten Situationen ähnlich ist und uns daran erinnern, welche speziellen Denk- oder Verhaltensweisen für die Situation geeignet sind. In der behavioristischen Lerntheorie findet Transfer aufgrund des Handlungsvollzugs in der Vergangenheit oder dem Auftreten identischer Stimuli wahrscheinlich auch häufiger in der Zukunft statt. In der kognitiven Lerntheorie findet Transfer nicht automatisch statt – und wenn, dann in Form von Verallgemeinerungen, Konzepten oder Einsichten, die in einer Situation entwickelt und in anderen Situationen angewendet wurden.

Viele Studien zeigen, dass ein allgemein positiver Transfer zunimmt, wenn die Bedingungen von umfassendem Training und Anwendung zusammentreffen. Praxis in verschiedenen Kontexten verbessert den Transfer (weniger als das ursprüngliche Lernen). In der Tat kann umfassendes und unterschiedliches Üben, das auf der Imitation eines Modells beruht und durch Verstärker gesteuert wird, zu einem automatischen, gut gelernten Verhalten in einem neuen Zusammenhang führen. Die Verwendung von Beispielen unterstützt den Transfer insbesondere dann, wenn der Leitsatz dem aktuellen Beispiel entnommen und in neuen Situationen anwendet wird.[29] Die Anleitung muss geplant werden, um sicherzustellen, dass der Transfer stattfindet, und muss so lange weitergeführt werden, bis das Lernen gemeistert wurde. Die Erfahrung zeigt, dass einige Patienten wiederholt geschult werden müssen, um Anfangsfertigkeiten[2] zu erlernen und dass auch im Verlauf einer chronischen Krankheit intermittierende Unterweisungen zur Wiederholung bereits erlernter Fähigkeiten erforderlich sind.

1.3.2.2
Gedächtnis

Das Vergessen von Erlerntem ist ein Fluch unserer Existenz. Erklärungen dafür sind, dass Erlerntes nicht verwendet oder durch andere Lernprozesse gestört wird, dass es bei der Reorganisation von Vorstellungen verloren geht und oder aus bestimmten Gründen vergessen wird (was unbewusst geschehen kann). Jedoch bleiben Konzepte über lange Zeit im Gedächtnis gespeichert, während Fakten schneller vergessen werden.

Der kognitive Prozess umfasst (1) die selektive Wahrnehmung von Stimuli aus der Umgebung, (2) die Speicherung im Kurzzeitgedächtnis (für 20 Sekunden), (3) die Enkodierung (verlässt das Kurzzeitgedächtnis und geht in das Langzeitgedächtnis über), (4) die Speicherung sinnvoller Konzepte, Aussagen, Schemata und Vorstellungen im Langzeitgedächtnis, (5) das Wiederabrufen, (6) das Erzeugen einer Reaktion, (7) den Handlungsvollzug (Aktivitätsmuster, die beobachtet werden können) und (8) das Feedback. Anleitung kann durch eine Differenzierung von Merkmalen zur Erleichterung der selektiven Wahrnehmung, durch verbale Unterweisungen, Bilder, die Enkodierungsschemata anregen oder durch Signale, die das Abrufen von Gedächtnisinhalten vereinfachen, jeden dieser Schritte unterstützen. Außer im Kurzzeitgedächtnis, in dem nur sechs bis neun Elemente gespeichert werden, erfolgt das Abrufen von Inhalten langsam. Vergessen ist typischerweise eher ein progressiver Verlust von präzisen Informationen hinsichtlich eines Ereignisses als der vollständige Verlust eines gespeichertes Elements und geschieht in der Regel infolge uneffektiver Such- und Abfrageprozesse. Manchmal wird Vergessen auch durch Angst oder Überlastung ausgelöst.

Im Langzeitgedächtnis werden Informationen in Netzwerken von miteinander verbundenen Fakten oder Konzepten (Schemata) gespeichert. Informationen, die in ein existierendes Schema passen, werden eher verstanden, erlernt und erinnert als Informationen, die nicht in dieses Schema passen.[31]

Die Verbesserung der Gedächtnisfunktion umfasst viele Aufgaben. Dazu zählt, die Absicht zum Lernen und Behalten von Inhalten zu unterstützen, zu wiederholen, Sinn in dem zu lernenden Material zu finden, neu Erlerntes in praktischen Situationen anzuwenden bzw. zu üben, Merkfähigkeit zu üben, Informationen in aufeinander bezogene Konzepte aufzubereiten («Chunking»), «Gedächtnisballast» zu verringern, Organisationsstrategien und visuelle Vorstellungen zu verwenden, über einen gewissen Zeitraum zu lernen und die Anleitung dem Lernstil des Lernenden anzupassen. Projekte oder Spiele liefern dem Lernenden lebhafte Bilder, die er im Gedächtnis behält.

Ley[17] führte eine Reihe von Untersuchungen über das Erinnerungsvermögen von Patienten hinsichtlich Beratungsmaßnahmen im Krankenhaus durch, die in einem ausgezeichneten Artikel zusammengefasst sind. Weder Alter noch Intelligenz standen in einer gleichbleibenden Beziehung zum Abruf von Gedächtnisinhalten. Aussagen zur Diagnose konnten am besten und solche zu Unterweisung und Beratung am schlechtesten abgerufen werden. Es schien, dass diese Ergebnisse auf die wahrgenommene «Wichtigkeit» der Inhalte zurückzuführen waren. Ley fand heraus, dass vier Methoden die Fähigkeit zum Abrufen von Gedächtnisinhalten verbesserten: Gebrauch kürzerer Wörter und Sätze, eindeutige Kategorisierung, Wiederholung und der Gebrauch von konkret-spezifischen anstelle von allgemein-abstrakten Aussagen (allgemeine Aussage: «Sie müssen abnehmen.»; konkrete Aussage: «Sie sollten 3½ Kilo abnehmen.»). Die Anwendung dieser Methoden sowie die zusätzliche Unterweisung und Beratung der Patienten mit Betonung ihrer Bedeutung führten zu signifikanten Unterschieden in der Informationsmenge, die von den Patienten abgerufen werden konnte.

Mitarbeiter in Gesundheitseinrichtungen waren schockiert und bestürzt darüber, wie wenig Patienten von Aufklärungsgesprächen bezüglich einer informierten Einwilligung in eine medizinische Maßnahme behalten hatten. Zu einem solchen Gespräch zählt in der Regel die Erklärung der Diagnose, die Art der Erkrankung, die vorgeschlagene Behandlung, das Komplikationsbzw. Mortalitätsrisiko, Vorteile, alternative Möglichkeiten und Heilungschancen. Im Vergleich zum Erstgespräch erinnern sich die Patienten hier häufig an weniger als die Hälfte der besprochenen Punkte. Sicherlich würde die Anwendung der herausgestellten Methoden das Abspeichern von Informationen verbessern.

1.3.2.3
Problemlösung

Die Lösung von Problemen ist ein in Lernsituationen häufig angestrebtes Ziel. Problemstellungen sind komplexer, wenn sie eine oder mehrere der folgenden Eigenschaften aufweisen: (1) unvollständig definierte Alternativen, (2) Existenz einer Anzahl von untergeordneten Problemen, (3) verschiedene Möglichkeiten zur Zielerreichung, (4) Notwendigkeit von vielen Informationsquellen zur Lösung des Problems oder (5) eine sich schnell verändernde Problemsituation.[8] Die Problemlösung kann in verschiedene Schritte unterteilt werden: (1) Problemidentifikation, (2) Bestimmung von möglichen Maßnahmen und möglichen Ergebnissen, (3) Auswahl einer Maßnahme, (4) Implementierung der gewählten Maßnahme und (5) Evaluation der Effektivität. Häufig ist es hilfreich, das Problem in mehrere Abschnitte zu gliedern. Lernende benötigen eventuell in jeder Phase Unterstützung. Ob diese erforderlich ist, kann festgestellt werden, indem die Lösung des Problems laut formuliert wird oder dadurch, dass der Lernende in der Methodik der Problemlösung geschult wird.

Familien, die mit einer fortgeschrittenen Krebserkrankung umgehen müssen, unterscheiden sich stark in ihren Fähigkeiten, durch die Krebserkrankung bedingte Probleme durchdenken sowie Maßnahmen zur Minimierung dieser Probleme durchführen zu können. Der Ansatz der Schulung in der Problemlösung ist relativ neu. Er wurde entwickelt, um die Fähigkeit zur Selbsthilfe von Familien zu verbessern. In einem Programm[8] erlernten Patienten und Angehörige die Entwicklung von Kompetenzen zur Problemlösung. Die Maßnahme wurde durch einen Leitfaden zur häuslichen Versorgung ergänzt, welcher sich auf diesen Ansatz bezog und aktive Praxisarbeit sowohl anhand hypothetischer Probleme als auch anhand der Probleme der Familie selbst einschloss. Obwohl es in dieser Studie keine Kontrollgruppe gab, zeigten vorher und nachher erhobene Messwerte anschließend bessere Fähigkeiten bei der Lösung von Problemen und ein größeres Selbstvertrauen.[2]

1.3.2.4
Das Lernen von Einstellungen und die Auswirkung von Stimmungen

Einstellungen durchdringen alle Bereiche des Lernens. Sie können als erlernte, emotional gefärbte Prädispositionen beschrieben werden, in einer bestimmten Weise auf einen Gegenstand, eine Idee oder Person zu reagieren. Werte entsprechen in ihrer Bedeutung den Einstellungen, sind jedoch dauerhafter angelegt und Ausdruck der Überzeugung eines Menschen, wie ein Gegenstand oder eine Beziehung auf ihn wirkt. Über Jahre hinweg entwickeln sich Gefühle, sie setzen sich fest und werden im Verhalten des Menschen widergespiegelt. Oft merken wir nicht, dass wir eine bestimmte Einstellung verinnerlicht haben. Die Mitgliedschaft insbesondere in Primärgruppen scheint die Entwicklung von Einstellungen zu beeinflussen.

Vorschläge zur Schulung von Einstellungen entstammen direkt dem Wissen darüber, wie diese vom Lernenden aufgenommen werden. Sie schließen eine Person ein, die diese Einstellungen lehrt und vom Lernenden betrachtet und imitiert werden kann. Die als Modell fungierende Person ist vielleicht keine professionelle Pflegekraft, sondern möglicherweise ein Patient, mit dem sich der Lernende identifizieren kann. Das ist der Grund, warum beispielsweise Selbsthilfegruppen für Patienten mit Kolo- oder Ileostoma gegründet wurden.

Einstellungen lassen sich auch durch angenehme Erfahrungen beeinflussen, infolge derer eine positive Reaktion auf Vorstellungen oder Gefühle bezüglich dieser Erfahrungen entwickelt werden kann. Beispielsweise sollten Mitarbeiter in einem Krankenhaus versuchen, Patienten Erfahrungen zu vermitteln, die ihnen ein positives Gefühl zu dieser Klinik gaben.

Das Lernen wird häufig von Stimmungen – und hierbei insbesondere von depressiven Stimmungen – beeinflusst. Einige Patienten beispielsweise verbesserten nach einem stationär durchgeführten Diabetikerschulungsprogramm ihr Verhalten hinsichtlich der Blutzuckerkontrolle in den ersten drei Monaten nicht. Nachfolgende Untersuchungen ergaben, dass diese Patienten depressiv waren und machen deutlich, wie wichtig das Screening und die Behandlung von Depressionen bei Diabetikern sind.[2] Bis zu 40 % der Patienten mit Herzkrankheit, Schlaganfall und Nierenkrankheit im Endstadium leiden an depressiven Störungen. Eine sehr negative Krankheitseinstellung – die nicht unbedingt mit der objektiven Schwere der Erkrankung korreliert – kann zu Depressionen[12] beitragen. Die Behandlung einer solchen Einstellung könnte hilfreich sein.

1.3.2.5
Psychomotorisches Lernen

Jeder, der sich die Unbeholfenheit eines jungen Hundes oder Kindes oder die Unsicherheit eines alten Menschen ins Gedächtnis ruft und sie mit der sicheren Körperbeherrschung eines Artisten vergleicht, kann beobachten, wie unterschiedlich die motorischen Fähigkeiten dieser Menschen sind. Sie variieren je nach Kraft, Reaktionszeit, Geschwindigkeit, Balance, Präzision und Dehnbarkeit des Gewebes und bestehen normalerweise aus einer geordneten Bewegungsabfolge, die erlernt werden muss. Einzelne Elemente des motorischen Ablaufs können als Teilfähigkeiten erlernt und geübt werden.

Um eine bestimmte motorische Handlung zu vollziehen, muss der Mensch ein neuromuskuläres System besitzen, dass diese auch ausführen kann. Zudem muss er in der Lage sein, sich den Vorgang geistig vorzustellen. Ein geistiges Bild entsteht, wenn der Lernende beobachtet, wie die zu erlernende Handlung demonstriert wird und dabei relevante Zeichen einer erfolgreichen Ausführung gegeben werden. Relevante Zeichen sind häufig muskuläre Signale von Gleichgewicht und Dehnung oder hör- und sichtbare Signale. Wenn jemand lernt, mit Unterarmgehstützen zu gehen, muss er den Fußboden sehen oder Gegenstände erkennen, die im Weg sind. Er muss Menschen, die von hinten kommen, hören und fühlen, ob er das Gleichgewicht halten kann. Diese Signale müssen für denjenigen, der neue Fertigkeiten erlernt, offensichtlich sein. Schreitet er in seinen Fähigkeiten weiter fort, werden sie häufig nicht mehr bemerkt. Ein Mensch, der Erfahrungen mit dem Einsatz seiner motorischen Fähigkeiten hat, kann nicht nur offensichtliche, sondern viele verschiedene Signale nutzen. Er ist nicht durch unbedeutende Signale irritiert und beachtet sie weniger konzentriert. Zudem reagiert die in bestimmten motorischen Fähigkeiten erfahrene Person schneller und kann Signale, die weit vor der eigentlichen Handlung erkennbar sind, vorteilhaft nutzen. Das Ziel ist eine geschmeidige, koordinierte Handlungsabfolge mit einem Minimum an Energieverbrauch.

Der Lernende übt, um die Handlung kompetent zu vollziehen. Das geistige Bild führt ihn dabei. Zunächst ist es vielleicht der Lehrende, der den Körper führt, damit der Lernende die körperlichen Empfindungen nachvollziehen kann, die die korrekte Bewegung begleiten. So kann man beispielsweise die Hand eines Kindes führen, damit es lernt, aus einem Becher zu trinken. Für den Lernenden ist es am besten, in einer Situation zu üben, die der Umgebung gleicht, in der die Fertigkeit eingesetzt wird. So zeigt man einem Patienten mit Kolostomie die Versorgung seines Stomas am besten in einer Umgebung, die der des häuslichen Badezimmers gleicht. In den entscheidenden frühen Übungsphasen sind Informationen über Fortschritte oder fehlende Fortschritte des Patienten wichtig. Auch wenn Lernende die Durchführung einer Aufgabe bei anderen beurteilen können, benötigen sie oft Hilfe bei der Einschätzung ihrer eigenen Kompetenz. Letztendlich erhalten sie durch ihre körperlichen Empfindungen Botschaften und können entscheiden, ob sie ihre Ziele erreicht haben.

Allgemein wird empfohlen, Übungszeiten so kurz und so selten anzusetzen, dass keine Erschöpfung eintritt. Sind die Intervalle zwischen den Übungszeiten zu lang, kann das Erlernte vergessen werden. Wurde eine motorische Fähigkeit allerdings wirklich verinnerlicht, kann sie sehr schnell, sogar nach vielen Jahren, wieder abgerufen werden.

1.3.2.6
Kognitives Lernen

Die kognitive Lerntheorie beinhaltet, dass Verhalten und Stimmungen[12] von der Art, wie Menschen über ihre Erfahrungen denken, strukturiert werden. Untersuchungen zur Struktur von

Laientheorien zur Gesundheit zeigen übereinstimmend fünf Dimensionen, um die die Erfahrung von Krankheit organisiert ist: Identität, Ursache, Folgen, Zeitachse und Kontrollierbarkeit. Die Art und Weise, wie ein Mensch eine bestimmte Krankheit darstellt, setzt sich aus seinen Antworten auf diese Fragen zusammen. Westliche Gesellschaften gehen davon aus, dass sich der Mensch besser auf eine Krankheit einstellen kann, wenn er eine theoretische Vorstellung der Ursache hat.[30] Es ist wichtig, über diese Denkschemata Bescheid zu wissen. Patienten empfinden beispielsweise Nebenwirkungen von Medikamenten als Zeichen dafür, dass sie wirken. Fehlen sie, wird dies als besorgniserregend empfunden. Probleme bezüglich der Therapiemotivation (Adhärenz) können dadurch erklärt werden, dass Patienten davon überzeugt sind, eine kontinuierlich eingenommene Medizin ließe in ihrer Wirkung nach und es bestehe deshalb das Risiko, davon abhängig zu werden. Somit sei es wichtig, dem Körper Ruhe zu gönnen. Forschungen zeigen, dass die Art, wie Patienten die Rolle von Medikamenten darstellen, mit der Therapiemotivation korreliert.[13]

Die Darstellung von Konzepten bietet eine Gelegenheit, das individuelle kognitive Abbild eines Patienten in einem bestimmten Bereich, in dem Lernen erforderlich ist, zu verstehen, um Lerninhalte individuell zuschneiden zu können. Zu der Technik gehört das Erkennen von Schlüsselkonzepten und ihren Verknüpfungen, um auf diese Weise das individuelle geistige Modell zu beschreiben. **Abbildung 1-3** zeigt das mögliche geistige Modell oder kognitive Abbild einer Frau mit Lupus erythematodes (Schmetterlingsflechte).

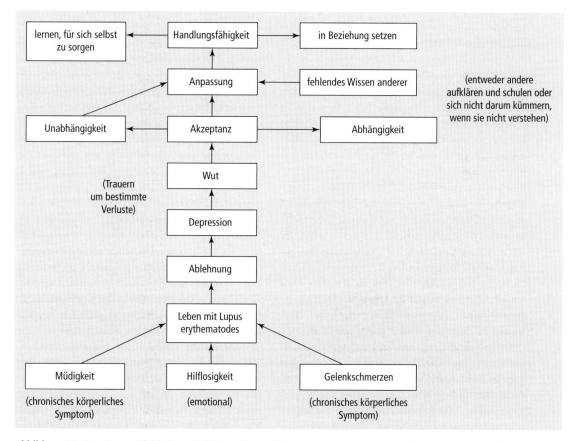

Abbildung 1-3: Kognitives Abbild einer 33-jährigen Frau mit Lupus erythematodes. Anmerkung: Aussagen in Klammern sind ergänzende Erklärungen der Patientin.

Die derzeitige Lerntheorie befürwortet die Anwendung authentischer (realer), umfassender Lernaufgaben und lehnt hypothetische Aufgaben oder solche, die in das Erlernen einzelner untergeordneter Fertigkeiten unterteilt sind, ab. Jedoch kann Lernen durch die Komplexität realer Situationen erschwert werden, weil dabei so viele Dinge zu beachten sind, die alle miteinander in Zusammenhang stehen, was als mehr oder weniger große kognitive Last beschrieben wird. Hilfreich ist es, Menschen, die Neues erlernen, funktionierende Beispiele zur Verfügung zu stellen. Ebenso sinnvoll ist es, bei einfachen Strukturen zu beginnen und darauf über einen bestimmten Zeitraum hinweg komplexere Sachverhalte aufzubauen. Wichtig sind auch Schemata, an denen sich der Lernende anfangs orientieren und auf denen er anschließend aufbauen kann.[33]

1.3.2.7
Kulturelle Unterschiede im Lernen

Obwohl sich Menschen innerhalb einer Kultur sehr stark voneinander unterscheiden, führen Gruppentraditionen bezüglich des Lernstils in der Regel zu einem effizienteren und effektiveren Lernen. Arme Menschen und ethnische Minderheiten beziehen sich häufig auf die mündlich überlieferte Tradition. Benavides-Vaello et al.[6] beschreiben ihre Arbeit mit einer Bevölkerungsgruppe im Süden von Texas, in der viele Menschen an Diabetes leiden. Sie führten Gespräche in Fokusgruppen durch, um Informationen über Unterschiede zwischen den Diabetikern mit gut eingestellten Blutzuckerwerten und solchen mit nicht gut eingestellten Werten zu erhalten. Diejenigen mit einem gut eingestellten Blutzucker zeigten einen hohen Wissensstand und Vertrauen in ihre Fähigkeiten (Selbstwirksamkeit), mit der Erkrankung umzugehen und ihre Gesundheit kontrollieren zu können. Unter den anderen schienen die Fähigkeiten, sich selbst zu versorgen, unorganisiert zu sein. Sie waren unterschiedlich motiviert, hatten kein Selbstvertrauen und Schwierigkeiten, ihre Bedürfnisse bezüglich dessen, was sie wissen sollten und wie sie dieses Wissen am besten erwerben sollten, zu

äußern. Schlüssel zur Verbesserung der Situation waren kulturell geeignete Anleitungsfilme, die Bereitstellung von Blutzuckermessgeräten und Zubehör, Einbau häuslicher Maßnahmen und Schulungen durch Angehörige der eigenen kulturellen Gruppe, deren Erfolg sie nachbilden konnten (Rollenmodelle).

1.3.3
Entwicklungsphasen

Kinder lernen anders als Erwachsene. Beispielsweise unterscheidet sich ihre Gedächtnisleistung und auch ihre Fähigkeit zur kritischen Reflexion. Die nachfolgenden Abschnitte beschäftigen sich mit dem aktuellen Wissensstand zur Erwachsenenedukation und zur Schulung von Kindern.

1.3.3.1
Lernen im Erwachsenenalter

Die derzeit dominierende Theorie über das Lernen im Erwachsenenalter setzt auf die kognitive Tradition. Hierbei ist transformatives Lernen die charakteristische Lernform. Eine Herausforderung im Erwachsenalter ist der Prozess des Reisens durch eine ungewisse Anzahl von Veränderungen, die den Menschen verwandeln. Eine Notlage, die uns orientierungslos macht oder ein Umstand, der uns vollständig einbindet, sind in der Regel motivierende Faktoren, um über die eigenen Perspektiven und Anschauungen nachzudenken und den Schluss zu ziehen, dass die frühere Betrachtungsweise nicht länger passt. Obwohl erwachsene Lernende nicht zu den vormals gültigen Ansichten zurückkehren, wenn ein Wandel stattfindet, verläuft Veränderung doch in Phasen, zu denen schwierige Verhandlungen und Kompromisse, Stillstand und das Zurückfallen in alte Muster zählen. Selbsttäuschung und Versagen sind häufig. Der Hauptunterschied zwischen dieser langsam stattfindenden Verwandlung und der primären Sozialisation eines Kindes besteht darin, dass Erwachsene fähig sind, kritisch zu reflektieren und Kinder nicht. Um Erwachsene bei einem Perspektivwechsel zu unterstützen, muss man ihnen helfen, ihre Probleme zu sehen und ihnen alternative Perspektiven aufzeigen, die von ihnen mit geschulter Hilfe interpretiert werden. Sie können ihre Anschauungen kritisch überprüfen, indem sie Geschichten und Bilder verwenden, die hypothetische Notlagen mit widersprüchlichen Regeln und Thesen im Problembereich darstellen. Es ist nur wenig darüber bekannt, warum einige Notlagen zu Perspektivwechsel führen und andere nicht.[32]

Selbsthilfegruppen setzen sich häufig aus Erwachsenen zusammen, die aufgrund einer gleichen Problemsituation zusammenkommen. Diese Gruppen pflegen die kritische Reflexion und helfen den Teilnehmern, Einblicke in ihr Leben zu bekommen und diese auch zu nutzen. Man kann die Ergebnisse dieser Edukationsform untersuchen, indem man Gruppenteilnehmer befragt und die Veränderungen im Bereich von Problembewusstsein, Erwartungen und Zielen vergleicht.[18] Gesundheitsbedrohende Situationen führen häufig zu Desorientierung und Selbstreflexion.

Normale Veränderungen im Bereich des Hörens und der Gedächtnisfunktion begleiten häufig den Prozess des Älterwerdens und müssen bei Schulungsmaßnahmen berücksichtigt werden. Wichtig ist der Einsatz alternativer Methoden wie beispielsweise Audio-CDs bei Sehgeschädigten. Ein nachlassendes Gedächtnis kann durch kurze Schulungszeiten mit wenig Lehrstoff kompensiert werden. Häufiges Üben, bis sich die Lerninhalte eingeprägt haben, und die Anwendung von Gedächtnisstützen wie Medikamentenboxen zur Organisation der Medikamenteneinnahme sind hilfreich.

1.3.3.2
Lernen bei Kindern

Die Lernfähigkeit hängt vom Reifegrad eines Menschen ab, wobei ein Großteil des Heranreifens in der Kindheit stattfindet. Die Fähigkeit und Bereitschaft zu lernen verändert sich im Laufe der Kindheit erheblich. Kleinkinder lernen schon, wenn sie durch visuelle, auditive und motorische Reize stimuliert werden. Eine der elementarsten Entwicklungsdimensionen ist die Unterscheidung zwischen sich und anderen.

Kinder bewegen sich hin zu einer klareren Unterscheidung zwischen dem inneren und dem äußeren Selbst. Die allgemeinen Grundsätze und Anmerkungen über das Lernen, die in den vorangehenden Abschnitten dieses Kapitels aufgeführt wurden, beziehen sich auf Kinder innerhalb ihrer Entwicklungsstufe.

Die intellektuelle Entwicklung geht vom Konkreten aus und führt zum Abstrakten. Im Kindergartenalter können Kinder Sprache verwenden, um Gegenstände oder Erfahrungen darzustellen. Sie können Probleme lösen, indem sie direkt mit physischen Gegenständen umgehen. Kleine Kinder sind auf sich selbst bezogen und nur an dem interessiert, was sie selbst betrifft. Sie wollen für alles Erklärungen, beschäftigen sich aber nicht mit den Gründen für ihre Fragen. Wenn Kinder in ihrer Grundschulzeit direkte nonverbale Erfahrungen gemacht haben, können sie verbal Beziehungen zwischen Konzepten herstellen, ohne diese gegenständlich vor sich zu haben. Je älter sie werden und je weiter sie sich dem Jugend- und Erwachsenalter nähern, desto mehr verstehen sie und stellen Beziehungen zwischen Abstraktem ohne jeden Bezug zum Konkreten her. Schließlich können sie Hypothesen auf der Basis möglicher Kombinationen mehrerer Konzepte formulieren und ausprobieren.

Kinder müssen motorische Fähigkeiten sowie Gefühle entwickeln und intellektuell wachsen. Entscheidend ist, dass sie in den ersten zwei Lebensjahren Vertrauen aufbauen. Danach werden Kinder selbstständiger, sie lernen laufen, rennen, springen und selbstständig zu essen. Zwischen dreieinhalb und sieben Jahren entwickeln Kinder Vorstellungen und lernen, Initiative zu ergreifen. In den ersten Schuljahren sind sie eifrig und richten ihre Aufmerksamkeit auf die Außenwelt. Als Jugendliche entwickeln sie ihre Identität.

Das Wissen über Wachstum und Entwicklung macht deutlich, wie wichtig es ist, dass Lehrer realistische Ziele stecken und diese in einer Weise erklären, die Kinder verstehen. Beispielsweise akzeptieren Kinder eine medizinische Behandlung eher, wenn sie Gegenstände, die damit zu tun haben (Atemmaske), erkunden dürfen. Dies gilt besonders während der Jahre, in denen direkte nonverbale Erfahrungen wichtig sind. Weil Kinder unter fünf Jahren auf sich selbst bezogen sind und Angst vor Verletzungen haben, muss man ihnen verdeutlichen, welche Auswirkungen eine bestimmte medizinische Maßnahme hat. Beispielsweise kann man ihnen erklären, dass sie bei einer Röntgenaufnahme des Brustkorbs nur still stehen und ihren Atem einige Sekunden lang anhalten müssen, aber keine Angst haben müssen, da diese Untersuchung nicht weh tut.

Studien haben immer wieder gezeigt, dass Kinder nach einem Krankenhausaufenthalt für eine begrenzte Zeit Verhaltensstörungen aufweisen, die aber schnell wieder verschwinden, und dass diese am häufigsten bei Kindern zwischen sechs Monaten und vier Jahren auftreten. Vor allem kleine Kinder empfinden Krankheit als selbst verursacht und strafend. Es erscheint nicht sinnvoll, Kindern unter vier Jahren anatomische und physiologische Zusammenhänge zu erklären, da sie nicht über das nötige Verständnis verfügen und nicht wünschenswerte Fantasien entwickeln. Kinder können in diesem Alter nicht zwischen Ursache und Wirkung und auch nicht zwischen verschiedenen Krankheiten unterscheiden. Das Hauptproblem in dieser Altersgruppe ist die Trennungsangst, weshalb sie immer von derselben Person betreut und die Eltern einbezogen werden sollten.

Größere Kinder (> 7 Jahre) verstehen eine differenziertere Sprache. Zudem eignen sich für sie Bilder zur Erklärung von Sachverhalten. Schulkinder können auch Krankenhausspielzimmer und -abteilungen besichtigen. Sie profitieren eventuell von Gesprächen, in denen sie etwas über ihre Krankheit, den Ursprung ihrer Erkrankung und über vorgeschlagene Behandlungspläne lernen. Da Schulkinder eine reifere Vorstellung über die Zusammenhänge haben als kleinere Kinder, können sie verstehen, dass sie nicht krank sind oder behandelt werden, weil sie etwas Böses getan haben. Sie können bei der Behandlung kooperieren, weil sie denken können, bevor sie handeln. Da sie ihre Gefühle in Worten ausdrücken können und ein größeres Verständnis für Zeitabfolgen haben, tolerieren sie eine Trennung von den Eltern eher.

Ungefähr in der dritten Schulklasse durchlaufen Kinder eine wichtige Zeit, was ihre Einstellung und ihr Verhalten bezüglich Gesundheit anbelangt. Sie können entscheiden, ob sie von einer Krankheit oder Verletzung erzählen und verfügen über kognitive Fähigkeiten. Sie haben die sozialen Regeln gelernt, die für Krankheit gelten und wissen, wann sie Hilfe benötigen. In der sechsten Klasse etwa werden diese Fähigkeiten weiter ausgebaut.

Jugendliche müssen lernen, abstrakt zu denken, und Vorstellungen entwickeln, wie sie mit verschiedenen Situationen umgehen. Viele Jugendliche benötigen Unterstützung beim Durchdenken von Verhaltensalternativen und bei der Lösung von Problemen. Sie brauchen vielleicht Anleitung, indem man sie in einzelnen Schritten hin zur Problemlösung führt und ihnen Hilfestellung bei der Planung bietet. Rollenspiele in Peergruppen können geeignete Verhaltensnormen zeigen und abstrakte Informationen in einprägsamere Geschichten übersetzen.

Chronisch kranke Kinder verstehen ihre Krankheit immer besser, je weiter sie sich intellektuell entwickeln. Die kognitive Entwicklung bringt die Fähigkeit mit sich, die Bedeutung einer schlechten Prognose oder funktionellen Beeinträchtigung zu begreifen.

Jugendliche zeigen oft bestimmte Denkmuster, an denen ein imaginäres Publikum beteiligt ist oder sie empfinden sich selbst als einzigartig, was mit einer Phase von intensiver Beschäftigung mit sich selbst einhergeht. Dank des imaginären Publikums glauben sie, besonders oder anders sein zu müssen, wenn jeder sie beobachtet und über sie nachdenkt. Chronisch kranke Teenager nehmen vielleicht ihre Medikamente nicht mehr ein, weil sie glauben, sie seien etwas Außergewöhnliches und könnten ohne Medikamente auskommen. Der Glaube, immun gegen natürliche Gesetze zu sein, denen andere Menschen gehorchen müssen, kann auch dazu führen, dass keine Verhütungsmittel benutzt werden. Ungeschützter Geschlechtsverkehr wird von Jugendlichen möglicherweise nicht als Risiko angesehen.[10] Pestrak und Martin[23] glauben, dass viele Jugendliche auf einer kognitiven Stufe funktionieren, die sie unfähig macht, die meisten Verhütungsmethoden richtig zu nutzen. Die Autoren schließen daraus, dass eine effektive Verhütungspraxis Menschen erfordert, die ihre

Sexualität akzeptieren und anerkennen, dass sie sexuell aktiv sind und die potenzielle zukünftige sexuelle Begegnungen realistisch einschätzen können.

Pridham, Adelson und Hansen[25] haben ein nützliches Instrument entwickelt, welches Entwicklungsmerkmale von Kindern verschiedener Altersstufen aufzeigt und ihnen den Umgang mit einer Gesundheitsmaßnahme in einer für sie angemessenen Weise ermöglicht (s. **Tab. 1-5**).

Tabelle 1-5: Entwicklungsmerkmale von Kindern, die hilfreich sind, um ihnen den Umgang mit einer Gesundheitsmaßnahme zu erleichtern.

	Geburt bis 2 Jahre	**2 bis 7 Jahre**	**7 bis 12 Jahre**	**Jugendliche**
Denkweisen und Problemlösungsstrategien	Sensomotorisches Stadium: Das Kind entwickelt durch sensorische und motorische Erfahrungen ein Schema (eindeutig definierte und wiederholte Abläufe von Handlungen und Wahrnehmungen). Die Gedächtnisfunktion zeigt sich mit 3 bis 4 Monaten deutlich und wird im 2. Lebensjahr durch die Imitation elterlichen Verhaltens demonstriert. Zwischen 1½ und 2 Jahren etwa werden Symbole verwendet, da das Kind beginnt, logisch zu denken.	Präoperatorisches Stadium (das Denken wird eher von den Wahrnehmungen des Kindes als von der Logik bestimmt): Verbal vermittelte Informationen werden für den Lernprozess immer wichtiger. Lernen wird durch das Erkunden von Gegenständen unterstützt. Kinder beobachten, hören und fragen (warum, wieso?). Das Kind kann (a) familiäre Dinge benennen (einordnen); die Wahrnehmung beschränkt sich häufig auf ein einzelnes herausragendes Merkmal, was es für das Kind schwierig macht, Dinge im Kontext zu sehen oder unwesentliche von wesentlichen Eigenschaften einer Erfahrung zu unterscheiden. Das Kind kann (b) das Gedächtnis einsetzen, um vergangene Ereignisse zu rekonstruieren; (c) sein Vorstellungsvermögen benutzen, um mit Ereignissen, Menschen und Gegenständen umzugehen; (d) fängt mit etwa 4 Jahren an, Ergebnisse abzuleiten; (e) definiert Gegenstände und Abläufe hinsichtlich ihrer Funktion. Das Denken beruht auf der eigenen Sichtweise (selbstbezogen), da das Kind keine andere Sichtweise als die eigene kennt. Wird es älter, beginnt es Mengen wahrzunehmen (es erkennt z. B. unterschiedlich große Mengen und benutzt Zahlen, um zu zählen). Die Aufmerksamkeit wird zunehmend selektiv, da Denkschemata oder Wahrnehmungen differenzierter werden.	Konkret-operatorische Phase: Das Kind lernt durch Beobachtung und Interaktion mit Gleichaltrigen sowie durch eigene Erfahrungen. Es kann Symbole verwenden, um Gedanken zu ordnen und Erfahrungen darzustellen. Im Hinblick auf Denkprozesse erlangt das Kind zunehmende Fähigkeiten darin, (a) Sichtweisen anderer zu verstehen; (b) die relative Natur von Dingen zu erkennen (z. B. «Das hier tut etwas weh, doch das da tut sehr weh.»); (c) logische Schlussfolgerungen hinsichtlich fassbarer (konkreter) Erfahrungen zu ziehen (wenn – dann); (d) Dinge im Hinblick auf mehrere Eigenschaften einzuordnen. Das setzt voraus, dass das Kind Dinge im Kontext sehen kann (z. B. «Die Spritze tut weh, aber danach geht es mir besser.»); (e) schmerzhafte, unangenehme Maßnahmen eher im Sinne von logischer Funktion als im Sinne von Bestrafung zu bewerten; (f) nicht sichtbare Körperfunktionen und Bewegungsmechanik zu verstehen. Das Kind kann sowohl Sinnes- als auch maßnahmenorientierte Informationen verwenden.	Formal-operatorische Phase: Der Jugendliche setzt Argumentation und logisches Denken ein. Er zeigt Interesse an theoretisch möglichen Problemen und Fragen. Er kann sich selbst reflektieren, über das eigene Denken nachdenken und durch verbal vermittelte Vorstellungen und Argumente lernen.

Tabelle 1-5: Entwicklungsmerkmale von Kindern, die hilfreich sind, um ihnen den Umgang mit einer Gesundheitsmaßnahme zu erleichtern (Fortsetzung).

	Geburt bis 2 Jahre	2 bis 7 Jahre	7 bis 12 Jahre	Jugendliche
primäre Ängste und Sorgen	Mit etwa 6 Monaten hat das Kind Angst vor einer Trennung von den Eltern, vor nicht vertrauten Menschen, Erfahrungen und Orten insbesondere dann, wenn die Eltern nicht dabei sind.	Angst vor einer Trennung von den Eltern, vor Körperverletzung (ab etwa 3 Jahren auch Angst vor Kastration) und Strafe wegen Fehlverhalten.	Angst vor Körperverletzung, Behinderung (Verlust von Körperfunktionen), Kontroll- und Statusverlust.	Unsicherheit bezüglich der eigenen Person (vor allem in der frühen und mittleren Jugend); Sorge darüber, ob Körper, Gedanken und Gefühle «normal» sind.
Verstehen von Ursache und Wirkung	Mit etwa 3 Monaten kann das Kind eine Handlung mit einem Ergebnis in Verbindung bringen. Im zweiten Jahr denkt es «magisch», glaubt also, dass das eintritt, was es sich wünscht.	Das Kind glaubt, dass (a) alles absichtlich passiert; (b) Gerechtigkeit herrscht und Fehlverhalten bestraft wird; (c) Ereignisse, die zufällig miteinander in Verbindung stehen, tatsächlich miteinander verknüpft sind.	*6–8 Jahre:* Ergebnisse basieren auf Wahrnehmungen. *9–12 Jahre:* Das Kind reagiert logisch (schlussfolgerndes Denken) unter konkreten (sofort erfahrbaren) Bedingungen. Vor dem 9. Lebensjahr etwa sehen Kinder ihre Krankheit eher als eine Folge von Verstößen gegen Regeln an (Regeln existieren in ihrem eigenen Rechtsverständnis und Missetaten werden bestraft). Vor dem 9. Lebensjahr glauben Kinder eher, dass Krankheit durch die bloße Anwesenheit von Keimen verursacht werden. Mit etwa 9 Jahren beginnen sie zu verstehen, dass (a) Krankheit viele Ursachen haben kann, (b) die körperliche Reaktion auf einen oder mehrere Erregertypen unterschiedlich sein kann und (c), dass bestimmte, mit dem Erreger interagierende Faktoren im Wirtsorganismus vorhanden sein müssen, um eine Krankheit zu verursachen.	Der Jugendliche kann formale Regeln der Logik anwenden und Hinweise zur Beurteilung von Ursache und Wirkung erkennen.
Vorstellung von Zeit	Mit etwa 3 Monaten kann das Kind eine Mahlzeit antizipieren und ist in der Lage, als Folge von wahrgenommenen Anhaltspunkten für eine vertraute und gewünschte Maßnahme zu warten.	Das Kind ist im Rahmen der familiären, regelmäßig wiederkehrenden Aktivitäten des täglichen Lebens organisiert. Mit etwa 4 Jahren hat es eine Vorstellung von Tagen und Uhrzeiten und kennt die Wochentage.	Das Kind hat eine Vorstellung von Vergangenheit, Gegenwart und Zukunft, kann Zeitintervalle zwischen Ereignissen verstehen und die Zeit auf einer Uhr ablesen. Damit ist das Zeitgefühl unabhängiger von wahrgenommenen Dingen wie täglichen Aktivitäten.	Der Jugendliche kann Vergangenheit, Gegenwart und Zukunft gedanklich künstlich herstellen.

Tabelle 1-5: Entwicklungsmerkmale von Kindern, die hilfreich sind, um ihnen den Umgang mit einer Gesundheitsmaßnahme zu erleichtern (Fortsetzung).

	Geburt bis 2 Jahre	2 bis 7 Jahre	7 bis 12 Jahre	Jugendliche
Intentionen, Ziele und Pläne	Mit etwa 4 Monaten führt das Kind evtl. absichtlich etwas aus, um ein bestimmtes Ergebnis zu erzielen. Im zweiten Lebensjahr ist es in der Lage, zwischen zwei Optionen zu wählen.	Mit etwa 4 Jahren beginnt das Kind zu planen, Aktivitäten in der nahen Zukunft zu antizipieren und Ziele für diese Aktivitäten zu stecken.	Das Kind plant detailliertere Projekte, bei denen andere mehr einbezogen werden.	Mit etwa 15 Jahren beginnt der Jugendliche, die eigene Zukunft zu planen. Er kann gedanklich erfassen, was es heißt, Aufgaben und Verantwortung dafür zu übernehmen.
Umgang mit Gefühlen	Mit etwa 7 Monaten schreit das Kind, wenn es Aufmerksamkeit erregen will, Hilfe benötigt oder bekümmert ist. Mit etwa 9 Monaten kann es im Spiel Ängste ausdrücken (z. B. Angst vor Trennung).	Das Kind drückt Gefühle durch motorische Reaktionen und im Spiel aus; es lernt Gefühle zu benennen. Das Kind benötigt eine erwachsene Vertrauensperson, die ihm Sicherheit gibt, Grenzen setzt und den Verlust der Selbstkontrolle verhindert.	Das Kind hat mehr Möglichkeiten, Gefühle in Worte zu fassen, kann Ängste beschreiben und darstellende Methoden anwenden, um Ängste auszudrücken (z. B. erklärt das Kind, wie ein anderes Kind in einer bestimmten Situation fühlen oder reagieren könnte).	Der Jugendliche hat eine Bandbreite von Möglichkeiten, von relativ gehobener Sprache, schriftlichem Ausdruck bis hin zu körperlicher Aktivität und evtl. auch regressivem Verhalten. Gedanken, Gefühle und Ängste werden vielleicht mit Freunden, insbesondere mit Gleichaltrigen, geteilt.
Beziehung zu Eltern und Klinikpersonal	Das Kind entwickelt ein Gefühl für sich selbst und andere. Am Ende des ersten halben Jahres beginnt es, zumindest für kurze Zeit an die Eltern zu denken, wenn diese nicht da sind. Es ist davon abhängig, dass der Erwachsene seine Bedürfnisse und Wünsche erkennt.	Das Kind hatte wahrscheinlich schon Erfahrungen damit, seine Bedürfnisse und Sorgen im Kindergarten oder gegenüber Ärzten zum Ausdruck zu bringen. Bis zu ihrem 10. Lebensjahr erwarten Kinder eher nicht, dass Ärzte ihre Gefühle wahrnehmen oder verstehen.	Das Kind testet möglicherweise die von der betreuenden Person (Pflegekraft, Arzt) gesetzten Grenzen aus.	Der Jugendliche hat mit 15 Jahren angefangen zu lernen, mit Beziehungen zu Ärzten und Pflegekräften umzugehen.
Selbsteinschätzung	Gefühle zum Selbst beruhen auf Gefühlsnuancen, die von anderen ausgedrückt und vom Kind wahrgenommen werden.	Das Kind entwickelt Erwartungen an sich selbst, lernt eigene Handlungen zu unterbinden und beginnt, sich an anderen Kindern zu orientieren.	Das Kind bewertet sich selbst anhand der eigenen Handlung im Vergleich zu der von anderen Gleichaltrigen und in Beziehung zu den Normen, von denen Kinder glauben, dass sie für sie festgelegt sind.	Der Jugendliche kann bewusst übernommene Kriterien ansetzen, um sich selbst einzuschätzen.

Aus Pridham KF, Adelson F, Hansen MF: Helping children deal with procedures in a clinic setting: a developmental approach. *J Pediatr Nurs* 2:13–22, 1987.

1.4
Fazit

Die Patientenedukation ist ein Prozess von Diagnose und Intervention. Motivation und Lerntheorie bilden die Basis für die Planung und erfolgreiche Schulung von Patienten. Lernende werden motiviert und unterstützt, ihre eigenen Ziele zu stecken. Wichtig ist, ein eindeutiges Feedback zu dem zu geben, was richtig und was nicht richtig war, effektiv zu loben und Hemmschwellen abzubauen. Die motivierende Gesprächsführung ist ein interessanter neuer Ansatz, über deren Einsatz bei chronisch Kranken bis jetzt noch keine Untersuchungen vorliegen. Individuelle Unterschiede im Bereich von Selbstlenkungsfähigkeit, Versagenstoleranz, Attributionsstil (individuelle Vorgehensweise in der Art, Ursachen für Ereignisse zu erklären), früheren Erfahrungen mit der Aufgabe und Erfolgserwartung beeinflussen die Entscheidung, lernen zu wollen und dabeizubleiben. Lerntheorien, Untersuchungen über Lernformen, Entwicklungsphasen und kulturelle Traditionen beschreiben Bedingungen, die als notwendig erachtet werden, um einen neuen und dauerhaften Zustand des Verstehens oder Verhaltens zu erlangen.

Übungsfragen

1. Es wurde festgestellt, dass Patienten Hilfe suchen, wenn sie aufgrund ihres aktuellen Kenntnisstands nicht mehr länger mit ihren Problemen fertig werden. Wenn diese Aussage wenigstens teilweise stimmt, was bedeutet dies für medizinische Einrichtungen?

2. Zählen Sie Fragen auf, die Sie in den im Folgenden aufgeführten zwei klinischen Situationen stellen würden, um den Lernbedarf und die Lernmotivation dieser Patienten zu ermitteln.
   a) Sie sind damit beauftragt, einer Gruppe von Frauen in einer gynäkologischen Klinik zu zeigen, wie sie ihre Brust selbst untersuchen können.
   b) Sie wollen einem 10-jährigen Jungen mit Zerebralparese, geistiger Behinderung und Blindheit beibringen, selbstständig zu essen.

3. Da immer mehr stark gefährdete kleine Kinder, die auch zuhause komplexer medizinischer Unterstützung bedürfen, aus dem Krankenhaus entlassen werden, erhalten Eltern Schulungen in der Durchführung der kardiopulmonalen Reanimation (CPR). Eine Studie[21] hat gezeigt, dass Eltern mit der Zeit das Erlernte vergessen und dass diejenigen, bei denen die Fertigkeiten während der Krankenhausaufenthalte ihrer Kinder immer wieder praktisch geübt wurden, am besten geschult waren. Überraschen Sie diese Ergebnisse? Welche Lernprinzipien wurden hier angewendet?

4. Pelco et al.[22] beschreiben einen Ansatz, bei dem ein vierjähriges Mädchen nach behavioristischen Lernprinzipien darin geschult wird, eine Kapsel einzunehmen. Nennen Sie die behavioristischen Ansätze, die hier zur Anwendung kommen.

Schulungsprozess – behavioristischer Ansatz

a) Das Mädchen lehnte die Einnahme der Kapsel ab.
b) Der Therapeut zeigte ihr, wie sie die Kapsel schlucken kann. Dazu nahm er diese zwischen seine Finger, legte sie ganz hinten auf die Zunge, nahm einen Schluck Saft, neigte den Kopf nach hinten und schluckte.
c) Er erklärte dem Mädchen, dass es sich etwas Geld verdienen und damit die im Zimmer verteilten Spielsachen kaufen kann, wenn es das tut, worum er gebeten hat.
d) Als sie die Kapsel nicht schlucken wollte, nahm der Therapeut ihre Hand und führte sie durch die einzelnen Schritte, bis die Kapsel erfolgreich geschluckt war.
e) Das Mädchen wurde auch dann gelobt und belohnt, wenn der Therapeut die Handlung unterstützt und sie nur eine kleinere Kapsel geschluckt hatte. Diese Schritte wurden so lange durchgeführt, bis das Mädchen in der Lage war, regelmäßig die verordnete größere Kapsel zu schlucken. Ein Elternteil wurde darin geschult, wie er dafür sorgen kann, dass das Kind die Kapsel auch nach der Schulung weiterhin regelmäßig einnimmt.

Literaturhinweise

1. Adamian MS, Golin CE, Shain LS, DeVellis B: Brief motivational interviewing to improve adherence to antiretroviral therapy: development and qualitative pilot assessment of an intervention. *AIDS Pat Care & STDs* 18:229–238, 2004.

2. Akimoto M and others: Psychosocial predictors of relapse among diabetes patients: a 2-year follow-up after inpatient diabetes education. *Psychomatics* 45:343–349, 2004.

3. Bandura A: Self-efficacy mechanism in human agency. *Am Psychol* 37:122–147, 1982.

4. Bandura A: *Foundations of thought and action: a social cognitive theory,* Englewood Cliffs, NJ, 1986, Prentice-Hall.

5. Bandura A: *Self efficacy; the exercise of control,* New York, 1997, Freeman.

6. Benavides-Vaello S, Garcia AA, Brown SA, Winchell M: Using focus groups to plan and evaluate diabetes self-management interventions for Mexican Americans. *Diab Educ* 30:238–256, 2004.

7. Britt E, Hudson SM, Blampied NM: Motivational interviewing in health settings: a review. *Patient Educ Counsel* 53:147–155, 2004.

8. Bucher JA and others: Problem-solving cancer care education for patients and caregivers. *Canc Pract* 9:66–70, 2001.

9. Carino JL, Coke L, Gulanick M: Using motivational interviewing to reduce diabetes risk. *Prog Cardiovasc Nurs* 19:149–154, 2004.

10. Elkind D: Teenage thinking: implications for health care. *Pediatr Nurs* 10:383–385, 1984.

11. Glaser R, Bassok M: Learning theory and the study of instruction. *Annu Rev Psychol* 40:631–666, 1989.

12. Guzman SJ, Nicassio PM: The contributions of nagative and positive illness schemas to depression in patients with end-stage renal disease. *J Behav Med* 26:517–534, 2003.

13. Horne R: Representations of medications and treatment. In Petrie KJ, Weinman JA (editors): *Perceptions of health and illness,* Amsterdam, 1997, Harwood Academic Press.

14. Jonassen DH, Peck KL, Wilson BG: *Learning with technology; a constructivist perspective.* Columbus, Ohio, 1999, Merrill Press.

15. Kloeblen AS, Batish SS: Understanding the intention to permanently follow a high folate diet among a sample of low-income pregnant women according to the Health Belief Model. *Health Educ Res* 14:327–338, 1999.

16. Lewis FM, Daltroy LH: How causal explanations influence health behavior: attribution theory. In: Glanz K, Lewis FM, Rimer BK (editors): *Health behavior and health education.* San Francisco, 1990, Jossey-Bass.

17. Ley P: Memory for medical information. *Br J Soc Clin Psychol* 18:245–255, 1979.

18. Mezirow J: *Transformative learning,* San Francisco, 1991, Jossey-Bass.

19. Miller SM: Monitoring versus blunting styles of coping with cancer influence the information patients want and need about their disease. *Cancer* 76:167–177, 1995.

20. Mullen PD, Hersey JC, Iverson DC: Health behavior models compared. *Soc Sci Med* 24:973–981, 1987.

21. Paul S, Sneed NV: Strategies for behavior change in patients with heart failure. *Am J Crit Care* 13:305–313, 2004.

22. Pelco LE and others: Behavioral management of oral medication administration difficulties among children: a review of literature with case illustration. *J Dev Behav Pediatr* 8:90–96, 1987.

23. Pestrak VA, Martin D: Cognitive development and aspects of adolescent sexuality. *Adolescence* 20:981–987, 1985.

24. Peterson KA, Hughes M: Readiness to change and clinical success in a diabetes educational program. *JABFP* 15:266–271, 2002.

25. Pridham KF, Adelson F, Hansen MF: Helping children deal with procedures in a clinic setting: a developmental approach. *J Pediatr Nurs* 2:13–22, 1987.

26. Prochaska JO and others: The transtheoretical model of change and HIV prevention: a review. *Health Educ Q* 21:471–486, 1994.

27. Rosenstock IM, Strecher VJ, Becker MH: The health belief model and HIV risk behavior change. In Di Clemente RJ, Peterson JL (editors): *Preventing AIDS: theories and methods of behavioral interventions,* New York, 1994, Plenum Press.

28. Ryan RM, Deci EL: Self-determination theory and the facilitation of intrinsic motivation, social development, and well-being. *Am Psychol* 55:68–78, 2000.

29. Salomon G, Perkins DN: Rocky roads to transfer: rethinking mechanisms of a neglected phenomenon. *Educ Psychol* 24:113–142, 1989.

30. Schorloo M, Kaptein A: Measurement of illness perceptions in patients with chronic somatic illnesses: a review. In: Petrie KJ, Weinman JA (editors): *Perceptions of health and illness,* Amsterdam, 1997, Harwood Academic Press.

31. Slavin RE: *Educational psychology: theory into practice,* Englewood Cliffs, NJ, 1994, Prentice-Hall.

32. Taylor EW: Building upon the theoretical debate: a critical review of the empirical studies of Mezirow's transformative learning theory. *Adult Educ Quart* 48:34–59, 1997.

33. Van Merrienboer JG, Kirschner PA, Kester L: Taking the load off a learner's mind: instructional design for complex learning. *Educ Psychol* 38:5–13, 2003.

34. Wiginton KL: Illness representations: mapping the experience of lupus. *Health Educ Behav* 26:443–453, 1999.

35. Woolfolk A: *Educational psychology,* 8th ed., Boston, 2001, Allyn & Bacon.

2 Edukative Ziele und Anleitung

Patientenedukation besteht aus unterschiedlichen Schritten wie Assessment, Diagnose, Zielsetzung, Intervention und Evaluation. Die edukativen Ziele werden in diesem Kapitel näher beleuchtet. Zudem wird ein Überblick über die unterschiedlichen Anleitungsformen gegeben, welche zur Zielerreichung beitragen sollen.

2.1 Edukative Ziele

Aussagen über Ziele sind beabsichtigte Lernergebnisse, denn sie zeigen die Richtung für die Wahl der Anleitungsmaßnahmen auf, die zu diesen Ergebnissen führen. Konstruktivistische Lerntheorien vertreten die Auffassung, dass Patienten ihre eigenen Ziele und Prioritäten setzen und unter «realen» Bedingungen lernen sollten. Ein solcher Ansatz zielt darauf, «starres» Wissen, das nur schwer in sinnvollen Zusammenhängen angewandt oder auf sie übertragen werden kann, zu vermeiden. Spezifische Lernziele sollten zumindest zum Teil vom Lernenden selbst gesetzt werden. Eine Studie über Patienten mit Diabetes zeigt, dass zunächst ein bestimmter Edukationslevel erreicht sein muss, bevor spezifische Ziele selbstständig formuliert werden können, ohne dass schwerwiegende Wissenslücken bestehen bleiben, die einen eigenständigen Umgang mit der Erkrankung beeinträchtigen könnten.[11]

Aussagen über Ziele machen Begriffe mit einer genau definierten Bedeutung, die mit der jeweiligen Ergebnisstufe übereinstimmen (s. **Kasten 2-1**), und Angaben über ein Verhalten und einen Inhalt erforderlich. Wissen ist die unterste Stufe des Ergebnisses geistiger Arbeit, bei der erlernte Inhalte abgerufen und wiedererkannt werden. Verstehen bedeutet, den Sinn der Inhalte zu erfassen, was durch Interpretation, Umsetzung, Vorhersage und ähnliche Reaktionen demonstriert werden kann. Anwendung schließlich ist die Fähigkeit, das Erlernte in neuen Situationen benutzen zu können.[23] Die Ziele, die sich aus der in **Kasten 2-2** beschriebenen Situation ergeben, zeigen die hier aufgeführten Eigenschaften.

2.2 Anleitungsformen

Die Patientenschulung wird generell so gestaltet, dass sie Bedingungen gewährleistet, die dem Lernen förderlich sind. Im Folgenden werden die in **Kapitel 1** eingeführten Leitlinien zu Motivation und Lernen zusammengefasst[34]:

- Beginnen Sie mit den Zielen, beziehen Sie die Ziele des Patienten ein und behalten Sie diese von der Planung bis zur Evaluation im Blickfeld.

- Gestalten Sie Schulungsmaßnahmen entsprechend den Fähigkeiten, Wissensstrukturen und Erwartungen des Patienten.

- Stellen Sie realistische Aufgaben, die der Patient mit der Zeit kompetent ausführen kann und von denen er auch glaubt, sie kompetent erfüllen zu können.

Kasten 2-1: Verschiedene Stufen von Lernergebnissen für unterschiedliche Lernbereiche und Edukationslevel

untere Stufe
kognitiver Ergebnisse

- Wissen
- Verstehen
- Anwendung

- abrufen
- umsetzen
- interpretieren
- einschätzen
- vergleichen
- einordnen
- anwenden

höhere Stufe
kognitiver Ergebnisse

- Analyse
- Synthese
- Evaluation

- erkennen
- analysieren
- folgern
- zuordnen
- formulieren
- entwickeln
- beurteilen

affektive Ergebnisse
Einstellungen

- Interessen
- Wertschätzung
- Anpassung

- zuhören
- antworten
- teilnehmen
- suchen
- demonstrieren
- in Beziehung setzen
- werten

Ergebnisse der
Durchführung

- Maßnahme
- Produkt
- Maßnahme und Produkt
- Problemlösung

- sprechen
- singen
- zeichnen
- berechnen
- schreiben
- konstruieren
- demonstrieren
- anwenden
- ausführen
- hervorbringen

Aus Gronlund NE: *Writing instructional objectives for teaching and assessment*, 7. Auflage, Upper Saddle River, NJ, 2004, Pearson Merrill Prentice Hall. Mit Genehmigung.

Kasten 2-2: Zielformulierungen

Situation:
Eine ambulant tätige Pflegekraft schult die Ehefrau und Tochter eines älteren bettlägerigen Mannes. Der Patient kann sich nur wenig bewegen, ist aber bisher nicht inkontinent. Auch die Haut ist nicht geschädigt. Laut Ehefrau durfte der Patient bisher vier Stunden in einer Position liegen. Das Hauptziel ist Teil eines umfassenderen Ziels, nämlich schwerwiegende Folgen von Bettlägerigkeit zu vermeiden.

Hauptziel:
Vermeidung von Druckgeschwüren (psychomotorisch, kognitiv, affektiv)

untergeordnete Ziele:

- jegliche Art von Gewebsschädigung durch mindestens einmal tägliche Hautkontrolle erkennen (kognitiv – Verstehen; psychomotorisch – Wahrnehmung)

- Patienten mindestens zweistündlich umlagern, sodass der Körper nur jedes vierte Mal in derselben Position liegt (psychomotorisch – Methode; kognitiv – Verstehen)

- faltenfreie Unterlage (psychomotorisch – Methode; kognitiv – Wissen)

- bei Verschmutzung und in regelmäßigen Intervallen die Haut reinigen (psychomotorisch – Methode; kognitiv – Verstehen)

- Inkontinenz oder Hautschädigung der Pflegekraft innerhalb von 4 Stunden nach Beobachtung mitteilen (kognitiv – Wissen)

- adäquate Ernährungslage aufrechterhalten (kognitiv – Wissen)

- Bieten Sie Organisationshilfen in Form von kurzen Überblicken über Lerninhalte, um dem Patienten eine Vorstellung davon zu geben, was ihn erwartet. Dieses «Ideengerüst» erfasst die Essenz der Schulungsmaßnahme und integriert sie in vorher erlernte Inhalte.

- Bieten Sie dem Patienten Leitbilder, mit denen er sich identifizieren und von denen er lernen kann.

- Passen Sie die Anleitung dem Stadium der Lernbereitschaft an. Falls erforderlich, regen Sie diese an.

- Unterteilen Sie komplexe Aufgaben in kleinere, durchführbare und aufeinander aufbauende Lerneinheiten, um den Patienten ein Gefühl von Zufriedenheit und Selbstwirksamkeit zu vermitteln.

- Ordnen Sie komplexe Inhalte in leicht einprägsame Strukturen (Grafiken, Schemata).

- Verwenden Sie verschiedene Unterrichtsmethoden, da Patienten unterschiedliche Lernstile bevorzugen (auditiv, visuell). Planen Sie genügend Zeit für praktische Übungen ein, an denen der Patient teilnehmen, Erfahrungen sammeln und verschiedene Sinne einsetzen kann.

- Geben Sie dem Patienten sofort eine Rückmeldung, damit er sich verbessern kann.

- Beenden Sie die Schulung damit, dass Sie den Patienten das Erlernte wiederholen lassen und beobachten, wie er das Erlernte in realen Situationen umsetzt. Auf diese Weise erlangt er Selbstsicherheit darin, das Erlernte auch bewältigen zu können.

Die meisten Anleitungsformen sind den Lesern dieses Buches vertraut. Sie beinhalten drei grundlegende Elemente: (1) ein Verteilungssystem, sozusagen die greifbare Form von Unterrichtsmaterialien als Anreiz für den Lernenden. Dazu zählen Handouts, Folien, Computer oder eine Person; (2) ein Inhalt oder eine Botschaft und (3) eine abstrakte Form. **Abbildung 2-1** zeigt ein Beispiel für ein abstrakt-konkretes Kontinuum. Lerninhalte können zudem lehrerzentriert, interaktiv, individualisiert oder erfahrungsorientiert vermittelt werden (s. **Tab. 2-1**).

Die Patientenedukation lässt sich auch in ein Klassifikationssystem von Interventionen einordnen, das die Praxis bestimmter Berufe beschreibt. Eines der verschiedenen Klassifikationssysteme für die Pflege ist das Projekt der Nursing Intervention Classification (NIC). Hier wird die Patientenedukation als eine Interventionskategorie innerhalb des Verhaltensbereichs beschrieben. Das Projekt erfasst mehr als vierhundert Pflegeinterventionen, die in Gruppen und Bereiche eingeordnet werden.[26] Diese Arbeit schafft eine standardisierte Sprache für Pflegemaßnahmen. Zu den spezifischeren Bezeichnungen für Interventionen auf dem Gebiet Patientenedukation zählen: partizipatorische Führung; Unterstützung bei der Entscheidungsfindung; Lernförderung; Geburtsvorbereitung; Verbesserung der Lernbereitschaft; Elternedukation; vorbereitende sensorische Informationen; Schulung zum Krankheitsverlauf; Gruppen- und Einzelschulung; Schulung zur Versorgung von Kleinkindern; präoperative Schulung; Schulungen zu körperlicher Aktivität, Ernährung, Medikamenten, Behandlungen, psychomotorischen Fertigkeiten und geschütztem

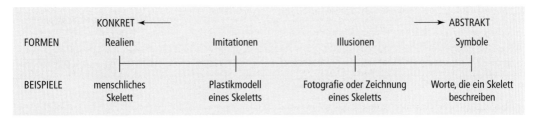

Abbildung 2-1: Verschiedene Unterrichtsmaterialien: abstrakt-konkretes Kontinuum.

Tabelle 2-1: Verschiedene Schulungsmethoden.

Lehrerzentriert	Interaktiv	Individualisiert	erfahrungsorientiert
Unterricht	**Gruppendiskussion**	**programmierte Anleitung**	**außer- oder innerhalb der Klinik**
■ Lernende bleiben passiv ■ effizient bei niedrigerem Lernniveau und großen Gruppen	■ kleine Gruppen erforderlich ■ evtl. zeitaufwändig ■ fördert die Beteiligung der Lernenden	■ bei niedrigerem Lernniveau am effektivsten ■ sehr strukturiert ■ Lernende können in ihrem eigenen Tempo arbeiten ■ ausführliches Feedback	■ Durchführung in natürlicher Umgebung ■ aktive Beteiligung der Lernenden ■ evtl. schwierig zu organisieren und zu evaluieren
Befragung	**Diskussionsgruppen**	**modularisierter Unterricht**	**Versuche**
■ kontrolliert die erlernten Inhalte ■ fördert die Beteiligung ■ löst evtl. Ängste aus	■ kleine Gruppen erforderlich ■ erfordert die Teilnahme der Lernenden ■ effektiv bei hohem kognitiven und affektiven Lernniveau	■ ist evtl. zeitintensiv ■ sehr flexible Formate ■ Lernende können ihr eigenes Tempo bestimmen	■ erfordert sorgfältige Planung und Evaluation ■ aktive Beteiligung der Lernenden unter realistischen Bedingungen
Demonstration	**Unterricht durch andere in ähnlicher Situation**	**selbstständige Projekte**	**Rollenspiele**
■ veranschaulicht die Anwendung einer Fertigkeit oder eines Konzepts ■ passive Studenten	■ erfordert sorgfältige Planung und Überwachung ■ bedient sich unterschiedlicher Kompetenzen von Lernenden ■ fördert die Beteiligung der Lernenden	■ am ehesten bei höherem Lernniveau geeignet ■ ist evtl. zeitintensiv ■ aktive Einbindung in den Lernprozess	■ effektiv in affektiven und psychomotorischen Bereichen ■ bietet «sichere» Erfahrungen ■ aktive Teilnahme der Lernenden
	Gruppenprojekte	**computerbasiertes Lernen**	**Simulation und Spiele**
	■ erfordert sorgfältige Planung und Überwachung ■ bedient sich unterschiedlicher Kompetenzen von Lernenden ■ fördert die Beteiligung der Lernenden	■ ist evtl. sehr zeit- und kostenaufwändig für die Lehrenden ■ evtl. sehr flexible Unterrichtsmethode ■ Lernende können ihr eigenes Tempo bestimmen ■ Einbindung der Lernenden in verschiedene Aktivitäten	■ ermöglicht das Üben spezifischer Fertigkeiten ■ löst evtl. Ängste aus ■ aktive Beteiligung der Lernenden ■ hartes Training ■ am ehesten bei niedrigerem Lernniveau geeignet ■ ermöglicht die aktive Praxis ■ wirkt evtl. auf einige nicht motivierend

Modifiziert nach Weston C, Cranton PA: Selecting instructional strategies. *J Higher Educ* 57:259–288, 1986.

Kasten 2-3: Patientenschulung zum Thema «Einhalten einer verordneten Diät».

Definition:
Patienten auf die korrekte Einhaltung einer Diät vorbereiten

Vorgehensweise:
- Derzeitigen Wissenstand über die verordnete Diät einschätzen.

- Gefühle und Einstellungen des Patienten/der Angehörigen gegenüber der verordneten Diät und den zu erwartenden Grad an Kooperationsbereitschaft erkunden.

- Den Patienten über die korrekte Bezeichnung der verordneten Diät informieren.

- Den Sinn der Diät erklären.

- Den Patienten über den Zeitraum der Diät informieren.

- Dem Patienten erklären, wie ein Diättagebuch zu führen ist.

- Den Patienten über erlaubte und verbotene Nahrungsmittel informieren.

- Den Patienten über mögliche Wechselwirkungen zwischen Medikamenten und Nahrungs-mitteln informieren.

- Den Patienten dabei unterstützen, Essensvorlieben in die verordnete Diät aufzunehmen und Zutaten für Lieblingsrezepte zu ersetzen.

- Den Patienten darin schulen, Packungsbeschriftungen richtig zu lesen und danach geeignete Nahrungsmittel auszuwählen.

- Die Lebensmittelauswahl des Patienten beobachten. Ist sie für die verordnete Diät geeignet?

- Den Patienten bei der Planung geeigneter Mahlzeiten schulen.

- Schriftliche Essenspläne anbieten, wenn dies zweckmäßig erscheint.

- Evtl. Kochbuch mit Rezepten für die verordnete Diät empfehlen.

- Informationen, die von anderen Mitarbeitern des Gesundheitsteams gegeben worden sind, verstärken.

- Den Patienten evtl. an einen Ernährungs- bzw. Diätberater verweisen.

- Die Familie/Lebenspartner in die Schulung einbeziehen, so weit dies erforderlich ist.

Aus McCloskey Dochterman JC, Bulechek GM, Herausgeber: *Nursing interventions classifications (NIC)*, 4. Auflage, St Louis, 2004, Mosby.

Geschlechtsverkehr. Der **Kasten 2-3** zeigt die Definition und Vorgehensweise einer Schulungs-maßnahme zum Thema «Einhalten einer verordneten Diät». Diese Art der Patientenschulung wird von Pflegekräften mit am häufigsten durchgeführt.[8]

2.2.1
Interpersonelle Edukationsformen

Möglicherweise ist die effektivste Lernform die, bei der Patienten ihre Erfahrungen in realen Situationen sammeln, welche sie anschließend selbst beurteilen. Hier erfüllen sie Aufgaben, die sie später selbstständig bewältigen können müssen – geleitet von ihrem Gespür für die Notwendigkeit, die entsprechenden Kompetenzen erwerben zu müssen. Das Lernen von anderen in ähnlicher Situation, die erfolgreich das vollbracht haben, was sie selbst nun in Angriff nehmen, wirkt häufig motivierend, weil der andere als Leitbild fungiert, mit dem man sich emotional identifizieren kann. Derartige Bedingungen verbinden kognitives, affektives und psychomotorisches Lernen in einem einzigen Handlungsvollzug. Sie müssen jedoch verändert werden, wenn der Patient in eine neue Phase der Umstellung tritt und sich neuen Herausforderungen und Zielen stellt. Da die Schulung von Patienten traditionell in Einrichtungen stattfindet, in denen eine hoch technisierte Gesundheitsversorgung bereitgestellt wird, sind Lernbedingungen, die dem täglichen Leben entsprechen, deutlich unterrepräsentiert. Wenn die Patientenedukation ernstgenommen werden soll, müssen realistische Lernumgebungen, in denen Patienten Erfahrungen sammeln können, geschaffen und ausprobiert werden. Es gibt eindeutige Beweise dafür, dass die effektivste der bekannten Lehrmethoden – auch für Patienten mit geringer Bildung – diejenige ist, bei der ein Patient, der Basiskenntnisse erworben hat, diese dann in realistischen, motivierenden Lernumgebungen umsetzt.

Gruppenschulungen sind eine ökonomische Lernform. Die Erfahrung, durch eine Gruppe unterstützt zu werden, durch das Lernen von anderen Teilnehmern Motivation zu erhalten, Gefühle von Isoliertheit abzubauen und sich am Verhalten anderer zu orientieren, ist für Menschen vielleicht die beste Möglichkeit, ihre Ziele zu erreichen.

Beispielsweise benötigen Pflegende von an Alzheimer erkrankten Menschen und den damit in Zusammenhang stehenden Störungen die Hilfe von Gruppen, die sich der Schulung und Unterstützung dieser Betreuungspersonen widmen. Eine solche Hilfe ist erforderlich, weil sich der Zustand von Patienten mit Alzheimer in einem Zeitraum von sieben bis zehn Jahren kontinuierlich verschlechtert. Zu den Erfahrungen, die Betreuende mit diesen Patienten machen, zählen die Aufhebung der bekannten Rollen, wenig Unterstützung von anderen, fehlende oder falsch interpretierte Rückmeldungen vom Patienten und Rückzug aus dem sozialen Umfeld. Diese unerfreulichen Veränderungen können zu einer fortschreitenden Verschlechterung des Familiensystems und zu Depressionen der Betreuungsperson führen. Doch sind spezifische Fähigkeiten wie der Umgang mit dem Verhalten und den kognitiven Störungen des Patienten, die Anpassung des Umfelds an die Erkrankung und der Umgang mit rechtlichen und finanziellen Problemen, mit Trauer, Frustration und Wut erlernbar. Es ist für Angehörige weniger kostenintensiv, an effektiven Schulungen und Selbsthilfegruppen teilzunehmen, als den Patienten in eine Pflegeeinrichtung zu geben, weil die Betreuungsperson die Situation nicht mehr bewältigt. Eine Untersuchung über Pflegende von gebrechlichen älteren Menschen zeigte, dass die Rate der Einweisungen in Pflegeheime von 17 % auf 5 % sank, wenn sie an Schulungs- oder Selbsthilfegruppen teilnahmen. Das Schulungsprogramm konzentrierte sich sowohl auf die Unterstützung der Pflegenden im konstruktiven Umgang mit negativen Gefühlen, als auch auf praktische Maßnahmen wie Heben, Bewegen, Baden und Medikamentengabe. Zudem wurden soziale Kompetenzen im Umgang mit dem Patienten und anderen Familienangehörigen und Entspannungstechniken vermittelt. Wichtig war, dass eine weitere Betreuungsperson zur Verfügung stand.[22]

Jährlich nehmen 6,4 Millionen Menschen gegen eine geringe Gebühr an von Mitgliedern geführten, problemspezifischen Selbsthilfegruppen teil. Angehörige von Heilberufen beteiligen sich an diesen Gruppen in verschiedenster Form, sind jedoch nicht zentraler Bestandteil. Einige Gruppen sind klein und lediglich in einem bestimmten Gebiet vertreten, andere sind national vernetzte Verbände. Da sich die Probleme der Mitglieder sehr ähneln, fühlen sie sich sehr stark miteinander verbunden. Entscheidend ist im Wesentlichen das kollektive, auf Erfahrung beruhende Wissen, das sie durch die Zugehörigkeit zur Gruppe erhalten. Die Akzeptanz durch die Gruppe scheint ein entscheidender Schritt hin zu Veränderungen im kognitiven sowie emotionalen Bereich und im Verhalten zu sein, die für ein effektiveres Funktionieren und eine verbesserte Lebensqualität notwendig sind. Eine Datenbank in Kalifornien listete 188 verschiedene Problemfelder, um die sich Gruppen bilden. Selbsthilfegruppen thematisieren Probleme wie Alkoholismus, Magersucht, Arthritis, Verlust eines Elternteils, Bewältigung einer Krebserkrankung, Pflegen von Patienten mit Alzheimer, Diabetes, Verbrennungen, Drogenmissbrauch, Inzest, Bewältigungsstrategien für Eltern mit behinderten Kindern und viele andere.[27]

Einige Gruppen bilden sich spontan. In einem Falle entstand eine lockere Selbsthilfegruppe, als sich Patienten mit ventrikulärer Tachykardie in einem Krankenhaus für elektrophysiologische Untersuchungen und Behandlungen in ihren Zimmern und in Aufenthaltsräumen zusammenfanden. Der Nachteil dieser Entwicklung war, dass auf diese Weise häufig falsche Informationen weitergegeben wurden. Da die Krankheit lebensbedrohlich ist, hätte eine Therapieunterbrechung aufgrund von Fehlinformationen schwerwiegende Folgen haben können. Deshalb wurde ein offizielles Schulungsprogramm entwickelt, in dem Informationen über das normale Reizleitungssystem des Herzens, die Entstehung einer ventrikulären Tachykardie, über elektrophysiologische Untersuchungen, Telemetrieüberwachung und Medikamente vermittelt und die Patienten auf die Entlassung vorbereitet wurden. Zudem wurde für Familienangehörige und Freunde die Teilnahme an einer Schulung in kardiopulmonaler Reanimation angeboten. Sehr ängstliche, ablehnende oder feindselige Patienten wurden aus der Gruppe genommen und individuell geschult.[14]

In einem anderen Beispiel beschreiben Kulik und Mahler[30] Gruppen, die sich unbeabsichtigt bildeten. Patienten, die vor ihrer eigenen Operation mit anderen, schon operierten Patienten auf einem Zimmer lagen, hatten vor dem chirurgischen Eingriff weniger Angst, waren nach der Operation schneller wieder mobil und wurden 1,4 Tage schneller entlassen als Patienten, deren Zimmergenossen ebenfalls noch nicht operiert waren. Die soziale Vergleichstheorie besagt, dass die Bedürfnisse von Menschen, in ungewöhnlichen und belastenden Situationen ihre Probleme zu beurteilen, am besten durch den Vergleich mit anderen in der gleichen Lage befriedigt werden. Die Erfahrungen von Mitpatienten geben ihnen auch präoperativ schon Informationen darüber, was nach der Operation auf sie zukommt. Dadurch sind sie in der Lage, postoperative Empfindungen und Ereignisse besser zu interpretieren und als weniger bedrohlich zu empfinden. Vermutlich gibt es solche Möglichkeiten heute nicht mehr, da der präoperative Krankenhausaufenthalt sehr stark verkürzt worden ist.

Manchmal kann es sinnvoll sein, für Patienten und Angehörige getrennte Gruppen zu bilden. Wichtig ist auch, die Mitglieder einer Gruppe schon im Vorfeld auszuwählen. So wird deutlich, ob ihr Lernbedarf allgemein dem der Gruppe entspricht oder ob eine Person die Gruppe zum Beispiel spalten würde. Gruppentreffen, bei denen Patienten und andere mit der gleichen Diagnose ausführlich von einem multidisziplinären Team betreut werden, erlangen in Managed-Care-Einrichtungen immer mehr Popularität.

Abbildung 2-2 zeigt ein Beispiel für einen Kontingenzvertrag, der zwischen einem Patienten und einem Mitarbeiter einer Gesundheitseinrichtung ausgehandelt werden kann. Hierbei werden das für die Gesundheit erforderliche Verhalten des Patienten besprochen, positive und negative Verstärker (Belohnung und «Bestrafung») sowie der Zeitrahmen festgelegt, schriftlich fixiert und von den Beteiligten unterschrieben. Untersuchungen zeigen, dass derartige Abkommen zumindest kurzzeitig zu positiven Ergebnissen hinsichtlich des Gesundheitsverhaltens oder der Medikamenteneinnahme führen. Allerdings zeigen Langzeitergebnisse erhebliche Rückfallquoten.[28]

2.2.2
Rollenspiele

Rollenspiele sind eine sehr gute Technik, um die Motivation und Lernbereitschaft eines Patienten herauszufinden und um Konzepte und Verhaltensweisen zu vermitteln. Die Teilnehmer werden beauftragt, sich selbst oder andere zu spielen. Bei einer ähnlichen Technik spielt der Lehrer eine Rolle, die der Lernende zum Vorbild nimmt. Er könnte beispielsweise ein positives oder wün-

Datum	(optional) negative Konsequenzen: (negative Verstärker aufgrund von Versagen, um damit wenigstens die Mindestanforderungen des Vertrags zu erreichen)
Kontingenzvertrag Ziel des Vertrags (bestimmtes, zu erreichendes Ergebnis): Ich (Name des Patienten) stimme zu (detaillierte Beschreibung von gefordertem Verhalten, Zeit und Häufigkeit der Einschränkungen). Als Gegenleistung erhalte ich (positives Verstärkungskontingent bei Erfüllung des geforderten Verhaltens; Zeitpunkt und Art der Verstärkung). Ich (Name des Mitarbeiters der Gesundheitseinrichtung) stimme zu (detaillierte Beschreibung von gefordertem Verhalten, Zeit und Häufigkeit der Einschränkungen). (optional) Ich (Name des Angehörigen) stimme zu, (detaillierte Beschreibung von gefordertem Verhalten, Zeit und Häufigkeit der Einschränkungen).	(optional) Belohnungen: (zusätzliche positive Verstärker bei Erfüllung von mehr als den Mindestanforderungen des Vertrags) Wir werden die Bestimmungen dieser Vereinbarung erneut prüfen und gewünschte Änderungen vornehmen am (Datum). Hiermit stimmen wir zu, den oben beschriebenen Vertrag einzuhalten. Unterschrift des Patienten: Unterschrift eines Angehörigen/des gesetzlichen Betreuers (bei Bedarf): Unterschrift des Mitarbeiters der Gesundheitseinrichtung: Vertrag gilt ab (Datum): bis (Datum):

Abbildung 2-2: Kontingenzvertrag zwischen Patient und Mitarbeiter der Gesundheitseinrichtung.

schenswertes Verhalten eines Elternteils spielen, das dieser bei einem bestimmten Verhalten seines Kindes zeigt, und anschließend das dargestellte Verhalten diskutieren und benennen.

Während des Rollenspiels kann der Lernende das gewünschte Verhalten üben. Damit erhält er die erforderlichen Fähigkeiten und erlangt das notwendige Selbstvertrauen, diese Fähigkeiten auch umzusetzen. Der Rollentausch ist eine nützliche Technik, um jemanden für die Situation anderer zu sensibilisieren. Rollenspiele bieten eine Art von Verhaltens- und Geistesübung und sind eine Form von praktischem Lernen. Erlerntes wird auf diese Weise besser abgespeichert.

Die Techniken des Rollenspiels gelten als nützliches Instrument zum Unterrichten von benachteiligten Menschen. Sie sind in Situationen, die als physisch, aktions- und problemorientiert oder konkret beschrieben werden effektiver als in solchen, die nach innen auf die eigene Person gerichtet sind, und sie sind dann am wirksamsten, wenn Anleitung leicht, locker und ungezwungen ablaufen soll. Rollenspiele können auch die Distanz zwischen Lernendem und Lehrer verringern. Diese Technik besitzt ein erhebliches Potenzial, wenn eine «Überintellektualisierung» vermieden und Verstand und Gefühl zusammengebracht werden sollen.

Aus diesen Gründen werden Schulkinder häufig anhand von Rollenspielen mit Marionetten darin geschult, den Umgang mit ihrer Asthmaerkrankung zu lernen. In diesem Stadium der Kindesentwicklung lernen Kinder hauptsächlich visuell und psychomotorisch (Marionetten) und Lehrer konzentrieren sich vorwiegend darauf, Kindern zu einer Haltung des «Ich kann das» zu verhelfen (Rollenspiel). **Kasten 2-4** enthält Vorschläge für Rollenspielsituationen mit Marionetten. Diese sind auf Kinder zugeschnitten, die den Umgang mit einem Asthmaanfall, die korrekte Medikamenteneinnahme und den Umgang mit Hänseleien von Altersgenossen erlernen sollen.

Rollenspiele werden häufig als eine Technik in ein Gesamtprogramm eingebaut. Beispielsweise begann eine edukativ orientierte Selbsthilfegruppe für jugendliche Diabetiker mit einem Campingwochenende, um das Gruppengefühl zu stärken. Zur Förderung der Gruppenidentität trugen alle Gruppenmitglieder gleiche T-Shirts mit einem Logo. Die Mitglieder entdeckten schnell, dass die Gruppe ein Ort war, um sich mit Freunden zu treffen. Rollenspiele, bei denen die Beziehung zu den Eltern und anderen Familienmitgliedern thematisiert wurden, waren ein wichtiger Bestandteil des Programms. Man kochte gemeinsam und jeder Jugendliche wurde für einen besonderen, ihm eigenen Wesenszug ausgezeichnet. Vor und nach sportlichen Aktivitäten wurde der Blutzucker gemessen. Die jungen Menschen sammelten Erfahrungen in der Lösung realer Probleme und unterzeichneten Kontingenzverträge, um damit bestimmten zukünftigen Verhaltensweisen zuzustimmen.[12]

Lektion 1

Wheezing Willie, ein Junge mit Asthma, ist sehr allergisch auf Gras. Wenn er sich in der Nähe einer Wiese aufhält, hat er pfeifende Atemgeräusche und bekommt manchmal sogar einen Asthmaanfall. Nun ist er auf einer Geburtstagsparty bei einem Freund und die Kinder wollen auf dem frisch gemähten Rasen Purzelbäume schlagen und Handstand üben. Was soll Wheezing Willie tun?

Lektion 2

Healthy Heather, die kein Asthma hat, soll der Klasse erzählen, was passiert, wenn der Körper einen Asthmaanfall erleidet.

Lektion 3

Wheezing Wendy, ein Mädchen mit Asthma, ist mit ihrer Familie gerade umgezogen und besucht eine neue Schule. Am Morgen ihres ersten Schultags hat sie pfeifende Atemgeräusche. Das neben ihr sitzende Mädchen hört das Geräusch und beschimpft sie. Was soll sie tun?

Lektion 4

Wheezing Willie muss jeden Mittag in der Schule Atemübungen machen und Medikamente einnehmen. Deshalb verpasst er die Hälfte der Pause. In letzter Zeit fühlte er sich wohl und hat keine Atemübungen mehr gemacht und auch keine Medikamente eingenommen. Glaubst Du, dass das richtig war? Was sollte er tun?

Lektion 5

Wheezing Wendy ist bei ihrer Freundin Healthy Heather zu Besuch. Beide spielen mit Begeisterung mit ihren Barbiepuppen. Plötzlich bekommt Wheezing Wendy Kopfschmerzen und ihr Hals kratzt. Das sind zwei frühe Warnsignale für einen drohenden Asthmaanfall. Ihre Mutter ist berufstätig und kommt erst in zwei Stunden nach Hause. Was sollte sie tun?

Aus Ramsey AM, Siroky AS: The use of puppets to teach school-age children with asthma. *Pediatr Nurs* 14:187–190, 1988.

2.2.3
Demonstration und Übung

Die Demonstration von Maßnahmen oder psychomotorischen Fähigkeiten ist in Kombination mit praktischer Übung die am ehesten geeignete Methode, um Kompetenzen zu erlangen. Der Sinn der Demonstration besteht darin, dem Lernenden eine klare geistige Vorstellung von der Art und Weise zu vermitteln, wie eine bestimmte Handlung durchgeführt wird. Bei großen Gruppen empfiehlt es sich vielleicht, zunächst einen Film zu zeigen. Manchmal hilft ein Blick des Lehrers über die Schulter des Schülers, um diesem eine klare Vorstellung von der richtigen Durchführung der Aufgabe zu geben. Wenn der Lehrer das Aufziehen von Flüssigkeiten aus einer Ampulle und das Verabreichen einer Injektion demonstriert, ist das Bild, das der Betrachtende durch die Demonstration erhält, nicht ganz realistisch.

Lernende benötigen Übung, um motorische Kompetenzen zu entwickeln. Deshalb sollte ein Lehrplan immer Zeit für praktische Übungen einplanen. Wenn genügend Übungsmaterial zur Verfügung steht und die Gruppe klein genug ist, kann die praktische Übung unmittelbar nach der Demonstration des Lehrers damit beginnen, dass der Schüler die Aufgabe vorführt. Zusätzlich sollte in einer Umgebung geübt werden, die der entspricht, in der die erworbene Fertigkeit umgesetzt wird. Der Lehrer muss die Durchführung des Lernenden sehr genau beobachten, um ihm eine Rückmeldung dazu geben zu können und seine Motivation zu stärken, falls dies erforderlich sein sollte.

2.2.4
Lehrmedien

Bei vielen Unterrichtsmethoden werden zur Umsetzung eines Lehrplans sowohl schriftliche als auch audiovisuelle Werkzeuge eingesetzt. Wenn sie gut gemacht sind, auf die Lernziele und Fähigkeiten des Lernenden zugeschnitten sind und sich als effektiv bei der Unterstützung des Lernprozesses erwiesen haben, sind diese Medien nahezu selbsterklärend.

Schriftliches Unterrichtsmaterial wird in der Patientenedukation bei Weitem am häufigsten verwendet, obwohl sich durchgängig gezeigt hat, dass es den Bedürfnissen vieler Patienten und hier insbesondere ihrer Lesekompetenz nicht angepasst ist. Gedrucktes Unterrichtsmaterial kann als «gefrorene» Sprache beschrieben werden, die Realität selektiv beschreibt (was sowohl eine Stärke als auch eine Schwäche ist). Es ermöglicht nur ein eingeschränktes Feedback, ist dafür aber ständig verfügbar. Schriftliche Materialien sind zumindest zum Teil zeitsparend und effizienter als gesprochene Sprache (außer für diejenigen, die nicht gelernt haben effizient zu lesen), weil der Leser die Geschwindigkeit, mit der er liest und versteht, selbst bestimmt. Beispielsweise werden bestimmte Arten des Denkens wie Denkabläufe, die Definitionen, Voraussetzungen und logische Eingrenzungen umfassen, besser schriftlich ausgedrückt. Die meisten Menschen, die gut lesen können, bevorzugen im Allgemeinen das Lesen, wenn sie sich über etwas informieren wollen. Lesen ist ideal, um komplexe Sachverhalte und Beziehungen zu verstehen. Wenn das Lernziel allerdings primär die Fähigkeit erfordert, mit Personen oder Dingen umzugehen, dann sind Demonstration, konkrete Erfahrung und mündliche Schulung effektiver als Printmedien.

Die verschiedenen Medien, die als Lehrmedien verwendet werden, besitzen kognitiv relevante Eigenschaften hinsichtlich Technologie, Symbolsystemen und Bearbeitungsmöglichkeiten. Computer unterscheiden sich von anderen Medien eher durch ihre vielfältigen Bearbeitungsmöglichkeiten als durch ihren Zugang zu besonderen, einzigartigen Symbolsystemen (sie verwenden Wörter und Bilder) und durch die große und häufig verwirrende Vielfältigkeit von Material unterschiedlicher Qualität, das im Internet verfügbar ist. In Filmen können Symbole eine Handlung darstellen, wobei sie flüchtig, weil vorübergehend, sind.[19]

Einige Lernende können eine bestimmte Aufgabe auch unabhängig vom Medium erlernen, andere wiederum benötigen den Vorteil bestimmter Eigenschaften eines Mediums. Beispielsweise können Fachleute, die aus Texten lernen, diese schnell überfliegen und sogenannte Triggerwörter verwenden, um selektiv und nicht chronologisch lesen zu müssen. Ist ihre Aufnahmefähigkeit erschöpft, hören sie auf und fassen das Gelernte zusammen. Derartige Verarbeitungsstrategien sind bei Audio-CDs oder Unterrichtsstunden nicht möglich. Bei neu zu lernenden Inhalten bietet die Stabilität eines Textes Vorteile, da durch das Lesen Informationen langsamer verarbeitet und das Material am Ende wiederholt werden kann. Hierbei unterstützen Bilder, die zentrale Informationen des Textes illustrieren, den Leser. Ist der Unterrichtsstoff jedoch zu schwierig, muss der Leser sich sehr anstrengen, um den Text zu entschlüsseln – mit dem Risiko, möglicherweise nichts zu lernen.[29]

2.2.4.1
Schriftliche Lehrmedien

Verschiedene Lehrmedien haben unterschiedliche Stärken, weshalb die Kombination verschiedener Medien erfolgversprechender ist als der Einsatz eines einzigen Mediums. Das Lernen aus schriftlichem Material ist zeitsparend, wenn es so zugeschnitten ist, dass es Lernen fördert und der Lesekompetenz des Lesers entspricht. Etwa die Hälfte der US-amerikanischen Bevölkerung hat fundamentale Probleme hinsichtlich der Lesefähigkeit. Für viele ist das zur Verfügung stehende Schriftmaterial in einer Weise geschrieben, die für sie zu schwierig und unverständlich ist. Die Lesefähigkeit vieler Menschen liegt weit unter dem Niveau, das ihrem Schulabschluss entsprechen würde.

In **Kasten 2-5** werden Richtlinien zusammengefasst, die aufzeigen, wie ein Text grafisch zu gestalten ist, dass er häufiger gelesen wird, verständlich ist und im Gedächtnis bleibt.[9] Für Leser mit einer niedrigen Lesekompetenz wird eine Seite nicht so dicht beschrieben. Ein Frage-Antwort-Format und Aufzählungszeichen machen den Text ebenfalls übersichtlicher.[34] Fotos und Illustrationen lockern ihn auf. Des Weiteren sollten Verfasser von Texten folgende Leitlinien berücksichtigen:

- Schlüsselbotschaften werden gut sichtbar positioniert.

- Im ersten Absatz werden die für die Leserschaft größten Vorteile und Aktivitäten, die notwendig sind, um diese zu erreichen, aufgeführt.

- Wahre oder fiktive Geschichten über Menschen, die konkret etwas getan und daraus Nutzen gezogen haben, sind für den Leser interessant.

- Die zu bewältigende Aufgabe wird Schritt für Schritt beschrieben.

- Fügen Sie Bilder und Worte ein, die die Vorstellungskraft anregen. Diese prägen sich dem Leser besser ein als abstrakte Worte.

- Adressieren Sie den Text direkt an den Leser. So werden Sachverhalte in einer persönlichen Form vermittelt.

- Verstärken Sie den Übungseffekt dadurch, dass Sie Inhalte wiederholen, hervorheben oder separat in einem Kasten aufführen und fordern Sie den Leser auf, bestimmte Aufgaben zu erfüllen.

- Vermitteln Sie Inhalte in einer Form, die den kulturellen Hintergrund des Lesers, für den sie bestimmt sind, respektiert. Beziehen Sie entsprechende Lebensweisen, kulturelle Merkmale und Symbole mit ein.

So machte beispielsweise eine Beurteilung von Informationsmaterial über Prostatakrebs deutlich, dass dieses zwar sachlich präzise formuliert war, jedoch wichtige Informationen fehlten. Weniger als die Hälfte der Broschüren zu diesem Thema enthielt Informationen darüber, was mit positivem oder negativem Biopsieergebnis gemeint war und nur eine besprach die Risiken der Gewebeentnahme aus der Prostata. Nebenwirkungen einzelner Behandlungsformen wie radikale Prostatektomie und Strahlentherapie wurden nur unvollständig abgehandelt.[41]

Eine spirituell orientierte Patientenbroschüre zur Brustkrebsvorsorge für afroamerikanische Frauen wurde gemeinsam mit einem Beratungsteam der Kirche entwickelt, um die Informationen in einer kulturell angemessenen Form zu vermitteln und die Kommunikation effektiver zu gestalten.[24] Spirituelle Themen und Bibeltexte umrahmten die Botschaften zur Früherkennung von Brustkrebs: Der Körper ist ein Tempel Gottes und ein Geschenk, der Fürsorge und Respekt verdient. Der Glaube hilft dabei, eine Mammografie besser zu bewältigen.

Die meisten der vielen Studien zum Thema «Lesbarkeit» kommen zu dem Schluss, dass viele Patienten, die auf schriftliches Schulungsmaterial angewiesen sind, nur begrenzt die zur Verfügung stehenden Quellen verstehen.

Patientenbroschüren der fünfzehn am häufigsten verordneten Psychopharmaka in einer staatlichen psychiatrischen Einrichtung entsprachen dem Lesbarkeitsgrad 12 bis 14 und lagen damit weit über Grad 8 der allgemeinen Bevölkerung und dem empfohlenen Lesbarkeitsgrad 3 bis 5 für Leser mit niedriger Lesekompetenz.[36]

Einhundert Patientenbroschüren des American College of Obstetricians and Gynecologists entsprachen im Mittel dem Lesbarkeitsgrad 7 bis 9. Da die durchschnittliche Lesefähigkeit US-amerikanischer Bürger dem Lesbarkeitsgrad 8 entspricht und einer von fünf Erwachsenen sogar nur Texte der Stufe 5 oder weniger liest, sind diese Broschüren für viele Leser ungeeignet.[17]

Patientenlektüre im World Wide Web entspricht im Mittel dem Lesbarkeitsgrad 10.[20]

Der Begriff «Lesbarkeit» bezieht sich auf die Verständlichkeit von schriftlich verfassten Texten. Wichtig zu bemerken ist, dass Lesbarkeitsformeln anzeigen, wie leicht ein Text zu lesen ist, nicht, ob er zu verstehen ist. Und dies, obwohl bekannt ist, dass er schlechter verstanden wird und Inhalte nur lückenhaft bzw. ungenau abgerufen werden können, wenn der Lesbarkeitsgrad eines Textes die Lesekompetenz des Lesers übersteigt. Es gibt mehr als vierzig verschiedene Formeln zur Bestimmung der Lesbarkeit von Texten und fast alle Textverarbeitungsprogramme fertigen Statistiken dazu an (häufig unter «Tools»). Im Gegensatz zu der Aufmerksamkeit, die der Berechnung der Lesbarkeit von Textmaterial zukommt, wurde der Erfassung, inwieweit Schulungsmaterial von Patienten verstanden wird und wie aus ihm gelernt werden kann, bisher nur wenig Beachtung geschenkt. Andere Eigenschaften wie Organisation (Überschriften, Übersichten), geeignete Reihenfolge und Deutlichkeit, die ebenfalls in Lesbarkeitsformeln nicht

Kasten 2-5: Grafische Richtlinien für leicht lesbare und gut geschriebene Texte.

Lenken Sie die Aufmerksamkeit des Lesers auf die Botschaft.

positiv

- Pfeile, Unterstreichungen, Fettdruck, Kästen, weiße Flächen und Aufzählungen, um die Augen des Lesers auf die Schlüsselbotschaften zu lenken

negativ

- Kursivschrift, Großbuchstaben, Handschrift oder farbiger Texthintergrund
- unübersichtliche Gestaltung; dadurch wird die Aufmerksamkeit des Lesers in viele Richtungen gelenkt, um die Botschaft zu entdecken

Wählen Sie ein gut lesbares Druckbild.

positiv

- Schriftgröße 10 bis 14 Punkte
- gut leserliche Schriftart: Serifenschrift (z. B. Times New Roman) im Fließtext

negativ

- Schriftgröße < 10 Punkte für gute Leser und < 12 Punkte für schlechte Leser
- das Mischen von verschiedenen Schriftarten oder die Verwendung von drei Druckgrößen auf einer Seite
- weiße Buchstaben auf schwarzem Hintergrund

Gestalten Sie einen gut lesbaren Text.

positiv

- Zeilen mit 40 – 50 Zeichen, linksbündig angeordnet
- weiße, d. h. unbeschriebene Flächen
- starke Kontraste für Text und Hintergrund wie schwarz auf weiß oder cremefarben
- die gleiche dunkle Farbe für Überschriften und Fließtext oder Farben mit ähnlicher Intensität

negativ

- gebrochene Textränder (nicht bündig) mit Illustrationen oder anderen Grafiken. Wenn erforderlich, nur den rechten Rand nicht bündig gestalten
- helle oder ungewöhnliche Farben wie rot, grün oder orange

Fügen Sie Bildmaterial mit einer eindeutigen Botschaft ein.

positiv

- eine Schlüsselbotschaft pro Bildmaterial; Botschaft in der Legende explizit formulieren
- Botschaft so transportieren, dass sie sofort verstanden wird
- im Bild nur die korrekte Durchführung einer Aufgabe darstellen
- realistische Zeichnungen, Fotos oder menschenähnliche Figuren
- Bilder, mit denen sich der Leser identifizieren kann

negativ

- Bilder einfügen, nur um den Text zu dekorieren
- Details oder Hintergründe im Bildmaterial, die für die Vermittlung der Botschaft nicht erforderlich sind
- hoch stilisierte oder abstrakte Grafiken
- Karikaturen zur Darstellung von Blutzellen und anderen Körperteilen

Aus Buxton T: Effective ways to improve health education materials. *J Health Educ* 30:47 – 50, 61, 1999.

Kasten 2-6: Beispiel eines Schulungstextes für Patienten zum Thema «Hyperphosphatämie».

hoher Lesbarkeitsgrad (12)

Der Patient sollte bei jeder Mahlzeit oder Zwischenmahlzeit phosphorbindende Medikamente einnehmen, da diese die Phosphoraufnahme aus dem Magen-Darm-Trakt in den Blutkreislauf verhindern. Das überschüssige Phosphat schwemmt schließlich Kalzium aus den Knochen aus und schwächt dadurch die Knochenstruktur.

niedriger Lesbarkeitsgrad (5)

Sie sollten bei jeder Mahlzeit oder Zwischenmahlzeit bestimmte Medikamente einnehmen. Diese nennt man *Phosphatbinder*. Sie halten das Phosphat in Ihrem Darm zurück. Dadurch bleibt das Kalzium in Ihren Knochen, was diese stark und gesund hält.

Aus Aldridge MD: Writing and designing readable patient education materials. *Nephrol Nurs J* 31:373–377, 2004. Mit Genehmigung der American Nephrology Nurses Association, Herausgeber.

erfasst werden, sind auch wichtig für schriftliche oder andere Schulungsmaterialien. In **Kasten 2-6** ist ein Textbeispiel mit einem hohen Lesbarkeitsgrad aufgeführt, das überarbeitet wurde, um auch von Patienten mit schlechterer Lesekompetenz verstanden zu werden.

2.2.4.2
Lesekompetenz

Obwohl Lesbarkeitsformeln zur Analyse von Texten dienen, kann zur Auswahl geeigneter Schulungsmaßnahmen ein Test durchgeführt werden, um die Lesekompetenz eines Patienten zu überprüfen. Zwei der verfügbaren Testverfahren, die häufig in klinischen Bereichen eingesetzt werden, beinhalten gesundheitsspezifische Aufgaben (s. **Tab. 2-2**[32]). Bevor ein solcher Test durchgeführt wird, sollte der Patient eventuell eine Einverständniserklärung (Informed consent) unterzeichnen, da die Informationen, die ein

solches Verfahren preisgibt, für ihn peinlich sein oder Vorurteile aufbauen können, wenn sie in falsche Hände geraten. Die Ergebnisse sollten nicht in der Krankenakte dokumentiert werden. Derartige Testverfahren sind auch hilfreich um herauszufinden, welche Lehrmedien für eine bestimmte Bevölkerungsgruppe geeignet sind.

Da die funktionelle Lesefähigkeit je nach Kontext und Umgebung variiert, sind spezifische Tests zum Thema «Gesundheit» wahrscheinlich sinnvoller. Der Begriff «Gesundheitskompetenz» (health literacy) umfasst Fähigkeiten, die benötigt werden, um in einem Umfeld, in dem Gesundheit eine wichtige Rolle spielt, zu funktionieren. Dazu zählen auch fundamentale Kenntnisse im Bereich Lesen und Rechnen. Das Thema wurde zum Teil dadurch interessant, dass an der Gesundheitsversorgung beteiligte Professionelle und Einrichtungen dafür haften, wenn Patienten infolge von mangelndem Verständnis wichtiger Informationen Nachteile entstehen. Die Lesefähigkeit ist nicht nur ein Problem des Lesens selbst. Aufgrund des begrenzten Wortschatzes oder der Schwierigkeit, komplexen Satzstrukturen zu folgen, kämpfen diese Patienten auch eher mit der mündlichen Kommunikation.

Der Test of Functional Health Literacy in Adults (TOFHLA) misst die Auffassungsgabe von Menschen mit mittlerer bis geringer Lese- und Rechenkompetenz und wird von Nurss et al. näher beschrieben.[37] Der Test dauert bis zu 22 Minuten und umfasst geläufige Aufgaben im Bereich von Gesundheit. Dazu zählen: das Lesen von Angaben auf verschreibungspflichtigen Medikamenten und von kurzen medizinischen Anweisungen, das Verständnis von medizinischen Untersuchungsergebnissen, von Anweisungen für eine Untersuchung des oberen Magen-Darm-Trakts, einer standardmäßigen Einverständniserklärung in Krankenhäusern oder eines Abschnitts aus einem Antragsformulars für die Krankenversicherung, in dem es um Patientenrechte und -pflichten geht. In einer Studie fanden Baker et al.[3] heraus, dass nach TOFHLA 19 % der High-School-Absolventen ungenügende und 11 % eine marginale Lesefähigkeit aufwiesen. Diese Patienten suchten eine Notambulanz auf, um eine medizinische Versorgung zu erhalten.

Tabelle 2-2: Formale Tests zur Beurteilung der Lesefähigkeit.

Test	Beschreibung	Vorteile	Nachteile
TOFHLA			
(Test of Functional Health Literacy in Adults)	■ Der Test umfasst 50 Punkte zum Verständnis und 17 Punkte zur Rechenfähigkeit. Er basiert auf Aufgaben, die häufig von Patienten im Gesundheitsbereich verlangt werden (z. B. Lesen von Angaben in Medikamentenpackungen und kurzen medizinischen Anweisungen).	■ Einziger Test, der auch die Rechenfähigkeiten bewertet. ■ Bald auch in Spanisch verfügbar. ■ Beurteilt das Verständnis, nicht nur die bloße Wiedererkennung von Wörtern.	■ Nicht prospektiv abgeglichen. ■ Nicht zur klinischen Anwendung verfügbar.
WRAT-R			
(Wide Range Achievement Test-Revised)	■ Erkennen und Bezeichnen von Buchstaben und Wörtern.	■ Dauert nur 3 – 5 Minuten. ■ Genauer als REALM in der Beurteilung des Defizitgrads.	■ Nicht in Spanisch verfügbar.
SORT-R			
(Slosson Oral Reading Test-Revised)	■ Misst die Fähigkeit, Wörter verschiedenen Schwierigkeitsgrads auszusprechen.	■ Leicht durchführ- und auswertbar.	■ Patienten haben eine Abneigung gegen die kleine Schriftgröße und die vielen Aufgaben.
PIAT-R			
(Peabody Individual Achievement Test-Revised)	■ Testet das Verständnis von Gelesenem. ■ Der Test besteht aus 88 Aufgaben. Die Patienten lesen einen Satz und wählen unter 4 Bildern das aus, welches die Bedeutung der Aufgabe am besten darstellt.	■ Beurteilt eher das Verständnis als das Erkennen von Wörtern.	■ Dauert 30 – 40 Minuten.
REALM			
(Rapid Estimate of Adult Literacy in Medicine)	■ Der Test misst die Fähigkeit des Patienten, medizinische Begriffe auszusprechen. ■ Die gültige Version umfasst 66 Wörter und ist viel schneller durchzuführen als die Version mit 125 Wörtern. Die Patienten lesen so viele Wörter wie möglich laut vor. ■ Richtig ausgesprochene Begriffe werden mit plus (+) bewertet, nicht gesprochene Wörter mit minus (–) und nicht korrekt ausgesprochene Wörter mit einem Häkchen versehen (√).	■ Es werden Aufgaben getestet, die in medizinischen Zusammenhängen relevant sind. ■ Der Test dauert 3 – 5 Minuten.	■ Nicht in Spanisch verfügbar.

Aus Lasater L, Mehler PS: The illiterate patient: screening and management. *Hosp Pract* 33:163 – 170, 1998.

Rapid Estimate of Adult Literacy in Medicine (REALM) ist ein Test, bei dem 66 Wörter gelesen werden müssen. Er kann verwendet werden, um in nur wenigen Minuten festzustellen, ob ein Patient Lesedefizite aufweist. Die **Abbildung 2-3** zeigt die Wörterliste, Anweisungen zur Durchführung und das Bewertungssystem.[13]

Einer von fünf US-amerikanischen Erwachsenen ist funktioneller Analphabet, der Texte mit einem Verständlichkeitsgrad ≤ 5 lesen kann. Konzentriert auf die Bevölkerung in Innenstädten, auf Minderheiten und auf über 65-jährige bedeutet dies, dass diese Menschen wenig bis gar nichts von dem Schriftmaterial verstehen, das

RAPID ESTIMATE OF ADULT LITERACY IN MEDICINE (REALM)©

Terry Davis, PhD • Michael Crouch, MD • Sandy Long, PhD

Lesefähigkeit _____

Name des Patienten _____ Geburtsdatum _____ Schulabschluss _____

Datum _____ Krankenhaus _____ Untersuchender _____

Liste 1		Liste 2		Liste 3	
Fett	_____	Erschöpfung	_____	allergisch	_____
Grippe	_____	Becken	_____	menstrual	_____
Tablette	_____	Gelbsucht	_____	Hoden	_____
Dosis	_____	Infektion	_____	Kolitis	_____
Auge	_____	Übung	_____	Notfall	_____
Stress	_____	Verhalten	_____	Medikament	_____
Abstrich	_____	Verordnung	_____	Beschäftigung	_____
Nerven	_____	benachrichtigen	_____	sexuell	_____
Keime	_____	Gallenblase	_____	Alkoholismus	_____
Mahlzeiten	_____	Kalorien	_____	Reizung	_____
Krankheit	_____	Depression	_____	Obstipation	_____
Krebs	_____	Fehlgeburt	_____	Gonorrhö	_____
Koffein	_____	Schwangerschaft	_____	entzündlich	_____
Anfall	_____	Arthritis	_____	Diabetes	_____
Niere	_____	Ernährung	_____	Hepatitis	_____
Hormone	_____	Menopause	_____	Antibiotika	_____
Herpes	_____	Appendix	_____	Diagnose	_____
Krampfanfall	_____	abnorm	_____	Kalium	_____
Darm	_____	Syphilis	_____	Anämie	_____
Asthma	_____	Hämorrhoiden	_____	Adipositas	_____
rektal	_____	Übelkeit	_____	Osteoporose	_____
Inzest	_____	angeordnet	_____	Impetigo	_____

Punkte	
Punkte 1	
Punkte 2	
Punkte 3	
grobe Punktzahl	

Abbildung 2-3a: Rapid Estimate of Adult Literacy in Medicine (REALM)©.

RAPID ESTIMATE OF ADULT LITERACY IN MEDICINE (REALM)©

Dieser Test ist ein Instrument zur Beurteilung der Fähigkeit erwachsener Patienten, gängige medizinische Bezeichnungen für Körperteile und Krankheiten zu lesen. Er wurde entwickelt, um Mitarbeiter in Gesundheitseinrichtungen bei der Einschätzung der Lesekompetenz eines Patienten zu unterstützen, damit geeignetes Schulungsmaterial zur Verfügung gestellt oder entsprechende mündliche Unterweisungen stattfinden können. Der Test kann in 2 bis 3 Minuten durchgeführt und direkt bewertet werden. Er wurde zu anderen standardisierten Tests in Beziehung gesetzt.

Beziehung zwischen REALM, SORT, PIAT-R und WRAT-R

Korrelations-koeffizient	PIAT-R Erkennung	SORT	WRAT-R
	0,97	0,96	0,88
P-Wert	P < 0,0001	P < 0 0001	P < 0,0001

Rehabilitätsstudien

Test-Retest	Inter-Rater
(n = 100)	(n = 20)
0,99	0,99

ANLEITUNG DES PATIENTEN:

1. Geben Sie dem Patienten eine laminierte Kopie des REALM-Tests. Sie selbst bewerten die Antworten auf einer separaten, nicht laminierten Kopie. Halten Sie Ihre Kopie so, dass der Patient nicht von Ihrer Bewertung abgelenkt wird. Geben Sie dem Patienten folgende Anweisungen: *«Lesen Sie bitte so viele Wörter von der Liste, wie Sie können. Beginnen Sie mit dem ersten Wort von Liste 1 und lesen Sie laut. Wenn Sie ein Wort nicht lesen können, versuchen Sie es trotzdem oder sagen Sie <leer> und fahren Sie fort.»*
2. Benötigt der Patient länger als 5 Sekunden, sagen Sie «leer» und bedeuten Sie ihm, mit dem nächsten Wort fortzufahren. Beginnt der Patient, jedes Wort falsch auszusprechen, bedeuten Sie ihm, nur ihm bekannte Wörter vorzulesen.
3. Bewerten Sie jedes nicht oder falsch gesprochene Wort als Fehler. Versehen Sie jedes richtig gelesene Wort mit einem plus (+), jedes falsch ausgesprochene Wort mit einem Häkchen ($\sqrt{}$) und jedes ausgelassene Wort mit einem minus (–). Werten Sie jedes selbst korrigierte Wort als richtig.
4. Zählen Sie die Anzahl der richtigen Wörter in jeder Liste und tragen Sie sie in das Punktekästchen ein. Addieren Sie die Zahlen und gleichen Sie die Gesamtpunktzahl mit dem entsprechenden Grad der Lesefähigkeit in der unten aufgeführten Tabelle ab.

Punktzahl und Grad der Lesefähigkeit von Patienten

grobe Punktzahl	Lesefähigkeit
0–18	**≤ 3. Klasse** Kann selbst sehr einfache Texte nicht lesen. Benötigt wiederholte mündliche Anweisungen, hauptsächlich bildhafte Darstellungen, Audio-CDs oder Filme.
19–44	**4. bis 6. Klasse** Benötigt einfach geschriebenes Textmaterial. Ist evtl. nicht der Lage, Anordnungen zu lesen.
45–60	**7. bis 8. Klasse** Hat mit den meisten Schulungsmaterialien Schwierigkeiten. Fühlt sich durch einfache Texte nicht gekränkt.
61–66	**High School** Kann die meisten Texte im Bereich Patientenedukation lesen.

Abbildung 2-3b

ihnen von Gesundheitseinrichtungen angeboten wird. Fünf Prozent der Erwachsenen können nicht lesen. Sogar über Audio-CDs vermittelte Anweisungen belasten Sprache und Denkfähigkeit dieser Patienten. Sie haben möglicherweise auch Probleme mit der grundlegenden Kommunikation zwischen Klinikpersonal und Patient, ihnen fehlt das erforderliche Vokabular, um entsprechende Fragen zu stellen[13], sie können weder Verordnungen lesen noch medizinische Ratschläge befolgen, wissen weniger über ihre Krankheiten und haben schlechtere klinische Ergebnisse.[40]

Viele Menschen, die weder lesen noch schreiben können, sind durchschnittlich oder überdurchschnittlich intelligent. Sie werden fast immer versuchen, ihre Unkenntnis zu verbergen und Entschuldigungen wie Zeitmangel oder eine vergessene Brille benutzen. Sie sind möglicherweise redegewandt und gut gekleidet. Häufig «laufen sie mit» und reagieren positiv, auch wenn sie nicht verstehen. Jedoch können sie keine Referenzdokumente oder Verzeichnisse effektiv nutzen, keine schriftlichen Anweisungen befolgen und keinen einfachen Zeitplan verstehen.[22] In Gruppendiskussionen verstanden Patienten mit geringer Schreib- und Lesefähigkeit nicht, was «oral» bedeutet und waren sich nicht sicher, ob Medikamente zur Behandlung einer Ohrinfektion über den Mund eingenommen oder ins Ohr eingeführt werden.[35]

Die Folgen dieser Problematik betreffen sowohl Patienten als auch Pflegekräfte, die für das Wohlbefinden des Patienten verantwortlich sind. Letztere stehen möglicherweise auch einer vom Patienten initiierten Streitsituation gegenüber, der ohne das ihm zur Verfügung gestellte Wissen gehandelt hat. Daher sollten zur Schulung dieser Patienten die wirkungsvollsten Schulungstechniken zum Einsatz kommen.[15]

1. Streichen Sie alles, was unnötig ist.

2. Rollen Sie komplexe Inhalte da, wo es erforderlich ist, schrittweise auf. Unterteilen Sie Inhalte in kleinere Einheiten. Wiederholen Sie, geben Sie den Patienten Rückmeldung und stellen Sie Fragen.

3. Lassen Sie sich das Erlernte vom Patienten demonstrieren.

4. Belohnen Sie besonders die Patienten, die in ihrer Lernfähigkeit unsicher sind. Sie benötigen schon bei der Bewältigung kleiner Aufgaben mehr positive Unterstützung als andere.

5. Um den Lesbarkeitsgrad zu verbessern, verwenden Sie einen Konversationsstil, kurze Wörter und kurze Sätze und benutzen Sie aktiv Ihre Stimme.

6. Setzen Sie visuelle Hilfsmittel ein (insbesondere Strichzeichnungen), bei denen jedes Bild immer nur ein Konzept darstellt und verwenden Sie kurze Überschriften (nicht mehr als 10 Wörter).

7. Demonstrieren Sie das richtige Verhalten klar und deutlich.

8. Ordnen Sie das Schulungsmaterial in der Reihenfolge, in der es der Patient verwenden wird. Benutzen Sie Wörter, die dem Patienten geläufig sind.

9. Testen Sie das Material, bevor Sie es einsetzen.

10. Verwenden Sie Geschichten, um den Unterricht anschaulicher zu gestalten.

Abbildung 2-4 zeigt ein Beispiel aus einer einfach gestalteten Broschüre für Patienten mit begrenzter Lesefähigkeit. Der niedrige Lesbarkeitsgrad < 6 wird allgemein für Schulungsmaterialien empfohlen (75 % der erwachsenen Amerikaner können diese Texte lesen).[15] Möglicherweise sind andere Edukationsansätze wie Demonstration, Gruppenarbeit und Diskussion zur Schulung dieser Patientengruppe effektiver.

In einer Edukationsmaßnahme für Diabetiker mit geringen Schreib- und Lesekenntnissen wurden viele der vorher erwähnten Vorschläge berücksichtigt. Zunächst wurde die Lesefähigkeit mithilfe des REALM-Tests überprüft. Die Schulung beinhaltete Einzelsitzungen und Telefonkontakte und konzentrierte sich dabei nur auf gesundheitsrelevantes Verhalten. Die Inhalte wurden nicht zu komplex abgehandelt, konkrete Beispiele verwendet und die Anzahl der Themen in einer Sitzung begrenzt.[40]

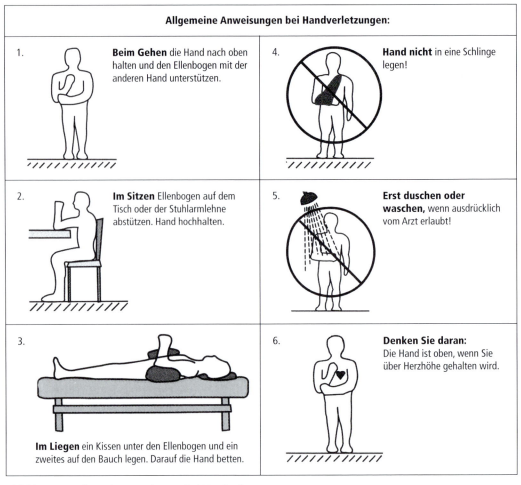

Abbildung 2-4: Allgemeine Anweisungen bei Handverletzungen.

2.2.4.3
Computer

Computer werden zu Schulungszwecken eingesetzt, um Fähigkeiten zur Lösung eines Problems zu üben. Der Patient erhält solange ein Feedback, bis die geforderte Fähigkeit erlernt ist. Spiele und Simulationen unterstützen den Lernprozess. Ein Programm beispielsweise, mithilfe dessen Patienten lernen können, ihre Insulindosis anzupassen, stellt den Blutzuckerspiegel in unserem Körper nach und reagiert auf Ernährung und sportliche Aktivitäten. Ein Schulungsmodell zum Umgang mit Diabetes nutzte das Internet als Plattform und machte so den unmittelbaren Informationsaustausch zwischen Ärzten und Patienten möglich. Dies führte dazu, dass der HbA1c-Spiegel nach 12 Wochen im Vergleich zu Patienten mit normaler Versorgung deutlich zurückging.[31] Auf der Basis einer Online-Bewertung dessen, was ein Patient versteht, ermöglichen Computer hoch individualisiertes Lernen in eigenem Tempo und dokumentieren den Lernprozess. Sie bieten die Möglichkeit, Informationen über Patienten zu erhalten, mithilfe derer eine Edukationsmaßnahme individuell zugeschnitten und die Entlassung eines Patienten geplant werden kann. Für Menschen mit begrenzter Lesefähigkeit können darüber Fotos gezeigt sowie Filme und Soundtracks abgespielt werden.

ComputerLink ist ein Computernetzwerk, das für Betreuende von Patienten mit Alzheimer Informationen und Entscheidungshilfen bietet. Eine Studie[6] zeigte, dass dieses System ihr Selbstvertrauen verbesserte und das Gefühl von Isolation verringerte. Dies ist besonders wichtig, da sie das Haus nicht verlassen können, um andere Einrichtungen aufzusuchen.[7]

Ein Schulungsprogramm zur Verhaltensschulung von Menschen mit Übergewicht verwendet einen kleinen interaktiven Computer, der bei den täglichen Aktivitäten mitgeführt werden kann und mit dem die Lernenden berichten, was sie gegessen und wie sie sich körperlich betätigt haben. Wenn sie dies vergessen, werden sie vom Computer daran erinnert.

Ein Computertraining (auf CD-ROM) zur Schulung der Brustselbstuntersuchung, bei dem ein Brustmodell verwendet und die Sorgfältigkeit der Durchführung vom Computer rückgemeldet wurde, zeigte, dass das Gefühl von Selbstwirksamkeit bei Frauen, die ein qualifiziertes Gesundheitszentrum besucht hatten, höher war als das von Frauen, die sich an einer Broschüre orientiert hatten. Für viele Frauen übersetzt sich Selbstwirksamkeit in eine Bandbreite operativer Details wie das Verstehen der Brustanatomie oder das Wissen darüber, wie sich Knoten anfühlen und wie viel Druck bei der Untersuchung ausgeübt werden soll. Die CD-ROM zeigte bewegende Aussagen von Frauen darüber, wie wichtig die Selbstuntersuchung der Brust ist. Sie enthielt ein interaktives Programm, das dazu anregte, das Brustmodell auf Knoten hin zu untersuchen (ein identifizierter Knoten konnte auf dem Bildschirm mit einem Mausklick lokalisiert werden) und zeigte, was in einem solchen Fall zu tun ist. Das Vertrauen in die Fähigkeit zur Selbstuntersuchung der Brust ist vor allem für die Frauen wichtig, die sich keine medizinische Basisversorgung leisten können und deshalb eher auf die eigene Kontrolle des Gesundheitszustands angewiesen sind.[39]

2.2.4.4
Visuelle Materialien

Bei der Vermittlung körperbezogener Inhalte ist die Demonstration am «lebenden Objekt» oft sinnvoller. Beispielsweise kann sich nur ein Säugling beim Baden tatsächlich wie ein Säugling verhalten. Allerdings eignen sich auch Modelle, wenn Dreidimensionalität erforderlich ist, das reale Objekt aber (1) zu klein, zu groß, zu kompliziert, zu teuer oder (2) nicht verfügbar ist, (3) die gewünschte Ansicht nicht gezeigt werden oder (4) das Objekt nicht manipuliert werden kann. Um beispielsweise die Geburt eines Kindes zu demonstrieren, wird eine Puppe durch den Beckenkanal eines originalgroßen Modells vorgeschoben. Häufig können Anatomie und Physiologie an einem realen menschlichen Modell nicht adäquat sichtbar gemacht werden, weil andere Gewebe im Weg sind oder ein Körperteil wie das Auge zu klein und komplex ist. Eine Testpuppe bietet beispielsweise die Möglichkeit, die Lage eines Tracheostomas und das Entfernen und Wiedereinsetzen einer Trachealkanüle zu zeigen. Sie eignet sich auch, um die Handhabung eines Absaugkatheters zu üben. Eine Testpuppe ist natürlich nur begrenzt einsatzfähig, da sie die Muskelarbeit nicht verdeutlicht und auch keine Ausscheidungen produziert. Einige Lehrer behaupten sicherlich, dass das Üben an einem realen Patienten mit richtigem Tracheostoma besser ist. Wenn jedoch kein Patient mit einem Tracheostoma zur Verfügung steht oder dieses schwierig zu versorgen ist, kann zunächst das Üben am Modell sinnvoll sein. Testpuppen werden verwendet, um Reanimationstechniken zu vermitteln, weil ein Mensch mit Herz- oder Atemstillstand in der Regel nicht zur Verfügung steht. An einem Modell eines dreijährigen Kindes mit einer Harnblase kann die sterile intermittierende Katheterisierung von Kindern demonstriert und geübt werden, um deren Inkontinenz auf ein akzeptables Maß zu reduzieren.[10] Modelle können eingesetzt werden, weil man an ihnen Sachverhalte besser zeigen kann als am lebenden Objekt oder weil sie praktischer zu handhaben sind. Manchmal sind sie auch absolut notwendig. Oft sind sie allerdings teuer und stehen an vielen Orten, an denen Patienten geschult werden, nicht unmittelbar zur Verfügung.

Untersuchungsberichte über bildhaftes Lernen sind im Vergleich zu solchen über verbales Lernen selten. Die Theorie, auf welche Weise Menschen von Bildern lernen, ist noch nicht vollständig entwickelt. Bildhaftes Lernen ist dem verbalen Lernen in Bezug auf das Erkennen und Abrufen von Sachverhalten überlegen. Piktogramme beispielsweise sind Bilder, die Zusammenhänge darstellen, welche dann wiederum leichter abgerufen werden können. Sie bekommen einen Sinn, wenn sie erklärt werden und erinnern den Menschen an die assoziierte Vorstellung. Die Zeichnung von Zahnbürste, Zähnen, drei vertikalen Linien, Sonne und Mond erinnert uns daran, die Zähne dreimal täglich zu putzen.[25] Abstrakte Gegenstände sind jedoch schwierig durch Bilder zu vermitteln. Die Medien bedienen sich immer bis zu einem gewissen Grad der Verzerrung verschiedener visueller Dimensionen (Auflösung, Farbgenauigkeit und Größe), um Bilder zu transportieren. Streicht man einen Gegenstand an, können bestimmte Teile übertüncht oder übertrieben dargestellt werden. Derartige Verzerrungen sind für eine bestimmte Lernaufgabe möglicherweise wichtig oder aber irrelevant.

Fotos und Zeichnungen fehlt diese dritte Dimension. Sie sind jedoch unmittelbar verfügbar oder können auch vom Lehrenden hergestellt werden. Die dritte Dimension ist nicht zwingend, wenn bekannte Gegenstände oder solche, bei denen Form und Raum nicht so wichtig sind, gezeigt werden. Beispiele dieser Kategorie, die real oder als Modell häufig nicht zur Verfügung stehen, sind: ein infizierter Finger oder abnormer Stuhlgang bei Kindern. Der Lernende sollte sich jedoch darüber bewusst sein, dass auch der Geruch wichtig sein kann, um abnormen Stuhlgang zu erkennen. In beiden Beispielen wären Fotos besser als schematische Darstellungen, weil sie Details genauer sichtbar machen.

Auf Zeichnungen können überflüssige Details des realen Objekts besonders gut ausgespart werden. Wenn Sie dem Patienten etwas über Divertikulitis erzählen, ist eine bildhafte Darstellung natürlich wünschenswert. Sind auf einem Foto Einzelheiten des Gewebes zu sehen, die der Patient nicht wissen muss, kann eine simple Strichzeichnung die Vorstellung einer sackartigen Ausstülpung in der Darmwand besser übermitteln. In anderen Zusammenhängen werden Karikaturen verwendet, um Interesse an einem bestimmten Thema zu wecken. **Abbildung 2-4** zeigt grafisch aufgewertete und illustrierte Anweisungen bei Handverletzungen, damit Patienten den Sachverhalt besser verstehen.[16]

Bilder können je nach Gruppengröße und zur Verfügung stehender Ausstattung auf vielfältige Weise gezeigt werden. Für eine Einzelperson eignen sich Bilder in DIN A4-Größe, für kleine Gruppen Plakate. Auf Flipcharts (Papierblöcke von etwa 66 × 81 cm) können mit Bunt- oder Filzstift Zeichnungen angefertigt und befestigt oder an eine Stuhllehne gelehnt werden. Bildausschnitte können mit Magneten oder Flanell an Metall- oder Flanelltafeln befestigt werden. Zeichnen können Sie auch auf einer Wandtafel. Computer ermöglichen die Demonstration verschiedenster visueller Darstellungen.

Filme eignen sich als sogenannte «Trigger». Sie liefern den edukativen Stimulus und die Themen können anschließend in Gruppen diskutiert werden. Auch Bilder der Herzkatheteruntersuchung eines Patienten eignen sich, um ihn und Angehörige über schwere (oder nicht vorhandene) kardiale Probleme zu informieren. Bei diesem Ansatz fehlen allgemeine Informationen, die normalerweise mithilfe anderer edukativer Werkzeuge vermittelt werden, für den Patienten in dem Moment jedoch vielleicht nicht unmittelbar nützlich sind.

Ein hervorragendes Beispiel für eine kulturell relevante Schulungsmaßnahme liefert ein Film, der hergestellt wurde, um das Bewusstsein für Brustkrebs und Mammografieuntersuchungen bei lateinamerikanischen Frauen mit geringen Lese- und Schreibfähigkeiten zu schärfen, die bis zu dem Zeitpunkt noch keine Absicht hatten, ihr Verhalten zu ändern (Absichtslosigkeitsstadium).[6] Nach dem Health-Belief-Modell gehörte zu den wahrgenommenen Barrieren lateinamerikanischer Frauen der Glaube, dass Krebs tödlich ist, Scham und begrenzte Englischkenntnisse. Die Krankheit wurde als schwerwiegend wahrgenommen, das eigene Risiko jedoch als sehr gering eingeschätzt. Der achtminütige Film war als unterhaltsame, edukative Seifenoper gedreht worden und berücksichtigte kulturelle Werte wie die zentrale Rolle der Familie, soziale Unabhängigkeit, die Bedeutung zwischenmenschlichen Austauschs, Respekt vor Autoritätspersonen und eine ganzheitliche Sicht von Gesundheit. Es wurden Geschichten durch Mitglieder der gleichen kulturellen Gemeinschaft erzählt, die Informationen in einer unterhaltsamen Gruppensituation preisgaben. Die Charaktere verkörperten positive Rollenmodelle und solche, die anfangs dagegen waren oder die edukativen Ziele nicht kannten, dann aber ihre Einstellung in Richtung Absichtsbildungs- bzw. Handlungsstadium veränderten. Auf einem Flipchart wurden Fragen aufgeführt, die die Frauen im Anschluss an den Film beantworteten.

Entscheidungshilfen: Patienten sehen sich einer wachsenden Zahl von komplexen Wahlmöglichkeiten bezüglich Prävention, Diagnose und Behandlung von Krankheit gegenüber. Darum ist es wichtig, dass sie die verschiedenen möglichen Ergebnisse und Vorzüge einer jeden Behandlungsoption verstehen. Entscheidungshilfen sind Schulungsinstrumente, die den Patienten bei dem Prozess hin zu einer informierten Entscheidung und einer gemeinsamen Entscheidungsfindung mit dem Gesundheitsteam unterstützen. Dies ist insbesondere dann von Bedeutung, wenn das Ergebnis ungewiss ist oder verschiedene Optionen unterschiedliche Profile hinsichtlich ihrer Vorteile bzw. Risiken haben. Manchmal helfen stellvertretende Erfahrungen oder Übungen, die Wertvorstellungen des Patienten hinsichtlich der bevorstehenden Entscheidung zu klären. Entscheidungshilfen ergänzen eher die interaktive Beziehung zwischen Arzt und Patient, sie ersetzen sie nicht. Sie können schriftlich oder mündlich, über Entscheidungstafeln, lineare Filme und interaktive Multimediaprogramme erfolgen. Gewünschte Resultate sind, dass der Patient sein Wissen verbessert, eine Entscheidung trifft, die mit seinen Werten übereinstimmt, damit zufrieden ist und danach handelt.[4] Entscheidungshilfen eignen sich vor allem für die Menschen, die anfangs unentschieden sind.[38]

Zwei Beispiele von Entscheidungshilfen zeigen den Unterschied zu herkömmlicheren Formen der Patientenedukation auf. Man-Son-Hing et al.[33] beschreiben die Entwicklung einer Entscheidungshilfe für Patienten mit Vorhofflimmern, die eine Antikoagulanzientherapie erwägen. Diese Patienten tragen ein fünfmal höheres Schlaganfallrisiko als Menschen ohne Vorhofflimmern. Zur Prävention eines Schlaganfalls ist Warfarin [ein eher in den USA gebräuchliches synthetisches Kumarinderivat; Anm. d. Übers.] wirksamer als Aspirin, hat jedoch mehr Nebenwirkungen und ist unbequemer einzunehmen. Diese Entscheidungshilfe wurde als Hörbroschüre entwickelt und verdeutlicht das Schlaganfall- und Blutungsrisiko mithilfe von Smileys (s. **Abb. 2-5**). Auf einem Arbeitsblatt beschrieben die Patienten ihre Wertvorstellungen, dokumentierten Fragen oder Kommentare und verdeutlichten ihre Prioritäten (s. **Abb. 2-6**). Patienten, die dieses Hilfsmittel verwendeten, waren eher in der Lage, eine definitive Entscheidung bezüglich einer Antikoagulanzientherapie zu treffen als die Patienten der Kontrollgruppe. Sie waren besser unterrichtet und entschieden sich etwas seltener für eine Therapie mit Warfarin.

Green et al.[21] beschreiben ein interaktives, computerbasiertes Multimediaprogramm, das Frauen mit einer familiären oder persönlichen Brustkrebsvorgeschichte dabei unterstützt, eine informierte Entscheidung bezüglich genetischer Tests zur Abklärung ihres Brustkrebsrisikos zu treffen. Im Vergleich zur standardmäßigen genetischen Beratung waren Frauen, die diese Entscheidungshilfe in Anspruch nahmen, besser informiert. Die anderen, die sich beraten ließen, waren in der Wahrnehmung der Risiken aufmerksamer (in diesem Fall bot die Entscheidungshilfe keine individuelle Risikoeinschätzung). Für besonders gefährdete Frauen oder solche, die einer ergänzenden psychologischen Unterstützung bedürfen, ist der Computer eher eine Ergänzung zur genetischen Beratung und kein Ersatz dafür. Hingegen können Frauen mit einem geringen Risiko ihre Entscheidung ausschließlich mithilfe dieser Methode fällen. Dies ist von Bedeutung, da es nur sehr wenige genetische Berater gibt.

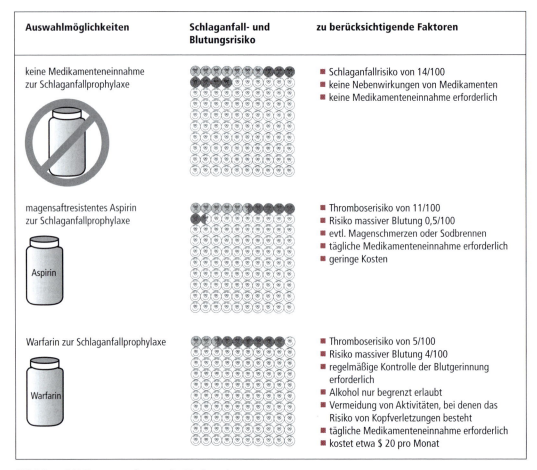

Auswahlmöglichkeiten	Schlaganfall- und Blutungsrisiko	zu berücksichtigende Faktoren
keine Medikamenteneinnahme zur Schlaganfallprophylaxe		▪ Schlaganfallrisiko von 14/100 ▪ keine Nebenwirkungen von Medikamenten ▪ keine Medikamenteneinnahme erforderlich
magensaftresistentes Aspirin zur Schlaganfallprophylaxe		▪ Thromboserisiko von 11/100 ▪ Risiko massiver Blutung 0,5/100 ▪ evtl. Magenschmerzen oder Sodbrennen ▪ tägliche Medikamenteneinnahme erforderlich ▪ geringe Kosten
Warfarin zur Schlaganfallprophylaxe		▪ Thromboserisiko von 5/100 ▪ Risiko massiver Blutung 4/100 ▪ regelmäßige Kontrolle der Blutgerinnung erforderlich ▪ Alkohol nur begrenzt erlaubt ▪ Vermeidung von Aktivitäten, bei denen das Risiko von Kopfverletzungen besteht ▪ tägliche Medikamenteneinnahme erforderlich ▪ kostet etwa $ 20 pro Monat

Abbildung 2-5: Zusammenfassung der Hörbroschüre.

2.2.5
Vorauswahl, Vorbereitung und Prüfung von Lehrmedien

Alle Schulungsmaterialien müssen vor ihrem Einsatz durchgesehen und ausgewertet werden. Diese Voransicht ist notwendig, um Material auszusondern, das aus Sicht des Lehrers nicht korrekt ist oder anderen verwendeten Quellen widerspricht. Vielleicht ist das ausgewählte audiovisuelle Lehrmedium auch zu schwierig für den Lernenden oder für die Lernziele nicht so relevant. Zudem müssen Lehrmedien auf den Kulturkreis, für den sie verwendet werden, zugeschnitten sein.

Nach der Voransicht sollten zwei weitere Schritte erfolgen, um die Effektivität des jeweiligen Unterrichtswerkzeugs zu verbessern:

Prüfung: Organisieren Sie einen Probeeinsatz der Lehrmedien unter Bedingungen, die ungefähr denen entsprechen, für die es schließlich verwendet werden soll. Erheben Sie bei der Vorprüfung für jedes zu erreichende Edukationsziel einen Messwert. Dokumentieren Sie die Zeit, die für die einzelnen Programmbestandteile benötigt wurde, das Verhalten von Lehrer und Lernenden und andere relevante Größenwerte, die Informationen über die Verwendbarkeit des Materials geben. Erheben Sie einen Messwert für die Nachbeurteilung und geben Sie das Material zum allgemeinen Einsatz frei, wenn alle Themen

Schritt 1: mein Gesundheitszustand

Treffen auf mich folgende Kriterien zu:

■ frühere Magengeschwüre oder Blutungen

■ Magenschmerzen oder Sodbrennen nach Einnahme von Aspirin

■ mehr als 1–2 Gläser Alkohol pro Tag

■ Einnahme von Medikamenten gegen Arthritis

■ frühere Stürze

■ bei normalen Aktivitäten besteht Verletzungsgefahr. Welche? _____

Schritt 3: meine Fragen und Anmerkungen

_____

_____

_____

_____

_____

Schritt 2: Bewertung der Vor- und Nachteile einer Therapie mit Antikoagulanzien

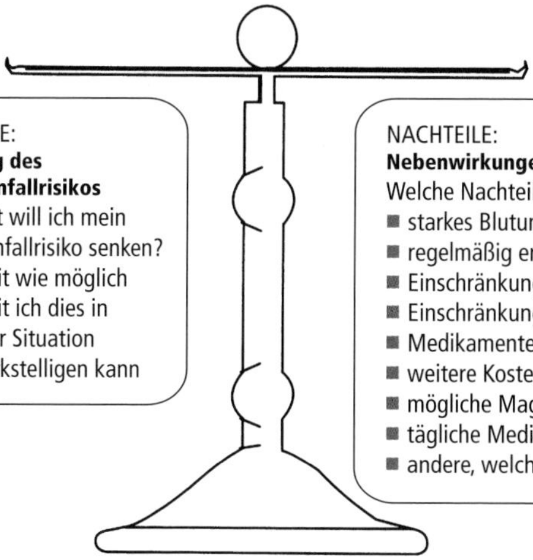

Schritt 4: Wer sollte entscheiden?

■ Ich sollte die Entscheidung treffen, nachdem ich alle Meinungen (Arzt, Angehörige u. a.) bedacht habe.
■ mein Arzt und ich gemeinsam
■ mein Arzt
■ ich weiß nicht

VORTEILE:
Senkung des Schlaganfallrisikos
Wie weit will ich mein Schlaganfallrisiko senken?
■ so weit wie möglich
■ so weit ich dies in meiner Situation bewerkstelligen kann

NACHTEILE:
Nebenwirkungen und Unannehmlichkeiten
Welche Nachteile wiegen so schwer, dass sie meine Entscheidung beeinflussen?
■ starkes Blutungsrisiko
■ regelmäßig erforderliche Blutentnahmen
■ Einschränkung des Alkoholkonsums auf 1–2 Gläser täglich
■ Einschränkung bei Kontaktsportarten
■ Medikamentenkosten
■ weitere Kosten
■ mögliche Magenschmerzen oder Sodbrennen
■ tägliche Medikamenteneinnahme
■ andere, welche? _____

Schritt 5: allgemeine Tendenz

Warfarin   ich bin unsicher   magensaft-
                                                      resistentes Aspirin

Abbildung 2-6: Persönliches Arbeitsblatt der Hörbroschüre.

und Inhalte gut zu bewältigen sind und die Ziele erreicht werden.

Nachprüfung: Stellen Sie fest, welche Ziele nicht gut genug erreicht wurden. Korrigieren Sie das, was in der Prüfungsphase nicht zufriedenstellend war und testen Sie die abgeänderte Version.

Informationen über die Lernenden sind für die Beurteilung der Erlernbarkeit von Lerninhalten am wichtigsten. Ein vollständigeres Testprogramm sollte dann durchgeführt werden, wenn Inhalt oder Lehrmethode noch nie geprüft wurden, die Lehrmedien komplex und teuer sind oder eher Einstellungen verändern als Wissen erweitern soll, wenn es eher für den langfristigen als für den kurzfristigen Gebrauch entwickelt wurde und wenn die Zielgruppe groß ist. Dazu gehören wiederholte Prüfungen mit Einzelpersonen, um die größten Fehler zu identifizieren, wiederholte Prüfungen mit kleinen Gruppen und ein Versuchseinsatz, wenn das Material gut genug ist.

In **Kasten 2-7** sind eine Reihe von Kriterien aufgeführt, die qualitativ gute Lehrmedien erfüllen sollten. Sie wurden von zwei verschiedenen Autoren entwickelt.[5] Das von Doak, Doak und Root entwickelte SAM-Schema (Suitability Assessment of Materials, Instrument zur Qualifizierung der Lesbarkeit und Verständlichkeit eines Textes) beinhaltet insbesondere die Faktoren, die für die Lesefähigkeit relevant sind (s. **Abb. 2-7**).[15]

2.2.6
Planung und Umsetzung von Lehrinhalten

Alle notwendigen Voraussetzungen für den Aufbau eines Lehrplans sind bereits vorgestellt worden. Die Evaluation als Teil des Lehrplans wird in **Kapitel 3** ausführlich besprochen. Ein Lehrplan sollte geschrieben werden, weil er den Lehrenden zwingt, die Beziehungen zwischen Aufnahmefähigkeit des Lernenden, Zielen, Inhalten, Lehrmethoden, Werkzeugen und Evaluation zu betrachten.

Die Form eines Lehrplans kann sehr unterschiedlich sein, wobei das primäre Augenmerk darauf liegt, ob sie die verschiedenen Elemente des Schulungsprozesses deutlich macht. Sind die Beziehungen zwischen Assessment, Zielen, Schulungsaktivitäten, Inhalt und Evaluation eindeutig? Eignet sich das Format für die drängende Schulungsatmosphäre einer geschäftigen Kliniksituation? Gehören Schulung und Lernen zu den wichtigsten Maßnahmen, wird normalerweise ein separater Lehrplan erstellt, der vielleicht mit in den allgemeinen Pflegeplan eingebaut werden kann. Ein Beispiel dafür zeigt **Abbildung 2-8**. Immer häufiger wird die Schulung von Patienten in klinische Behandlungspfade (Clinical Pathway) eingebaut. **Abbildung 2-9** bietet ein Beispiel für einen einfachen klinischen Behandlungspfad. Dieses Format kann für jede Diagnose abgewandelt werden und eignet sich auch als Dokumentationswerkzeug.[18]

Die Verfügbarkeit von guten Pflegestandards, Edukationswerkzeugen und Formen zur Erfassung von Patientenedukation ist Voraussetzung dafür, dass ein Patient auch tatsächlich die Schulungsmaßnahmen erhält, die er benötigt. Für eine gezielte und geplante Patientenschulung wird der Lehrplan von der Pflegekraft erstellt. Er kann als Leitfaden dienen, wenn der Patient nicht explizit formuliert, dass er ihn als ungeeignet oder uneffektiv empfindet. Wenn dies passiert, muss der Planungsprozess wiederholt und es müssen neue Informationen hinzugefügt werden. Erfahrene Lehrkräfte können dies an Ort und Stelle tun und fortfahren, andere müssen die Schulung abbrechen, einen neuen Plan erstellen und diesen dann wieder umsetzen.

Auch die Mitarbeiterschulung ist ein wichtiger Teil bei der Umsetzung von Lehrprogrammen. Traditionelle Methoden zur Schulung von Pflegekräften in der Patientenedukation konzentrieren sich oft nur auf die theoretischen Aspekte des Lehr-Lern-Prozesses. Häufig wird wenig Hilfestellung gegeben, wenn es um die praktische Umsetzung geht. Ein Ansatz ist, unerfahrene von erfahrenen Lehrkräften lernen zu lassen. Die «Neuen» beobachten und beteiligen sich, um den Unterricht dann allmählich selbstständig zu übernehmen. Dabei erhalten sie von der erfahrenen Lehrperson Rückmeldung. Das Filmen von interaktiven Schulungsmaßnahmen bietet Gelegenheit zur Selbsteinschätzung und zu Kritik vom erfahrenen Lehrer.

Kasten 2-7: Prinzipien des didaktischen Designs von schriftlich verfassten Lehrmedien.

1. Zeichnungen und Illustrationen stellen die jeweiligen kulturellen und ethnischen Gruppen dar.

2. Der Zielgruppe werden die Lernziele klar und deutlich gemacht.

3. Die Größe von Druckmaterialien ist von der Zielgruppe einfach zu handhaben (Format 13 × 20 cm ist gut zu handhaben und 20 × 25 cm gut abzuheften).

4. Die Lernziele decken die aus den Lehrmedien zu lernenden Hauptpunkte ab.

5. Die Lernziele für das Lehrmedium und die Maßnahmen zur Zielerreichung sind voneinander zu unterscheiden.

6. Die Bedeutung des edukativen Inhalts für die Zielgruppe wird deutlich ausgeführt.

7. Nur die wesentlichsten Informationen werden aufgeführt, nicht mehr als 3 bis 4 Hauptpunkte (was, wo, wann und wie).

8. Satzteile sind in logischer Reihenfolge geordnet.

9. Überschriften und Unterüberschriften sind klar und informativ.

10. Ausreichend starker Kontrast zwischen Druck und Papier erleichtert das Lesen.

11. Zeichnungen und Illustrationen werden eindeutig beschriftet.

12. Doppelte (oder mehrfache) Verneinungen in Sätzen sind zu vermeiden.

13. Der Inhalt wird in unvoreingenommener Weise dargestellt, um die freie Entscheidung der Zielgruppe zu gewährleisten.

14. Der Inhalt wird so dargestellt, dass neue Informationen zu dem in Beziehung gesetzt und in das integriert werden, was der Zielgruppe schon bekannt ist und verstanden wurde.

15. Gedächtnisstützen dienen als Erinnerungshilfen für wichtige Informationen (z.B. ABC = Atmung, Beatmung und Kreislauf bei der kardiopulmonalen Reanimation).

16. Dem Patienten bekannte Sachverhalte werden zuerst aufgeführt, ihm Unbekanntes wird darauf aufgebaut.

17. Der edukative Inhalt ist den Standards der Gemeinschaft angemessen.

18. Der Fokus des Lehrmediums liegt auf der Bewältigung der Lernaufgabe.

19. Der edukative Inhalt ist in einem patientenzentrierten und auf ihn abgestimmten Stil verfasst.

20. Das Lehrmedium beinhaltet Beschreibungen von körperlichen Empfindungen, die ein Patient wahrscheinlich während diagnostischer und therapeutischer Maßnahmen erlebt.

21. Das Vokabular besteht aus Worten, die der Zielgruppe geläufig sind.

22. Wichtige Konzepte und Inhaltspunkte werden zur Verstärkung durchgängig wiederholt.

23. Wichtige Informationen werden in Listen oder Gruppen erfasst.

24. Die für die Zielgruppe wichtigsten Informationen werden zuerst genannt.

Kasten 2-7: (Fortsetzung)

25. Pro Abschnitt wird ein Konzept vorgestellt.

26. Konzepte werden einzeln in kurzen und einfachen Sätzen vermittelt.

27. Durchgängig werden einheitliche Begriffe für ein bestimmtes Konzept verwendet.

28. Ergänzende Informationen werden gesondert von den Hauptpunkten als Anhang oder in einem anderen Abschnitt aufgeführt.

29. Das Lehrmedium enthält eine Auflistung der Quellen, über die zusätzliche Informationen zum Thema erhältlich sind.

30. Erforderliche medizinische Begriffe werden erklärt.

31. Themenüberschriften und vorbereitende Organisationshilfen wie z.B. einführende Zusammenfassungen erleichtern das Lesen.

32. Inhalte werden eher über konkrete Sachverhalte als über abstrakte Konzepte und Vorstellungen vermittelt.

33. Der erste Satz eines jeden Abschnitts stellt das Thema vor.

34. Spezifische und präzise Anleitungen werden dann gegeben, wenn die Zielgruppe einige Aufgaben selbstständig ausführen kann.

35. Der Titel des Lehrmediums ist kurz. Es transportiert Sinn und Zweck.

36. Zeichnungen und Illustrationen sind für die Zielgruppe mit oder ohne erklärenden Text verständlich.

37. Bei längerem Schriftmaterial empfiehlt sich ein Inhaltsverzeichnis.

38. Das Inhaltsverzeichnis ist auf die Fragen des Lesers zugeschnitten.

39. Das Lehrmedium bietet Platz für Fragen des Lesers.

40. Der Inhalt zielt auf das ab, was die Zielgruppe tun und was sie wissen sollte.

41. Zeichnungen und Illustrationen transportieren präzise den Textinhalt und verbessern das Verständnis.

42. Der Text bietet Gelegenheit für die Zielgruppe, die neuen, gerade vorgestellten Konzepte anzuwenden.

43. Die Hauptgedanken des Schriftmaterials sind in sinnvolle inhaltliche Einheiten gegliedert.

44. Zeichnungen und Illustrationen stellen nur den für den Schulungszweck wesentlichen Inhalt dar.

45. Speziell entwickelte Wortlisten werden am Anfang platziert, damit der Leser Begriffe leicht nachschlagen kann.

46. Die Konzepte werden so weit wie möglich in ein- oder zweisilbigen Wörtern ausgedrückt.

47. Zeichnungen und Illustrationen werden nah bei dem Text platziert, auf den sie sich beziehen.

48. Schriftart und -größe sind gut zu lesen.

Kasten 2-7: (Fortsetzung)

49. Die persönliche Anrede «Sie» ist dem unpersönlichen «man», dem Infinitiv oder Passiv außer bei emotionsgeladenen Themen (Krebs oder AIDS) vorzuziehen.

50. Das Druckbild ist gut leserlich.

51. Das Papier ist nicht beschichtet, um nicht zu blenden.

52. Das Druckbild von Zeichnungen und Illustrationen ist ausreichend deutlich.

53. Fragen werden im gesamten Text gestellt, um den Leser einzubeziehen und die Hauptpunkte herauszustellen.

54. Der Text wird positiv formuliert.

55. Der Inhalt wird von Sachkundigen als richtig bestätigt.

56. Augenfreundliche Zeilengestaltung (am besten zu lesen ist eine Zeile mit 50 – 70 Zeichen).

57. Der Tonfall ist persönlich und nicht angsteinflößend.

58. Sprechen Sie beide Geschlechter an (z.B. Patienten und Patientinnen).

59. Der Inhalt respektiert die Gepflogenheiten und Wertvorstellungen der Zielgruppe.

60. Der Schreibstil bezieht den Leser ein und regt ihn zur aktiven Teilnahme an.

61. Das Lehrmedium ist in einem der Zielgruppe angemessenen Lesbarkeitsgrad verfasst (Lesbarkeitsgrad 6 bis 8 bei Texten für die allgemeine Bevölkerung).

62. Der richtige Zeilenabstand erleichtert das Lesen (eine 10-Punkt-Schrift erfordert einen 12-Punkt-Abstand; eine 11-Punkt-Schrift einen 13-Punkt-Abstand; bei sehr kleiner Schrift muss der Zeilenabstand größer sein, damit der Text nicht zu dicht geschrieben und gut lesbar ist).

63. Farbe dient dazu, Inhalte hervorzuheben und das Lernen zu unterstützen.

64. Zeichnungen und Illustrationen stellen da, wo sich der Inhalt auf beide Geschlechter bezieht, diese auch gleichwertig dar.

65. Jede Zeichnung bzw. Illustration transportiert ein einzelnes Konzept.

66. Sinn und Zweck des Lehrmediums wird der Zielgruppe deutlich vermittelt.

67. Schriftliches Material, das über längere Zeit verwendet wird, muss stabil sein.

68. Einfachere Inhalte gehen in logischer und geordneter Weise in komplexere Inhalte über.

69. Die verwendeten Beispiele verdeutlichen die zentralen Merkmale der zur Diskussion stehenden Konzepte und Vorstellungen.

70. Beispiele überbrücken das Gefälle zwischen dem, was die Zielgruppe schon weiß und dem zu vermittelnden Inhalt.

71. Die einheitliche Verwendung von Klein- oder Großbuchstaben erleichtert das Lesen.

72. Die Informationsflut des Materials (Menge an Informationen; unbekannte und unverständliche Informationen) ist der Zielgruppe angemessen.

73. Die wichtigsten Informationen werden in Fettdruck hervorgehoben.

Kasten 2-7: (Fortsetzung)

74. Zeichenabstand und Layout von Text und Zeichnungen sind ansprechend und angenehm für die Augen.

75. Der Text ist bündig ausgerichtet, um das Lesen zu erleichtern.

76. Lernziele und Unterrichtsinhalte beziehen sich aufeinander.

77. Das Aktiv ist dem Passiv vorzuziehen.

78. Lernziele beziehen sich auf das beabsichtigte Ergebnis.

79. Arabische Zahlen erleichtern das Lesen, wenn Zahlen im Text verwendet werden.

80. Das Deckblatt ist ansprechend gestaltet und auffällig.

81. Der Text ist ansprechend gestaltet.

82. Die ersten Zeilen eines Abschnitts erleichtern das Lesen.

83. Die Textränder sind breit genug und bieten Platz für Notizen.

84. Die Inhalte sind aktuell.

85. Das gesamte Material enthält genaue und schlüssige Zusammenfassungen der vermittelten Botschaft.

86. Zahlen werden als Zahl geschrieben, nicht als Zahlwort («2» anstelle von «zwei»).

87. Die dargelegten Inhalte stehen in logischer Beziehung zueinander und sind stimmig strukturiert.

88. Die verwendeten Farben sollten zur Stimmung des Themas passen.

Aus Bernier MJ: Establishing the psychometric properties of a scale for evaluating quality in printed education materials. *Patient Educ Couns* 29:283–299, 1996.

2.3
Fazit

Edukationsziele basieren darauf, die Lernbereitschaft und den Lernbedarf eines Patienten einzuschätzen. Sie bilden das Gerüst für den zu erstellenden Lehrplan. Ermittelt wird, welche Schulungsform und welche Lehrmedien für den Patienten geeignet sind, um die zur Erreichung der Ziele notwendigen Lernbedingungen zu schaffen. Lehrpläne führen diese Elemente zusammen und bilden den Leitfaden für die Umsetzung.

Übungsfragen

1. Eine Studie über Patienten mit Wunden, die auf einer Unfallstation behandelt worden waren, zeigte, dass diejenigen, die bei der Entlassung bebildertes Beratungsmaterial erhalten hatten, später anderthalbmal eher richtig reagierten als diejenigen, deren Material keine Bilder enthielt.[2] Verwundert Sie dieses Ergebnis?

2. Eine Mutter berichtet Ihnen, ihr Kind sei unbeholfen mit den Fingern. Sie stellen fest, dass das Kind altersmäßig normal entwickelt ist, jedoch davon profitieren würde, wenn es von außen Reize erhielte, die die Koordination

2 Punkte für optimal erfüllte Kriterien

1 Punkt für ausreichend erfüllte Kriterien

0 Punkte für nicht erfüllte Kriterien

NA (nicht anwendbar), wenn der Faktor nicht auf das vorliegende Material zutrifft

BEWERTETER FAKTOR	PUNKTZAHL	ANMERKUNG
1. INHALT		
(a) Zweck ist offensichtlich		
(b) Inhalt bezieht sich auf Verhaltensweisen		
(c) Umfang ist begrenzt		
(d) wiederholende Zusammenfassung ist eingeschlossen		
2. VERSTÄNDLICHKEIT		
(a) Lesbarkeitsgrad entspricht der Zielgruppe		
(b) Schreibstil: aktivischer Satzbau		
(c) allgemein verständliche Wortwahl		
(d) Kontext wird zuerst angesprochen		
(e) Gliederungselemente als Lernhilfen («Verkehrszeichen»)		
3. GRAFIK		
(a) Titelbild veranschaulicht den Zweck		
(b) Art der grafischen Darstellungen		
(c) Bedeutung der Illustrationen		
(d) Aufzählungen, Tabellen etc. werden erläutert		
(e) Grafiken sind beschriftet		
4. LAYOUT UND DRUCKBILD		
(a) Layoutelemente		
(b) typografische Elemente		
(c) Untergliederung («Chunking») vorhanden		
5. LERNSTIMULATION UND MOTIVATION		
(a) interaktive Elemente vorhanden		
(b) konkretes Verhalten wird beschrieben und veranschaulicht		
(c) Motivation: Selbstwirksamkeit		
6. KULTURELLE ANGEMESSENHEIT		
(a) in Logik, Sprache und Erfahrungswelt angemessen		
(b) kulturspezifische Metaphern und Beispiele		

erreichte Punktzahl: _____

mögliche Punktzahl: _____   Gesamtscore in %: _____

Abbildung 2-7: SAM-Schema (Suitability Assessment of Materials) Auswertungsbogen.

Lernziele	Inhalte	Schulungsart	Verände-rungen/ Anmerkungen	Ziele erfüllt (Datum, Unterschrift)
▪ Der Patient kann Aspekte einer vorübergehenden Besserung bzw. Verschlimmerung der Krankheit definieren.	▪ Infektion, Verletzung, Immunisierung, Stress, sich steigernde Veränderungen; bei Frauen Schwangerschaft und Geburt ▪ Wie werden vorübergehende Besserung bzw. Verschlimmerung der Krankheit erlebt?	▪ Erklärung ▪ Gespräch		
▪ Der Patient beschreibt die verschiedenen Möglichkeiten, Ressourcen der Gesellschaft zu nutzen.	▪ lokale und überregionale Multiple-Sklerose-Gesellschaften ▪ ambulante Pflegedienste ▪ ehrenamtliche Organisationen ▪ Selbsthilfegruppen ▪ Sozialarbeiter/Therapeuten ▪ berufliche Rehabilitationsmaßnahmen ▪ erweiterte und spezialisierte Gesundheitseinrichtungen ▪ finanzielle Beratung	▪ Erklärung ▪ Broschüre ▪ Film ▪ Rollenspiel		
▪ Der Patient benennt die Sicherheitsvorkehrungen, die beim Auftreten von Symptomen ergriffen werden müssen.	▪ Sicherheitsvorkehrungen bei vermindertem Empfindungsvermögen, Sehstörungen und motorischen Störungen	▪ Erklärung ▪ wechselseitige Demonstration ▪ Broschüre		
▪ Der Patient nimmt die Medikamente korrekt ein und erkennt die erwartete Wirkung, Nebenwirkungen und Wechselwirkungen mit rezeptfreien Medikamenten.	▪ Art und Weise der Medikamenteneinnahme und zu erwartende Wirkung und Nebenwirkungen von Kortikosteroiden, Immunmodulatoren, Cholinergika, Anticholinergika, Muskelrelaxanzien	▪ Erklärung ▪ wechselseitige Demonstration ▪ Rollenspiel		
▪ Der Patient ist körperlich aktiv, um Muskelkraft und Beweglichkeit zu erhalten	▪ Maßnahmen zur Prävention von Kontrakturen und Hautschäden ▪ Transfertechniken und geeignete Bewegungsmechanik ▪ Gebrauch von Hilfsmitteln und weitere Maßnahmen zur Minimierung neurologischer Defizite	▪ Erklärung ▪ wechselseitige Demonstration ▪ Film ▪ Rollenmodelle		
▪ Der Patient erkennt und behandelt Obstipation, Harnverhaltung oder Harnwegsinfektionen. Dazu zählt die richtige Selbstkatheterisierungstechnik oder Pflege eines Blasendauerkatheters.	▪ Feststellen und Behandeln von Obstipation, Harnverhaltung, Harnwegsinfektionen	▪ Erklärung ▪ wechselseitige Demonstration		

Abbildung 2-8: Beispiel eines Standardlehrplans zur Schulung von Patienten mit Multipler Sklerose.

Lernziele	Inhalte	Schulungsart	Veränderungen/ Anmerkungen	Ziele erfüllt (Datum, Unterschrift)
■ Der Patient erkennt Zeichen einer oberen Atemwegsinfektion und kann Maßnahmen ergreifen, um einer Ateminsuffizienz, Aspiration oder Atemwegsinfektion vorzubeugen.	■ Umgang mit Beschwerden wie Husten, vermehrtem Sekret aus Nase und Atemwegen, Unverträglichkeit von kalter Luft, Fieber (38 °C), Schluckstörungen	■ Erklärung ■ Film		
■ Der Patient kann die Ernährung entsprechend umstellen.	■ nährstoffreiche und ausgewogene Ernährung ■ weiche Kost für Patienten mit Kauproblemen ■ ballaststoffreiche Kost bei Obstipation	■ Erklärung ■ Film ■ Broschüre ■ Rollenmodelle		
■ Der Patient versteht, dass der Nachsorge eine wichtige Bedeutung zukommt, wenn die gewünschten Ergebnisse erreicht werden sollen.	■ Arztbesuche ■ Physiotherapie ■ Ergotherapie ■ Sprech-, Sexual- oder psychologische Beratung	■ Erklärung ■ Broschüre ■ Film		

Ressourcen des Patienten:

Schulungsart	Unterschrift	Kürzel

Abbildung 2-8: Beispiel eines Standardlehrplans zur Schulung von Patienten mit Multipler Sklerose (Fortsetzung).

Einfacher klinischer Behandlungspfad (Clinical Pathway)
Name des Patienten
Hauptdiagnose   **Aufnahmedatum**

Versorgungsstandard	Anzahl der Besuche	Ergebnis	Kürzel
körperliche und geistige Untersuchung Kontrolle von Vitalzeichen, Blutdruck, geistigem und körperlichem Zustand, Wirkung der Medikamente	bei jedem Besuch	■ Temperatur, Puls, Blutdruck im Normbereich ■ Die Medikation zeigt gewünschte Wirkung	
Beurteilung des Lernbedarfs Pathophysiologie der Krankheit mit ■ Definition ■ Ursache ■ Verlauf ■ Ursachen für eine Krankheitsverschlimmerung ■ Komplikationen	1 – 3	■ Der Patient und seine Angehörigen verstehen die Informationen über die Zusammenhänge der krankhaften Prozesse im Körper.	
Schulung zur Medikamenteneinnahme ■ Anwendung ■ Nebenwirkungen ■ Komplikationen	1 – 3	■ Der Patient und seine Angehörigen können Informationen zu ihren Medikamenten geben und so verdeutlichen, dass sie die Erklärungen verstanden haben.	
Behandlungen/Maßnahmen	1 – 3	■ Der Patient kann Gründe für die Maßnahme benennen und so verdeutlichen, dass er sie verstanden hat. Er kann die Maßnahme zudem selbständig durchführen.	
sicherheitsrelevante Maßnahmen ■ Notfallmaßnahmen ■ allgemeine Vorsichtsmaßnahmen ■ häusliche Sicherheit	1 1 – 2 1 – 2	■ Der Patient kann im Notfall handeln und sich selbst vor Problemen hinsichtlich Sicherheit und Infektionskontrolle schützen.	
Planung der Entlassung Eine weitere Betreuung ist erforderlich, um die Ressourcen des Patienten zu fördern.	1 – 2	■ Der Patient und seine Angehörigen verstehen die Entlassungsunterweisungen. ■ Patient erklärt, dass er die Notwendigkeit weiterer ärztlicher Betreuung verstanden hat.	

Qualitätsmanagement
Wurde der klinische Behandlungspfad eingehalten?

Datum		ja	nein		Datum	ja	nein
Datum		ja	nein		Datum	ja	nein

Wenn der klinische Behandlungspfad nicht eingehalten wurde, wonach wurde dann gehandelt?

Datum	Variante
Aktionsplan	
Datum	Variante
Aktionsplan	Variante

Aus Freeman SR, Chambers KA: Home health care: clinical pathways and quality integration. *Nurs Manag* 28:45 – 48, 1999.

Abbildung 2-9: Einfacher klinischer Behandlungspfad.

zwischen Augen und Händen und das Greifen fördern. Welche allgemeinen Schulungsansätze eignen sich hier?

Literaturhinweise

1. Aldrige MD: Writing and designing readable patient education materials. *Nephrol Nurs J* 31:373–377, 2004.

2. Austin PE and others: Discharge instructions: do illustrations help our patients understand them? *Ann Emerg Med* 25:317–320, 1995.

3. Baker DW, Parker RM, Williams MV, Clark WS: Health literacy and the risk of hospital admission. *J Gen Intern Med* 13:791–798, 1998.

4. Barry MJ: Health decision aids to facilitate shared decision making in office practice. *Ann Intern Med* 136:127–135, 2002.

5. Bernier MJ: Establishing the psychometric properties of a scale for evaluating quality in printed education materials. *Patient Educ Couns* 29:283–299, 1996.

6. Borrayo EA: Where's Maria? A video to increase awareness about breast cancer and mammography screening among low-literacy Latinas. *Prev Med* 39:99–110, 2004.

7. Brennan PF, Moore SM, Smyth KA: The effects of a special computer network on caregivers of persons with Alzheimer's disease. *Nurs Res* 44:166–172, 1995.

8. Bulechek GM and others: Nursing interventions used in practice. *Am J Nurs* 94:59–64, 1994.

9. Buxton T: Effective ways to improve health education materials. *J Health Educ* 30:47–50, 61, 1999.

10. Cobussen-Boekhorst JGL, Van Der Weide M, Feitz WFJ, De Gier RPE: Using an instructional model to teach clean intermittent catheterization to children. *BJU Internat* 85:551–553, 2000.

11. Colagiuri R, Colagiuri S, Naidu V: Can patients set their own educational priorities? *Diabetes Res Clin Pract* 30:131–136, 1995.

12. Crowe L, Billingsley JI: The rowdy reactors: maintaining a support group for teenagers with diabetes. *Diabetes Educ* 16:39–43, 1990.

13. Davis TL and others: Practical assessment of adult literacy in health care. *Health Educ Behav* 25:613–624, 1998.

14. DeBasio N, Rodenhausen N: The group experience: meeting the psychological needs of patients with ventricular tachycardia. *Heart Lung* 13:597–602, 1984.

15. Doak CC, Doak LG, Root JH: *Teaching patients with low literacy skills,* ed 2, Philadelphia, 1996, Lippincott.

16. Dooley AR: A collaborative model for creating patient education resources. *Am J Health Behav* 20:15–19, 1996.

17. Freda MC, Damus K, Merkatz IR: Evaluation of the readability of ACOG patient education pamphlets. *Obstet Gynecol* 93:771–774, 1999.

18. Freeman SR, Chambers KA: Home health care: clinical pathways and quality integration. *Nurs Manag* 28:45–48, 1999.

19. Gagliano ME: A literature review on the efficacy of video in patient education. *J Med Educ* 63:785–792, 1988.

20. Graber MA, Roller CM, Kaeble B: Readability levels of patient education material on the World Wide Web. *J Fam Pract* 48:58–61, 1999.

21. Green MJ and others: Effect of a computer-based decision aid on knowledge, perceptions and intentions about genetic testing for breast cancer susceptibility. *JAMA* 292:442–452, 2004.

22. Greene VL, Monahan DJ: The effect of a professional guided caregiver support and education group on institutionalization of care receivers. *Gerontologist* 27:716–721, 1987.

23. Gronlund NE: *Writing instructional objectives for teaching and assessment,* 7th ed, Upper Saddle River, NJ, 2004, Pearson Merrill Prentice Hall.

24. Holt CI, Kyles A, Wiebagen T, Casey C: Development of a spiritually based breast cancer educational booklet for African-American women. *Cancer Control* 10 (5 Suppl): 37–44, 2003.

25. Houts PS and others: Using pictographs to enhance recall and spoken medical instructions. *Patient Educ Couns* 35:83–88, 1998.

26. Iowa Intervention Project: Validation and coding of the NIC taxonomy structure. *Image* 27:43–49, 1995.

27. Jacobs MK, Goodman G: Psychology and self-help groups. *Am Psychol* 44:536–545, 1989.

28. Janz NK, Becher MH, Hartman PE: Contingency contracting to enhance patient compliance: a review. *Patient Educ Couns* 5:164–178, 1984.

29. Kozma RB: Learning with media. *Rev Educ Res* 61:179–211, 1991.

30. Kulik JA, Mahler HIM: Effects of preoperative roommate assignments on preoperative anxiety and recovery from coronary bypass surgery. *Health Psychol* 6:525–543, 1987.

31. Kwon HS and others: Establishment of blood glucose monitoring system using the internet. *Diabetes Care* 27:478–483, 2004.

32. Lasater L, Mehler PS: The illiterate patient: screening and management. *Hosp Pract* 33:163–170, 1998.

33. Man-Son-Hing M and others: Development of a decision aid for patients with atrial fibrillation who are considerung antithrombotic therapy. *J Gen Intern Med* 15:723–730, 2000.

34. Massett HA: Appropriateness of Hispanic print materials: a content analysis. *Health Educ Res* 11:231–242, 1996.

35. Mayeaux EJ and others: Improving patient education for patients with low literacy skills. *Am Fam Physician* 53:205–211, 1996.

36. Myers RE, Shepard-White F: Evaluation of adequacy of reading level and readability of psychotropic medication handouts. *J Am Psychiatr Nurses Assoc* 10:55–59, 2004.

37. Nurss JR, Parker RM, Williams MV, Baker DW: *Test of functional health literacy in adults.* Atlanta, 1995, Center for the Study of Adult Literacy, Georgia State University.

38. O'Connor AM and others: Decision aids for patients considering options affecting cancer outcomes: evidence of efficacy and policy implications. *Monogr Natl Cancer Inst* 25:67–80, 1999.

39. Reis J, Trockel M, King T, Remmert D: Computerized training in breast self-examination. *Cancer Nurs* 27:162–168, 2004.

40. Rothman RL and others: Influence of patient literacy on the effectiveness of a primary care-based diabetes disease management program. *JAMA* 292:1711–1716, 2004.

41. Walling AM, Maliski S, Bogorad A, Litwin MS: Assessment of content completeness and accuracy of prostate cancer patient education materials. *Patient Educ Coun* 54:337–343, 2004.

3 Evaluation der Patientenedukation

Durch Evaluation wird der Wert einer Sache ermittelt, indem diese mit einem Standard verglichen und danach beurteilt wird. Ein Standard wird in der Regel als Lernziel formuliert und aufgrund praktischer Erfahrungen oder Untersuchungen definiert. Die Evaluation kann mehreren Zwecken dienen. Beispielsweise kann sie dem Lernen eine Richtung geben und motivieren, weil sie Hinweise auf Kompetenzen des Patienten gibt, die dieser erlangen sollte. Sie ist auch hilfreich, wenn beurteilt werden soll, ob einem Patienten ein bestimmter Grad an Kompetenz bescheinigt werden kann. Allerdings werden bei der Patientenedukation im Allgemeinen keine formalen Bescheinigungen ausgestellt. Die Evaluation von Lernprozessen bietet häufig die Basis für die Beurteilung, ob ein Patient beispielsweise nach Hause entlassen werden kann. Sie verstärkt zudem das korrekte Verhalten des Lernenden und hilft dem Lehrenden, die Effizienz seiner edukativen Maßnahmen zu ermitteln. Es ist in jeder Situation wichtig, zunächst den Zweck der Evaluation zu durchdenken.

Wurde erst einmal der Standard erstellt, ist der nächste Schritt, zu evaluierende Aufgaben für den Lernenden festzulegen. Uneindeutige Aufgaben führen zu fehlerhaften Aussagen und Rückschlüssen darüber, wie viel ein Patient gelernt hat – mit dem Ergebnis, dass der Lernende keine Orientierung mehr hat. Die Hinweise, die Sie erhalten, werden mit Kriterien oder Standards für eine adäquate Durchführung der Aufgabe verglichen und danach beurteilt, ob die Aufgabe angemessen oder nicht angemessen bewältigt wurde. Kommen Sie zu dem Ergebnis, dass der Patient nicht das gelernt hat, was als Standard erfasst wurde, können Fehler gezielt erklärt und korrigiert, richtiges Verhalten gezeigt und auch der Unterricht verbessert werden.

Die Evaluation von Edukationsprogrammen für Patienten ist auch dann notwendig, wenn Patientengruppen über einen bestimmten Zeitraum hinweg geschult werden. Sie zeigt auf, in welcher Richtung das Lernen des Einzelnen und wie das Programm insgesamt verbessert werden kann.

In der Praxis der Patientenedukation wird die zweckbestimmte Evaluation derzeit nicht routinemäßig durchgeführt. Tatsächlich werden Lernziele (als Basis der Evaluation) häufig nicht deutlich formuliert und die für Patienten brauchbarsten Ergebnisse der Patientenedukation (nämlich die Problemlösung in Situationen des realen Lebens) häufig nicht genutzt. Beispielsweise ist das gängigste Maß, nach dem das Ergebnis einer erfolgreichen Diabetesschulung beurteilt wird, das Wissen des Patienten über glykosyliertes Hämoglobin. Dieses Wissen scheint notwendig, jedoch nicht ausreichend für ein adäquates Selbstmanagement der Krankheit zu sein. Deshalb sollte die Messgröße «Wissen» vielleicht als eine auf dem Weg zu anderen Ergebnissen betrachtet werden.[4] HbA1c ist ein physiologischer Messwert des Blutzuckerspiegels über einen Zeitraum von drei Monaten und wird von vielen anderen Faktoren außer Kompetenz und Wissen des Patienten beeinflusst.

Der Erfolg einer Behandlung wird in der Regel an der Mortalitätsrate, Messungen physiologischer Vorgänge wie Blutdruck, Labortests, Röntgenbefunde und definierbaren klinischen Ereignissen gemessen. Zunehmend werden allerdings auch die Wahrnehmungen des Patienten im Hinblick auf Symptome, Funktionsfähigkeit im täglichen Leben, Zufriedenheit mit der Versorgung und Fähigkeiten, Gesundheitsentscheidungen treffen zu können als wichtig und prognostisch hinsichtlich seiner zukünftigen Inanspruchnahme von medizinischer Versorgung angesehen.[1] Es gibt ein Klassifikationssystem zur Beurteilung von Ergebnissen pflegerischer Leistungen, die enger in Verbindung mit Ergebnissen der Patientenedukation stehen.[8] Zu den für die Patientenedukation relevanten Ergebnissen zählen die Kontrolle der Angst, die Kompetenzen des Pflegenden, die wahrgenommene Kompetenz eine Aufgabe zu bewältigen und das Einhalten eines adäquaten Gesundheitsverhaltens. Lorig et al.[10] definieren eine Reihe von Ergebnissen, die mithilfe von Schulung zum Selbstmanagement von chronischen Krankheiten erreicht werden können. Sie umfassen das Selbstmanagementverhalten (z. B. sportliche Betätigung, Umgang mit kognitiven Symptomen, Bewältigung von psychischem Stress, Inanspruchnahme von örtlichen Dienstleistungen und Kommunikation mit Gesundheitsdiensten) und die Selbstwirksamkeit des Selbstmanagementverhaltens hinsichtlich der allgemeinen Krankheitsbewältigung sowie des Erreichens von Ergebnissen wie Umgang mit Depressionen, Symptomen, körperlicher Behinderung und eingeschränkter gesellschaftlicher Rolle.

Obwohl viele formale Messwerkzeuge zur Verfügung stehen, werden sie innerhalb der klinischen Praxis nicht routinemäßig genutzt. Die Anwendung von Messinstrumenten mit geeigneten psychometrischen Eigenschaften ist jedoch sinnvoll, denn nur so wird die Beurteilung der klinischen Praxis objektiver und verlässlicher. Immer häufiger bilden Disease-Management-Programme die organisatorische Struktur, innerhalb der Ergebnisse beurteilt und Pflegeprozesse verbessert werden. Die Prüfung einer Krankenhauseinweisung macht möglicherweise deutlich, dass sie deshalb erforderlich war, weil der Patient keine ausreichenden Kompetenzen zur Selbstversorgung erworben hat. Bei der Prüfung des Falls legt die betreuende Fachkraft (Nurse Case Manager) fest, dass eine Schulung zum Selbstmanagement erforderlich ist. Anschließend wird die Genesung des Patienten verfolgt, um zu sehen, ob die Schulung effektiv war.

3.1
Verhalten messbar machen

Will man Verhalten messen, muss man es beobachten, was mehr oder weniger direkt erfolgt. Beobachtung ist noch direkter, wenn die Messmethode das wirkliche Verhalten unter normalen Bedingungen berücksichtigt und wenn der Beobachtende weiß, was das Verhalten zu bedeuten hat. Beobachtung erfolgt weniger direkt, wenn nach einer Methode gemessen wird, die die Reaktion des Menschen in Ersatzsituationen betrachtet. Diese können zu einem großen Teil verbal stattfinden und erfordern vom Beobachter, Rückschlüsse über die beabsichtigte Bedeutung zu ziehen. Jede Methode weist bestimmte Schwächen auf, die zu Fehlmessungen führen können.

Da ein wesentlicher Zweck von Messung und Evaluation darin besteht, voraussagen zu können, wie sich ein Mensch in Zukunft verhält, ist es besser, diese Voraussage auf die Beobachtung von wirklichem Verhalten zu stellen (direkte Messung). Was jemand sagt, das er tun wird, und was er tatsächlich tut, kann sehr unterschiedlich sein. Menschen zeigen häufig eine Reaktion, die ihnen als gesellschaftlich akzeptabel erscheint, als dass sie ihre wirklichen Gefühle verraten. Das Verhalten eines Menschen dann zu beobachten, wenn dieser es nicht merkt, bietet die beste Gelegenheit zur genauen Einschätzung.

Obwohl die indirekte Messung Fehler aufweist, bietet sie auch Vorteile, die in hohem Maße zu einer genauen Beurteilung beitragen können. Ein natürliches Verhalten ist häufig unerreichbar, weil es privat, in zwischenmenschlichen Beziehungen stattfindet. Natürliches Verhalten zeigt sich möglicherweise nicht oft und wenn, dann in ganz unterschiedlichen Situationen. Beispielsweise kann es als Reaktion auf Notfallsituationen zum Vorschein kommen, die Reanimationsmaßnahmen erforderlich machen wie bei einem Insulinschock, bei diabetischem Koma oder Vergiftungen bei Kindern. Natürliches Verhalten zeigt sich möglicherweise nur dann, wenn kein Beobachter anwesend ist. Die Strategie hinter den meisten Testverfahren zur indirekten Messung von Verhalten besteht darin, eine gestellte Situation so zu präsentieren, dass dem Beobachter das gewünschte Verhalten in einer schriftlichen, mündlichen oder praktischen Form entlockt wird. Die Testergebnisse zur Beurteilung komplexer Verhaltensweisen sind genauer, wenn der Lernende auf filmisch dargestellte anstelle von schriftlich gefassten Testsituationen reagiert.

Bisher wurden in diesem Kapitel mehrere größere Fehlerquellen aufgezeigt, die das Messen von Verhalten beeinträchtigen können. Eine Fehlerquelle liegt in der permanenten Möglichkeit, dass die indirekte Messung ein falsches Bild des Verhaltens zeichnet, eine zweite in der Komplexität von Verhalten. Vielleicht ist es auch bei direkter Beobachtung nicht möglich, die Ursachen für ein bestimmtes Verhalten zu entdecken oder Denkmuster und Einstellungen zu messen. Eine dritte Fehlerquelle ist das verzerrte Bild, welches durch die Wahrnehmung des Beobachters entsteht. Dieser kann nicht auf alles achten oder sich alles einprägen. Er neigt dazu, Verhalten seiner eigenen Sichtweise entsprechend zu interpretieren. Eine vierte Fehlerquelle ist die Stichprobe. Es ist häufig zeitlich und vom Aufwand her nicht machbar, das Verhalten eines Einzelnen oder einer Gruppe wiederholt zu beobachten, um je nach Tag und Situation Unterschiede zu entdecken. Ebenso wenig ist es möglich, alle Wissensaspekte eines Menschen über einen bestimmten Gegenstand aufzunehmen. Fehler können auf einen akzeptablen Level reduziert werden, wenn über einen längeren Zeitraum hinweg in allgemeinen Bereichen des entsprechenden Themas immer wieder Stichproben gemacht werden.

Bis zu welchem Maß Fehlerhaftigkeit zulässig ist, hängt von der Prognose, den getroffenen Entscheidungen und von der Genauigkeit der besten verfügbaren Messmethode ab. Im konkreten Fall sollte sich die schulende Person mehr mit demjenigen befassen, der wissen muss, wie das Tracheostoma seines Kindes zuhause versorgt wird, als mit demjenigen, der Kenntnisse zur Schwangerschaftsgymnastik erwerben soll. In beiden Fällen würde die Verhaltensbeobachtung geeignete Informationen zur Evaluation liefern. Wie die Betreuungsperson das Tracheostoma versorgt, sollte viele Male beobachtet und ihr Verhalten anhand objektiver Kriterien von Fachleuten gemessen werden. Zur Beurteilung, ob der Lernende den Sachverhalt verstanden hat, können mündliche oder schriftliche Fragen die Beobachtung ergänzen. Dazu kann der Lernende danach gefragt werden, was er tun muss, wenn der Tubus herausrutscht oder warum das Absaugen auf eine spezielle Art zu erfolgen hat. Alle Messmethoden sind für bestimmte Fehler anfällig. Um zu einer Entscheidung zu kommen, ist häufig die Anwendung einer Kombination von Methoden hilfreich, da sie die besten Informationen liefert.

Wenn ein bestimmtes Verhalten gemessen werden soll, muss es dokumentiert werden. Es ist nicht nur schwierig, alles aufzuzeichnen, was passiert, sondern auch nicht sinnvoll, diese Masse an Informationen zu erfassen. Der Leitfaden dafür, ob ein bestimmtes Verhalten dokumentiert werden soll, ist die Aufstellung von Zielen. Wenn die Zielsetzungen alle in Kapitel 2 herausgestellten Anforderungen an Genauigkeit und Deutlichkeit erfüllen, ist es wesentlich einfacher zu entscheiden, welche Informationen erfasst werden sollten und welche nicht. Vergegenwärtigen Sie sich den Unterschied im Versuch, diese beiden Patientenziele zu evaluieren: (1) Der Patient sollte Injektionsorte kennen; (2) der Patient sollte in der Lage sein, fünf Areale auf seiner Haut einzuzeichnen, die sich zur Insulininjektion eignen. Es ist schwierig, Inhalt und Verhalten von Ziel 1 festzulegen und zu messen. Beachten Sie, dass keine Zeit vorgegeben wird, innerhalb der dieses Ziel erreicht werden soll. Eine zeitliche Einschränkung ist nur dann erforderlich, wenn das bestimmte Verhalten schnell erlernt werden muss.

3.1.1
Beurteilungsskalen und Checklisten

In einem Film ist Verhalten sehr gut dokumentierbar. Der Film bietet den zusätzlichen Vorteil, dass er mit dem Lernenden besprochen werden kann, um ihm Rückmeldung darüber zu geben, wie er die zu erfüllende Aufgabe bewältigt hat. Jedoch kann ein Film keine Gedanken zeigen, wenn sie der Gefilmte während der Aufnahme nicht verbalisiert. Für sich genommen verdichtet der Film nicht die Art des gesehenen Verhaltens, er verdeutlicht auch nicht die Bedeutung hinsichtlich der erstrebten Ziele. Hierzu eignet sich eher eine Beurteilungsskala, die das auf die konkrete Sache bezogene Verhalten in Worten beschreibt (verankert).

Um fehlerhafte Messungen und Fehlinterpretationen zu vermeiden, müssen Beurteilungsskalen genau formuliert werden. Die in **Kasten 3-1** aufgeführte Beurteilungsskala kann beispielsweise so präzise gefasst werden, dass mehrere Lehrpersonen das Verhalten des Lernenden unabhängig voneinander und ohne große Abweichungen in den einzelnen der drei Kategorien einstufen können. Wird keine Übereinstimmung erzielt, sollten die einzelnen Ziele vielleicht deutlicher formuliert werden. Eine eindeutige und genaue Skala kann von jeder Pflegekraft eigenständig verwendet werden.

Sicherlich kann ein Patient auch in verschiedene Verhaltenskategorien gleichzeitig passen (s. Verhaltensbeschreibungen in **Kasten 3-1**. Beispielsweise kontaminiert er vielleicht ziemlich oft Spritze und Nadel (niedrigste Stufe), kann jedoch recht gut Blasen aus der Spritze entfernen und genau messen (höchste Stufe). Verhaltenskategorien sind auf der Beurteilungsskala gewöhnlich nebeneinander angeordnet, weil bestimmte Fähigkeiten vergleichbare Koordinationsgrade beinhalten. Der Unterschied mag sein, dass der Lernende achtlos gegenüber der Kontaminierung ist. Kontrollen können – neben individuellen Statements – auch außerhalb der in **Kasten 3-1** beschriebenen Kompetenzgrade gemacht werden. Eine solche Vorgehensweise stellt sicher, dass dem Lehrer keine Informationen über die Aufgabenbewältigung des Lernenden entgehen.

Eine andere Möglichkeit wäre, verschiedene Skalen jeweils für ein untergeordnetes Ziel zu entwickeln, also eine Skala zur Beurteilung der

---

Kasten 3-1: Beispiel einer Beurteilungsskala.

untergeordnetes Ziel: Der Patient ist in der Lage, mit einer 2-ml-Spritze und einer 22-Gauge-Kanüle 1 ml wässrige Injektionslösung steril aus einer 2-ml-Ampulle aufzuziehen.

Der Patient kontaminiert Spritze, Nadel oder Stechampulle immer und kann die Kanüle nicht durch die Membran stechen. Der Patient bemerkt Fehler meist nicht und wenn, dann weiß er häufig nicht, wie er sie korrigieren kann.	Der Patient kontaminiert Spritze, Nadel oder Stechampulle nur gelegentlich und kann die Kanüle durch die Membran stechen. Hat Probleme, die genaue Flüssigkeitsmenge aufzuziehen (+/– 0,1 ml). Erkennt in der Regel Fehler und korrigiert sie selbst.	Der Patient kontaminiert Spritze, Nadel oder Stechampulle nur selten. Kann die gesamte Flüssigkeitsmenge aufziehen, ohne die Kanüle zu beschädigen. Kann innerhalb des 0,1-ml-Bereichs abmessen, auch wenn Blasen vorhanden sind. Kann Kanüle oder Spritze austauschen, wenn diese defekt oder kontaminiert sind. Korrigiert Fehler selbstständig.

(Weitere Skalen können für andere untergeordnete Ziele hinsichtlich der Fähigkeit zur Injektionsgabe entwickelt werden.)

Sterilität, eine zur Beurteilung, ob die richtige Flüssigkeitsmenge aufgezogen wird etc. In der Regel wird unter jeder Skala Platz für Kommentare gelassen. Eine präzise verfasste Beurteilungsskala beinhaltet alle sachdienlichen Punkte und erfordert selten extra geschriebene Kommentare. Diese Form wurde entwickelt, um zu verhindern, dass Verhaltensweisen von Patienten ausführlich beschrieben werden.

Bei der Erstellung von Beurteilungsskalen sind – neben präzise formulierten Beschreibungen – auch noch andere Faktoren wichtig, um sie zu einem aussagekräftigen Messinstrument zu machen. Ein Faktor ist die Anzahl von Leistungsstufen der Verhaltenskategorien. In **Kasten 3-1** werden drei Leistungsstufen aufgeführt, weil es für den Beobachter schwierig ist, zwischen mehr als fünf zu unterscheiden. In einer Kategorie können vier bis fünf Einzelkompetenzen aufgeführt werden. Beachten Sie, dass die in **Kasten 3-1** beschriebenen Einzelkompetenzen für das zu erreichende untergeordnete Ziel entscheidend sind, nämlich aseptisches Vorgehen, genaue Messung und die Fähigkeit, Fehler zu erkennen und sie zu korrigieren. Parameter wie «die Nadel präzise in der Mitte der Membran einzustechen» oder eine besondere Art, wie die Spritze gehalten werden sollte, werden als unwesentlich erachtet. Im Folgenden wird eine Beispielcheckliste aufgezeigt, die anstelle der in **Kasten 3-1** gezeigten Beurteilungsskala verwendet werden könnte.

Checkliste:

- desinfiziert Gummistopfen der Stechampulle

- durchsticht ohne Kontamination Gummistopfen mit der Nadel

- zieht die gesamte Flüssigkeit aus der Ampulle auf

- entfernt überschüssige Luft in der Spritze ohne Flüssigkeitsverlust

- kann korrekte Flüssigkeitsmenge (+/− 0,1 ml) abmessen.

Die **Kästen 3-2, 3-3 und 3-4** zeigen Beispiele von Beurteilungsskalen zur Brustselbstuntersuchung,

Patientenzufriedenheit und Beurteilung der Nabelschnur von Neugeborenen. Liefern diese Messinstrumente wichtige Informationen? Sind die wichtigsten Elemente erfasst oder sind einige wichtiger als andere? Wenn ja, sollten diese markiert werden, damit Patienten, die gerade wichtige Schritte nicht durchführen können, identifiziert werden? Würden zwei verschiedene Pflegefachkräfte, die beispielsweise eine Patientin bei der Durchführung der Brustselbstuntersuchung beobachten, die gleiche Punktzahl ver-

---

Kasten 3-2: Beurteilungsskala zur Einschätzung, ob die Untersuchung der Brust selbstständig durchgeführt werden kann.

Inspektion
- Arme seitlich des Körpers
- Arme über dem Kopf
- Hände auf den Hüften
- nach vorne gebeugt
- Inspektion auf Symmetrie, Größe und Form der Brust
- Inspektion auf Faltenbildung und Vertiefungen
- Untersuchung der Haut auf Farbe, Beschaffenheit und Verletzungen
- **Gesamtinspektion**

Palpation
- Hand hinter dem Kopf
- Untersuchungsbeginn bei 12 Uhr
- Untersuchung aller Brustregionen
- genaue Untersuchung des oberen äußeren Quadranten
- Untersuchung in zirkulierenden Bewegungen
- Palpation mit den Fingerbeeren
- bei der Palpation wird fest und tief ins Gewebe gedrückt
- Brustwarze wird zusammengedrückt
- Abtasten der Achselregion
- **Gesamtpalpation**

gesamt

Aus Wood RY: Reliability and validity of a breast self examination proficiency rating instrument. *Eval Health Prof* 17:418–435, 1994.

Kasten 3-3: Patientenzufriedenheit mit Entscheidungen.

Sie haben darüber nachgedacht, sich von Ihrem Arzt hinsichtlich einer Hormonersatztherapie beraten zu lassen. Beantworten Sie die **nebenstehenden Aussagen** zu Ihrer Entscheidung. Bitte zeigen Sie auf, inwieweit jede Aussage ZUM JETZIGEN ZEITPUNKT für Sie richtig ist.

Beantworten Sie die Fragen nach der folgenden Skala:

1 = ich stimme absolut nicht zu
2 = ich stimme nicht zu
3 = weiß nicht
4 = ich stimme zu
5 = ich stimme auf jeden Fall zu

- Ich bin zufrieden damit, dass ich über die für meine Entscheidung wichtigen Problempunkte ausreichend informiert worden bin.

- Die von mir getroffene Entscheidung war für mich persönlich die bestmögliche.

- Ich bin zufrieden, dass meine Entscheidung mit meinen persönlichen Werten übereinstimmt.

- Ich hoffe, dass ich die von mir getroffene Entscheidung erfolgreich umsetzen kann (oder weiterhin umsetzen kann).

- Ich bin zufrieden damit, dass ich diese Entscheidung treffen musste.

- Ich bin mit meiner Entscheidung zufrieden.

Aus Holmes-Rovner M et al.: Patient satisfaction with health care decisions. *Med Decis Making* 16:58–64, 1996.

Kasten 3-4: Skala zur Beurteilung der Nabelschnur von Neugeborenen.

Punkte	Rötung	Sekret-austritt	Geruch	Trockenheit	Sonstige/Anmerkungen
0	nein	nein	nein	hart	
1	innerhalb 0,3 cm der Nabelschnur		ja	trocknet ab	
2	innerhalb 0,6 cm der Nabelschnur	rötlich		weich und feucht	
3	innerhalb 1,3 cm der Nabelschnur	gelblich		nass	

Beachte: Etwas Blut aus dem Nabel ist normal, wenn der Nabelschnurrest an der Windel anliegt. Eine Infektion liegt dann vor, wenn 7–10 Punkte erreicht wurden.

Sind Eiterbläschen vorhanden?

_____ ja
_____ nein
Wenn ja, wie lange schon?_____
Wo?_____

Nachdruck mit Genehmigung von AWHONN © 1999. Aus Ford LA, Ritchie JA: Maternal perceptions of newborn umbilical cord treatments and healing. *J Obstet Gynecol Neonatal Nurs* 28:506, 1999.

geben? Wäre es hilfreich, für jeden Schritt weitere Beschreibungsfaktoren einer korrekten Aufgabenerfüllung einzuschließen?

3.1.2
Mündliche Befragung

Die mündliche Befragung ist eine flexible Methode, mit der Verhalten gemessen werden kann. Sie wird häufig in Kombination mit anderen Techniken wie der Beobachtung verwendet, um auch solche Verhaltensweisen zu erfassen, die nicht durch das Beobachten allein deutlich werden. Beispielsweise kann die Pflegekraft den Patienten befragen, um zu ermitteln, ob er die Grundlagen zur Umsetzung einer psychomotorischen Fertigkeit verstanden hat. Die mündliche Befragung gestattet auch die Konstruktion hypothetischer Situationen, die in der tatsächlichen Lehrumgebung nicht vorhanden sind. Ein Patient, der lernt, sein Kolostoma zu spülen, kann zum Beispiel gefragt werden, warum er das Material auf diese Weise vorbereitet. Eine Mutter kann gefragt werden, was sie tun würde, wenn ihr Baby blau anliefe, wozu eine Demonstration von Wiederbelebungstechniken zählen könnte.

Die Methode der mündlichen Befragung kann, was den Zeitaufwand anbelangt, teuer sein – insbesondere dann, wenn sie in der Form umgesetzt wird, dass ein Lernender von einem Lehrer betreut wird. Der Vorteil einer mündlichen Befragung gegenüber einem schriftlichen Test besteht darin, dass der Lehrer sofort weiß, ob der Lernende die Frage verstanden hat. Zudem kann er ihm sofort rückmelden, ob die gegebene Antwort richtig ist. In einer Gruppensituation ist die Art des direkten Austauschs begrenzt, obwohl die Reaktion eines Lernenden auf die Antwort eines anderen Lernenden sehr edukativ sein kann. In großen Gruppen gehen die Vorteile der mündlichen Befragung oft verloren, weil nicht jeder auf eine mündlich gestellte Frage mündlich antworten kann. Er könnte es höchstens schriftlich tun.

Die verbale Natur mündlicher und schriftlicher Fragen kann für Menschen, die Schwierigkeiten haben sich auszudrücken, ein Hindernis sein. Für viele Menschen ist der mündliche Ausdruck wahrscheinlich leichter als der schriftliche. Außerdem scheint es oft, als ob diejenigen, die sich verbal gut ausdrücken können, auch mehr wüssten. Deshalb liefern kombinierte Methoden wie Verhaltensbeobachtung und mündliche Fragen häufig ein deutlicheres Bild als eine einzige Methode.

Die Meinung, dass die mündliche Befragung seitens des Lehrenden nicht vieler Vorbereitung bedarf, ist falsch, denn die Fragen müssen sehr sorgfältig formuliert werden, damit sie (1) der Lernende verstehen kann und (2) das Lernziel überprüfen. Sie müssen genau durchdacht sein, um zu vermeiden, dass der Patient so antwortet, wie es wünschenswert wäre oder das antwortet, was der Lehrende hören will, was wiederum eine unsachgemäße Wiederholung der eben vermittelten Lerninhalte sein kann. Ein solcher Umstand deutet möglicherweise darauf hin, dass der Lernende den Sachverhalt nicht gut genug verstanden hat, um ihn mit eigenen Worten wiederzugeben.

3.1.3
Schriftliche Messverfahren

Schriftliche Messverfahren erfolgen indirekt und erfordern vom Lernenden zumindest eine geringe Lesekompetenz und Kenntnis darüber, wie ein Test durchgeführt wird.

Testverfahren werden in einer Einrichtung von einzelnen oder mehreren Schulungspersonen gemeinsam entwickelt und dort durchgeführt. Möglicherweise werden sie von anderen Institutionen bearbeitet und veröffentlicht oder von Testfachleuten entwickelt und verkauft. Kommerziell vertriebene Testverfahren sollten ein Handbuch mit Informationen enthalten, das den Zweck des Tests erklärt. Zudem sollte das Handbuch einen Nachweis dafür liefern, dass der Test exakt die Zielsetzungen misst, die er zu messen behauptet, und dass er dies zuverlässig tut. Des Weiteren sollte belegt sein, wie gut der Test das Sachgebiet abdeckt. Wenn ein Testverfahren beispielsweise Kenntnisse über Ernährung beurteilt, sollte es Fragen zu allen grundlegenden Konzepten heutiger Ernährungsformen enthalten. Diese Qualität eines Testverfahrens wird als Inhaltsvalidität bezeichnet. Zusätzliche Informationen sollten beschreiben, wie eng die Testauswertung zum derzeitig realen Verhalten des Patienten (gleichzeitige Validität) oder zum zukünftigen Verhalten (prädiktive Validität) steht. Wenn ein Patient im Test beispielsweise eine hohe Punktzahl erzielt, heißt das dann, dass er sich zum derzeitigen Zeitpunkt adäquat selbst versorgen kann? Kann er sich in Zukunft adäquat selbst versorgen? Eine ähnliche Art von Aussage über die zukünftige Kompetenz zur Selbstversorgung wäre für die erforderlich, die im Test nicht so gut abschneiden. Wird die Anwendung eines Testverfahrens durch einen hohen Validitätsgrad gestützt, ist dessen Wert für die Entscheidungsfindung höher als der eines Testverfahrens, über das nur wenige derartige Informationen verfügbar sind.

Lokal entwickelte Testverfahren werden nur selten so genau untersucht. Lehrende, die eigene Tests verwenden und kontinuierlich Kontakt zu denselben Patienten haben, entwickeln ein Gefühl dafür, wie eng ein Test das reale Verhalten ihrer Patienten widerspiegelt. Sie führen jedoch selten Untersuchungen durch, die ihnen genaue Informationen über die Validität ihres Testverfahrens liefern. Die Eigenschaften von mehr als 70 in der Patientenedukation verwendeten Messinstrumenten können bei Redman[12] nachgelesen werden. Zudem finden Sie mehrere Beispiele solcher Messinstrumente auf den folgenden Seiten dieses Buches. Der Chicago Lead Knowledge Test kann zur Evaluierung von Edukationsprogrammen zum Thema «Bleivergiftung bei Kindern» verwendet werden (s. **Kasten 3-5**). Eine Gruppe von Eltern in Chicago konnte etwa die Hälfte dieser Fragen richtig beantworten.[11]

Der in **Kasten 3-6** auf Spanisch und Deutsch (im Original Englisch) aufgeführte Diabetes Knowledge Questionnaire (Fragebogen zur Erfassung von Diabeteskenntnissen) wurde konzipiert, um allgemeine Kenntnisse über Diabetes gemäß den Inhaltsempfehlungen der National Standards for Diabetes Patient Education Programs zu beurteilen. Dieser Fragebogen wurde in einer einfachen Sprache verfasst, um die Übersetzung in den von der Bevölkerung in Starr County, Texas, gesprochenen spanischen Dialekt zu vereinfachen. Er wurde zuerst von zweisprachigen Einheimischen übersetzt und dann zur Überprüfung von Genauigkeit und Klarheit rückübersetzt. Die Inhaltsvalidität der Fragen wurde durch einen Ausschuss erfahrener Pflegekräfte und Wissenschaftler festgelegt, die mit den Diabetesproblemen mexikanischstämmiger US-Amerikaner vertraut waren. Weitere Informationen über psychometrische Eigenschaften dieses Messinstruments können bei Garcia et al.[3] nachgelesen werden.

Beispielfragen einer Skala zur Messung, inwieweit Patienten mit chronisch obstruktiver Lungenerkrankung (COPD) mit ihrer Erkrankung umgehen können, finden sich in **Kasten 3-7**. Berichte über Aktivitäten zum Selbstmanagement einer Erkrankung sind ein anderes Beispiel für Ergebnisse, die mithilfe der Patientenedukation erreicht werden können.

Ein letztes Beispiel für ein schriftliches Messinstrument findet sich in **Kasten 3-8**. Hier wird das wahrgenommene Vertrauen in die eigene Kompetenz zum eigenständigen Umgang (häufig als Selbstwirksamkeit bezeichnet) mit einem Diabetes Typ I gemessen. Obwohl die Selbstwirksamkeit nicht der einzige Erklärungsfaktor für einen adäquaten Umgang mit der Erkrankung ist, kann sie wesentlich zum Verständnis von Verhaltensweisen beitragen.

Manchmal stehen keine geeigneten Instrumente zur Verfügung und die Fragen zur Messung von Fortschritt und Ergebnissen des Patienten müssen selbst konzipiert werden. Obwohl Multiple-Choice-Verfahren, Richtig-Falsch-Fragen und Zuordnungsaufgaben (Matching Items) möglich sind, können die Verfahren bei schlechter Lesefähigkeit auch ungenaue Beurteilungen ergeben. Kurze Fragen können in mündlicher oder schriftlicher Form gestellt werden. Ein Beispiel ist die Frage: «Was sollten Sie tun, wenn ihr Kind giftige Substanzen geschluckt hat und warum sollten Sie es tun?» Beachten Sie, dass diese Frage, ob mündlich oder schriftlich gestellt, das Abrufen von Informationen erfordert. Die Antwort auf eine so gestellte Frage ergibt ein deutlicheres Verhaltensbild als die bloße Unterscheidung zwischen bereits vorgefertigten Antworten, wie dies bei Multiple-Choice-Verfahren, Richtig-Falsch-Fragen oder Zuordnungsaufgaben der Fall ist.

Kasten 3-5: Chicago Lead Knowledge Test: Thesen und Antworten*

Thesen	korrekte Antwort	Antworten (in Prozent)		
		richtig	falsch	weiß nicht
allgemeine Informationen				
Partikel von bleihaltigen Farben können giftig sein, wenn sie geschluckt werden.	richtig	95	1	4
Ein hoher Bleigehalt im Blut kann die Lernfähigkeit eines Kindes beeinträchtigen.	richtig	92	1	7
Die meisten Kinder zeigen direkt Symptome, wenn sie einen erhöhten Bleigehalt im Blut haben.	falsch	58	7	35
Wohnungsbesitzer sollten Mietern bei der Unterzeichnung des Mietvertrags mitteilen, ob bleihaltige Farbe in der Wohnung verwendet wurde.	richtig	43	14	43
Der höchste Bleigehalt im Blut zeigt sich bei einem Kind normalerweise im 5. Lebensjahr.	falsch	18	12	70
Belastung				
Bleihaltige Farbe findet sich eher in neuen als in alten Häusern.	falsch	88	5	7
Während Renovierungs- oder Umbauarbeiten in einem Gebäude zu wohnen, kann die Bleibelastung eines Kindes erhöhen.	richtig	87	2	11
Kinder können sich mit Blei vergiften, wenn sie Bleistaub an den Händen haben und diese in den Mund stecken.	richtig	86	2	12
Kinder können sich mit Blei vergiften, wenn sie Bleistaub ausgesetzt sind.	richtig	85	1	14
Einige Töpferwaren aus Mexiko oder anderen Ländern dürfen nicht zum Kochen oder Essen verwendet werden, weil sie Blei enthalten.	richtig	73	2	25
Eltern, die beruflich mit Blei arbeiten, können Blei an ihrer Kleidung mit nach Hause bringen.	richtig	69	5	26
Das von einer schwangeren Frau aufgenommene Blei kann auf das ungeborene Kind übertragen werden.	richtig	67	2	31
Bleihaltige Erde schadet Kindern nicht.	falsch	65	4	31
Die meisten Bleivergiftungen bei Kindern werden durch bleihaltiges Trinkwasser verursacht.	falsch	40	20	40

Kasten 3-5: (Fortsetzung)

Thesen	korrekte Antwort	Antworten (in Prozent)		
		richtig	falsch	weiß nicht
Belastung				
Die meisten Kinder bekommen eine Blei-vergiftung eher durch Einatmen als durch Essen oder Schlucken von Blei.	falsch	30	24	46
Einige pflanzliche oder traditionelle Heilmittel enthalten Blei.	richtig	16	7	77
Vorbeugung				
Kindern die Hände zu waschen schützt häufig vor Bleivergiftungen.	richtig	47	27	26
Warmes Leitungswasser enthält in der Regel weniger Blei als kaltes.	falsch	39	6	55
Blei in Wasser kann durch Kochen entfernt werden.	falsch	32	20	48
Die Hausreinigung mit Wasser und Seife verringert den Bleigehalt effektiver als Abstauben oder Fegen.	richtig	32	34	34
Ernährung				
Der Körper des Menschen benötigt für eine gute Ernährung eine kleine Menge Blei.	falsch	27	17	56
Der Körper eines Kindes nimmt weniger Blei auf, wenn er ausgewogen ernährt wird und nicht zu viele fetthaltige Nahrungsmittel erhält.	richtig	13	26	61
Eine Ernährung mit einem hohen Anteil an eisenhaltigen Nahrungsmitteln senkt das Risiko einer Bleivergiftung bei Kindern.	richtig	12	39	49
Eine Ernährung mit einem ausreichenden Kalziumanteil beugt einer Bleivergiftung vor.	richtig	9	29	62

* Bei der Umfrage waren die Fragen wie folgt geordnet: 6, 2, 1, 5, 3, 7, 17, 20, 23, 8, 19, 14, 18, 4, 11, 13, 10, 9, 12, 16, 15, 21, 24, 22.
Aus Mehta S, Binns HJ: What do parents know about lead poisoning? *Arch Pediatr Adolesc Med* 152:1213–1218, 1998.

Kasten 3-6: Diabetes Knowledge Questionnaire

Preguntas Fragen	si ja	no nein	no sé ich weiß nicht
1. El comer mucha azúcar y otras comidas dulces es una cause de la diabetes.		✓	
1. Zu viel Zucker und andere süße Speisen sind eine Ursache für Diabetes.		✓	
2. La causa común de la diabetes es la falta de insulina efectiva en el cuerpo.	✓		
2. In der Regel wird Diabetes dadurch verursacht, dass dem Körper wirksames Insulin fehlt.	✓		
3. La diabetes es causada porque los riñones no pueden mantener el azúcar fuera de la orina.		✓	
3. Diabetes entsteht dadurch, dass die Nieren den Zucker nicht aus dem Urin halten können.		✓	
4. Los riñones producer la insulina.		✓	
4. Die Nieren produzieren Insulin.		✓	
5. En la diabetes que no se está tratando, la cantidad de azúcar en la sangre usualmente sube.	✓		
5. Wird Diabetes nicht behandelt, steigt die Menge an Zucker im Blut normalerweise an.	✓		
6. Si yo soy diabético, mis hijos tendran más riesgo de ser diabéticos.	✓		
6. Wenn ich Diabetiker bin, ist die Wahrscheinlichkeit größer, dass meine Kinder auch Diabetes bekommen.	✓		
7. Se puede curar la diabetes.		✓	
7. Diabetes kann geheilt werden.		✓	
8. Un nivel de azucar de 210 en prueba de sangre hecha en ayunas es muy alto.	✓		
8. Ein Nüchternblutzucker von 210 ist zu hoch.	✓		
9. La mejor manera de checar mi diabetes es haciendo pruebas de orina.		✓	
9. Der Urintest ist die beste Art den Zucker zu kontrollieren.		✓	
10. El ejercicio regular aumentará la necesidad de insulina u otro medicamento para la diabetes.		✓	
10. Regelmäßige sportliche Betätigung erhöht den Bedarf an Insulin oder anderen Diabetesmedikamenten.		✓	
11. Hay dos tipos principales de diabetes: tipo 1 (dependiente de insulina) y tipo 2 (no-dependiente de insulina).	✓		
11. Es gibt zwei Hauptformen von Diabetes: Typ I (insulinpflichtig) und Typ II (nicht insulinpflichtig).	✓		
12. Una reacción de insulina es causada por mucha comida.		✓	
12. Eine Insulinreaktion wird durch zu viel Essen verursacht.		✓	

Kasten 3-6: (Fortsetzung)

Preguntas / Fragen	si / ja	no / nein	no sé / ich weiß nicht
13. La medicina es más importante que la dieta y el ejercicio pare controlar mi diabetes.		✓	
13. Medikamente sind zur Kontrolle meines Diabetes wichtiger als Diät und Sport.		✓	
14. La diabetes frequentemente cause mala circulación.	✓		
14. Diabetes verursacht häufig eine schlechte Durchblutung.	✓		
15. Cortaduras y rasguños cicatrizan mas despacio en diabéticos.	✓		
15. Schnitte und Schürfwunden heilen bei Diabetikern langsamer.	✓		
16. Los diabéticos deberían poner cuidado extra al cortarse las uñas de los dedos de los pies.	✓		
16. Diabetiker müssen beim Schneiden ihrer Fußnägel besonders vorsichtig sein.	✓		
17. Una persona con diabetes debería limpiar una cortadura primero yodo y alcohol.		✓	
17. Ein Diabetiker sollte eine Schnittwunde mit Jod und Alkohol reinigen.		✓	
18. La manera en que preparo mi comida es igual de importante que las comidas que como.	✓		
18. Die Zubereitung meines Essens ist genauso wichtig wie die Nahrungsmittel, die ich esse.	✓		
19. La diabetes puede dañar mis riñones.	✓		
19. Diabetes kann meine Nieren schädigen.	✓		
20. La diabetes puede causer que no sienta en mis manos, dedos y pies.	✓		
20. Diabetes kann Taubheitsgefühle in meinen Händen, Fingern und Füßen verursachen.	✓		
21. El temblar y sudar son señales de azúcar alta en la sangre.		✓	
21. Zittern und Schwitzen sind Zeichen eines hohen Blutzuckerspiegels.		✓	
22. El orinar seguido y la sed son señales de azúcar baja en la sangre.	✓		
22. Häufiges Wasserlassen und Durst sind Zeichen eines niedrigen Blutzuckerspiegels.		✓	
23. Los calcetines y las medias elásticas apretadas no son malos para los diabéticos.		✓	
23. Enge elastische Strümpfe oder Socken sind für Diabetiker geeignet.		✓	
24. Una dicta diabética consiste principalmente de comidas especiales.		✓	
24. Die Diät für Diabetiker besteht größtenteils aus speziellen Nahrungsmitteln.		✓	

Kasten 3-7: Beispielfragen einer Messskala zur Einschätzung des Selbstmanagements von COPD

Frage	Häufigkeit*				
	nie	selten	manchmal	häufig	sehr häufig
Wie häufig sind Sie wegen Kurzatmigkeit in Ihren Aktivitäten eingeschränkt?					
Wie häufig bekommen Sie ausreichend Schlaf und Ruhe?					
Wie oft informieren Sie Ihren Arzt über Symptome und Zeichen einer Infektion?					
Wie oft informieren Sie sich über den Luftqualitäts-index oder lesen Sie Luftverschmutzungsberichte?					
Wie häufig verändern Sie bei plötzlich auf-tretender Kurzatmigkeit Ihre Körperhaltung?					
Wie oft sitzen Sie mit vorgebeugtem Oberkörper auf der Stuhlkante, wenn Sie kurzatmig sind?					

* Den Antworten werden Zahlenwerte zugeordnet: 0 = nie, 1 = selten, 2 = manchmal, 3 = häufig, 4 = sehr häufig.
Aus Riley P: Development of a COPD self-care action scale. *Rehabil Nurs Res* 5:3 – 8, 1996.

Kasten 3-8: Vertrauen in die eigene Kompetenz zum Umgang mit Diabetes

Ich glaube, dass ich
- meine Mahlzeiten und Zwischenmahlzeiten nach den Diabetesrichtlinien planen kann
- meinen Blutzucker mindestens zweimal täglich kontrollieren kann
- mir die verordnete Menge an Insulin spritzen kann
- die Insulindosis je nach Umständen (Sport, Reisen oder Feste) anpassen kann
- die Insulindosis anpassen kann, wenn ich krank bin
- hohe Insulinwerte rechtzeitig bemerke und korrigieren kann
- niedrige Insulinwerte rechtzeitig bemerke und korrigieren kann
- einen hohen Blutzuckerspiegel richtig behandeln kann
- einen niedrigen Blutzuckerspiegel richtig behandeln kann
- meine Blutzuckerwerte täglich dokumentieren kann
- entscheiden kann, wann ich den Arzt oder Diabetesberater verständigen muss
- meinen Arzt bezüglich meines Behandlungsplans fragen kann
- meinen Blutzuckerspiegel bei Stress im Normbereich halten kann
- meine Füße jeden Tag auf offene Stellen oder Blasen untersuchen kann
- Freunde oder Angehörige um Hilfe bitten kann
- Kollegen und andere über meine Erkrankung informieren kann, falls erforderlich
- Arzttermine einhalten kann
- zwei- bis dreimal pro Woche sportlich aktiv sein kann
- herausfinde, was ich essen kann, wenn ich auswärts esse
- mich über die Komplikationen von Diabetes informieren kann, ohne mich entmutigen zu lassen
- Jede Frage wird von 1 («Nein, das kann ich nicht.») bis 5 («Ja, das kann ich.») bewertet

Aus Van Der Ven NCW et al.: The confidence in diabetes self-care scale. *Diabetes Care* 26:713 – 718, 2003.

Kasten 3-9: Überarbeitetes Klassifikationssystem der Leitlinien für Multiple-Choice-Verfahren.

Inhalt

1. Wie in Testspezifikationen (two-way grid, test blueprint) gefordert, sollte jedes Item einen speziellen Inhalt und ein einzelnes, bestimmtes Verhalten reflektieren.
2. Jedes Item basiert auf einem Inhalt, der von Bedeutung ist; Belangloses ist zu vermeiden.
3. Zur Überprüfung höherer Lernstufen neuere MC*-Verfahren verwenden. Inhalte in einem Test-Item anders formulieren als im Lehrmedium oder Unterricht, um bloßes Abfragen zu vermeiden.
4. Jedes Test-Item steht für sich und ist damit inhaltlich unabhängig von anderen Test-Items.
5. Zu spezielle und zu allgemeine Test-Items vermeiden.
6. Meinungsbasierte Items vermeiden.
7. Fangfragen vermeiden.
8. Für Gruppentests einfaches Vokabular verwenden.

Format

9. Konventionelle MC*-Aufgaben sind Fragen, Vervollständigungen, Best-Answer-Aufgaben, Wahlantworten, Richtig-Falsch-Aufgaben, Mehrfach-Richtig-Falsch-Aufgaben, Zuordnungsaufgaben, kontextabhängige Fragen und Itemgruppen-Formate. Vermeiden Sie komplexe Multiple-Choice-Formate (Typ K).
10. Fragen vertikal (nicht horizontal) anordnen.

Stil

11. Test-Items bearbeiten und Korrektur lesen.
12. Richtige Grammatik, Interpunktion, Groß- und Kleinschreibung und Rechtschreibung beachten.
13. Fragen so kurz wie möglich formulieren.

Item-Stamm

14. Die Informationen müssen klar und eindeutig sein.
15. Der Item-Stamm beinhaltet das zentrale Konzept, keine Wahlmöglichkeiten. Ausführliche Formulierungen vermeiden.
16. Positiv formulieren. Verneinungen wie «nicht» oder «außer» vermeiden. Wenn Verneinungen erforderlich sind, vorsichtig gebrauchen und Verneinung groß oder in Fettdruck schreiben.

Formulierung der Antwortalternativen

17. So viele effektive Alternativen entwickeln wie möglich. Untersuchungen zeigen jedoch, dass drei ausreichend sind.
18. Nur eine der Antwortalternativen sollte die richtige ist.
19. Variieren Sie den Ort, an dem die richtige Lösung platziert wird je nach Anzahl der Antwortalternativen.
20. Antwortalternativen in logischer oder numerischer Anordnung aufführen.
21. Antwortalternativen unabhängig voneinander formulieren, nicht überlappend.
22. Antwortalternativen in inhaltlicher und grammatischer Struktur gleichartig gestalten.
23. Antwortalternativen möglichst gleich lang formulieren.
24. Die Alternative «keine der aufgeführten Antworten» nur vorsichtig einsetzen.
25. Die Alternative «alle der aufgeführten Antworten» vermeiden.
26. Verneinungen wie «nicht» vermeiden.

Kasten 3-9: (Fortsetzung)

Formulierung der Antwortalternativen

27. Hinweise auf die richtige Antwort vermeiden. Derartige Anhaltspunkte wären:
    – spezielle Bestimmungsworte wie «immer», «nie», «vollständig» oder «absolut».
    – Klangassoziationen, d.h. eine identische oder ähnliche Wortwahl wie in der Frage.
    – grammatische Unstimmigkeiten, die die Testperson zur richtigen Antwort führen.
    – auffällig richtige Antwort.
    – Optionspaare oder Dreiergruppen, die die Testperson zur richtigen Antwort leiten.
    – offenkundig absurde oder lächerliche Optionen.
28. Alle Distraktoren sollten plausibel sein.
29. Typische Fehler als Distraktoren einsetzen.
30. Antworten humorvoll formulieren, wenn dies mit der Lernumgebung vereinbar ist.

* MC = Multiple Choice
Aus Haladyna TM, Downing SM, Rodriguez MC: A review of multiple-choice item-writing guidelines for classroom assessment. *Appl Meas Educ* 15:309–334, 2002.

Es ist wünschenswert, häufig gebrauchte Informationen abrufen zu können. Dieses Abrufen von Wissen ist in Notfallsituationen wie Vergiftungen bei Kindern, diabetischem Koma oder bei Krampfanfällen von essenzieller Bedeutung. Ziel ist die Fähigkeit, Informationen abrufen zu können und danach zu handeln. Der Mensch muss in der Lage sein, sich Informationen ins Gedächtnis zu rufen, sie also nicht lediglich unter verschiedenen Möglichkeiten wiederzuerkennen. Das regelmäßige «Sich-ins-Gedächtnis-Rufen» selten verwendeten Informationsmaterials stärkt die Fähigkeit, dieses zu speichern. Das wiedererkannte Informationsmaterial kann den Lernenden befähigen, zwischen Konzepten – die er sonst nicht beachten würde – zu unterscheiden und hilft ihm bei der Überprüfung, wie komplex sein Verständnis ist.

Zahlreiche Fehler bei der Entwicklung von einzelnen Fragen und Fragengruppen können eine genaue Beurteilung kognitiver Fähigkeiten verhindern. Bei offenen Fragen können Kriterien für richtige Antworten entwickelt und damit die Kontinuität für die Auswertung der Antworten gesichert werden. Beachten Sie, dass das Raten von Antworten ohne eigentliches Wissen die Auswertung von Richtig-Falsch-Fragen verfälschen kann, weshalb einige der Meinung sind, dass solche Fragen aufgrund dieser Schwäche

nicht mehr verwendet werden sollten. In **Kasten 3-9** sind Leitlinien zur Gestaltung von Multiple-Choice-Verfahren aufgeführt. Denken Sie daran, dass Multiple-Choice-Fragen sehr komplex und schwer lesbar und daher für Menschen mit begrenzter Bildung schwer verständlich sein können. Anhaltspunkte und unlogische Distraktoren [ein Distraktor ist eine falsche Antwortalternative, die bei einem Multiple-Choice-Verfahren angeboten wird; Anm. d. Übers.] helfen dem Lernenden, die richtigen Antworten zu erraten, wodurch sein Wissen größer scheint, als es tatsächlich ist. Im Gegensatz dazu machen es uneindeutige Aufgaben für Lernende schwierig, ihr tatsächliches Wissen zu präsentieren. Die Überprüfung von unwichtigen Inhalten wiederum kann zwar verlässliche Informationen liefern, die jedoch ohne Bedeutung sind. Solche Fehler sollten vermieden werden. **Kasten 3-10** zeigt ein Beispiel für Quizfragen an Eltern, deren Kenntnisse bezüglich der Asthmaerkrankung ihres Kindes getestet werden sollen. Die richtigen Antworten erscheinen dabei in Fettdruck. Überprüfen Sie den Test kritisch auf Konstruktionsfehler. Obwohl die meisten der in **Kasten 3-9** aufgeführten Leitlinien beachtet werden, besteht bei allen Antworten die Möglichkeit, zwischen b und c zu wählen, was für denjenigen, der den Test ausfüllt, ein Anhaltspunkt ist. Zudem sind

Kasten 3-10: Quizfragen an Eltern zur Überprüfung ihrer Kenntnisse zur Asthmaerkrankung ihres Kindes.

1. Ihr Kind atmet schwer. Sie geben ihm eine Notfallmedizin. Wie lange sollte es dauern, bis die Atmung besser wird?
a) 45 Minuten
b) 10 Minuten
c) 2 Stunden
d) weiß nicht

2. Was sollte Ihr Kind unbedingt wissen?
a) wie es die Medikamente einnehmen muss
b) Sie zu informieren, wenn es schlecht Luft bekommt
c) starke Düfte zu meiden
d) weiß nicht

3. Antibiotika wirken
a) nur gegen Viren
b) nur gegen Bakterien
c) gegen Viren und Bakterien
d) weiß nicht

4. In der Regel bekommt man Asthma durch
a) Stress
b) Verschmutzung
c) familiäre Vorbelastung
d) weiß nicht

5. Wie sollte Ihr Kind einen Peak-Flow-Meter benutzen?
a) langsam und oft blasen
b) langsam einmal blasen
c) einmal schnell, kurz und kräftig blasen
d) weiß nicht

6. Wenn Ihr Kind einen Asthmaanfall hatte, wann sollten Sie das nächste Mal einen Arzt aufsuchen?
a) beim nächsten Anfall
b) wenn es sich besser fühlt
c) zum jährlichen Checkup
d) weiß nicht

7. Ihr Kind kann kaum sprechen und die Fingerspitzen sind blau. Sie sollten es
a) inhalieren lassen
b) in eine Notfallambulanz bringen
c) inhalieren lassen und in eine Notfallambulanz bringen
d) weiß nicht

8. Was geschieht bei einem Asthmaanfall mit den Atemwegen?
a) sie füllen sich mit Schleim
b) sie verengen sich
c) sie verengen sich und füllen sich mit Schleim
d) weiß nicht

9. Ist der Asthmaanfall unter Kontrolle
a) hat das Kind weiterhin von Zeit zu Zeit Probleme mit der Atmung
b) hat das Kind weiterhin Atemprobleme, aber nicht so schlimm
c) sollte das Kind keine Atemprobleme haben, auch nicht beim Rennen
d) weiß nicht.

10. Wenn Ihr Kind siebenmal pro Tag inhalieren muss, sollten Sie
a) es in eine Notfallambulanz bringen
b) den Arzt verständigen, um die Medikamente zu verändern
c) das Kind bis zu zehnmal inhalieren lassen
d) weiß nicht

11. Ihr Kind kann absichtlich einen Asthmaanfall auslösen
a) das ist wahr
b) das ist nicht wahr
c) weiß nicht

12. Welche der folgenden Faktoren können einen Asthmaanfall auslösen?
a) scharfes Essen
b) Katzenhaare
c) laute Geräusche
d) weiß nicht

Aus Jones JA et al.: Increasing asthma knowledge and changing home environments for Latino families with asthmatic children. *Patient Educ Counseling* 42:67–79, 2001.

einige der Distraktoren nicht sehr plausibel. Die Antwort «weiß nicht» wird nicht bewertet, soll jedoch auf Bereiche hinweisen, in denen noch Wissensbedarf besteht. Welche der in **Kasten 3-10** aufgeführten Fragen sind so wichtig, dass jeder Elternteil sie richtig beantworten können muss?

Fachleute schlagen vor, eine Anzahl von Fragen zu einem Bereich (einem Ziel) zu entwickeln und dann eine zufällige Auswahl von Fragen aus jedem dieser Bereiche zu treffen.

3.2
Evaluation des Lehr-Lern-Prozesses

Messungen werden durchgeführt, um den Lehr-Lern-Prozess genauer evaluieren zu können, als dies durch bloße allgemeine Eindrücke möglich wäre. Evaluation muss über die reine Messung hinausgehen, da sie über den Wert des Lehr-Lern-Prozesses urteilt, Aussagen zusammenfasst und ermittelt, wie gut die Ziele erreicht worden sind.

Messung und Evaluation finden während des Lehrprozesses ständig statt. Sie sind notwendig, um das, was Lehrende und Lernende tun, neu auszurichten. Informationen über Fortschritte, die der Lernende macht, erhält man dadurch, dass dieser regelmäßig Fragen beantwortet, Aufgaben erfüllt oder beides. Der Ausdruck von Langeweile, Interesse, Verwirrung oder Erkenntnis auf seinem Gesicht gibt Hinweise darauf, ob die gelehrte Materie verstanden wurde oder nicht.

Einige Menschen können mitteilen, wenn sie etwas nicht verstanden haben. Andere wiederum erkennen nicht, wenn sie sich nicht sicher sind, oder sie können dies nicht ausdrücken. Um unklare Zusammenhänge zu erkennen, die vom Lernenden nicht verstanden wurden, kann der Lehrer noch einmal zurückgehen zu dem, was er erklärt oder demonstriert hat. Er kann in Abständen Fragen stellen oder die Ausführung der Aufgabe beobachten und kritisch beurteilen. Diese Techniken zeigen auf, welche Begriffe möglicherweise nicht verstanden worden sind oder machen deutlich, dass der Lernende mit komplexen Anweisungen überfordert ist. Immer wieder neu zu erklären, ohne die Art des Lernproblems zu erfassen, führt vielleicht dazu, dass der Lehrer die gleichen Fehler bei der Vermittlung des Lernstoffs immer wieder macht. Es ist nicht sinnvoll, über einen längeren Zeitraum hinweg zu unterrichten, ohne Fragen zu stellen, um auf diese Weise Fehler innerhalb des Lehr- und Lernprozesses zu korrigieren.

Wie effektiv das Lernen war, muss schließlich daran gemessen werden, ob die Endziele und Ergebnisse erreicht worden sind, auf die man sich allgemein verständigt hat. Natürlich kann, wenn während des Lehrprozesses eine zufriedenstellende Evaluation stattfindet, ziemlich genau vorhergesagt werden, inwieweit die Endziele erreicht werden oder wie viel Zeit benötigt wird, um diese Endziele zu erreichen (s. **Kasten 3-11**).

Critical Pathways bieten eine Struktur hinsichtlich der zu erwartenden Ergebnisse innerhalb eines bestimmten Zeitrahmens. Sie sind ein Leitfaden für den gesamten Pflegeprozess, auch für die Patientenedukation.

Wichtige Entscheidungen wie beispielsweise die, ob ein Patient zuhause sicher leben kann, beruhen auf dem, was er gelernt hat, also auf dem Lernergebnis. Es muss festgestellt werden, ob er das, was für die spezielle Situation erforderlich ist, wenigstens ausreichend beherrscht. Bestimmte grundsätzliche Informationen, Kompetenzen und ein bestimmtes Maß an Selbstvertrauen müssen erlernt worden sein, weil sie für die Durchführung einer bestimmten Aufgabe unentbehrlich sind. Zudem können auch weitere Informationen und Fertigkeiten wichtig sein. Das hängt davon ab, wie selbstständig ein Patient sein wird. Wenn entscheidende Fragen nicht richtig beantwortet werden können, ist eine erneute Vermittlung des Inhalts solange erforderlich, bis die Kenntnisse erworben worden sind. Manchmal entwickelt der Lernende eine feindselige Haltung. Das kann ein Ausdruck für den Wunsch sein, aus der Situation kommen zu wollen. Anhaltspunkte für eine positive Veränderung bei dem Lernenden sind sowohl für diesen selbst als auch für den Lehrenden befriedigend.

Für die Evaluation sind die Kompetenz des Lernenden und die des Lehrenden miteinander verwoben. Bis zu einem gewissen Grad hängt die

Kasten 3-11: Mögliche Fehler beim Lehr-Lern-Prozess, wenn die Ziele nicht erreicht werden.

Ziele zu Bereitschaft und Motivation

- Hat der Lernende die Ziele jemals akzeptiert oder haben Sie nur das gelehrt, was Sie als wichtig erachtet haben?

- Welche Belege haben Sie dafür, dass die Ziele angemessen waren?

- Wurden die Ziele in schriftlicher Form deutlich dargelegt und wurden sie sowohl vom Lehrer als auch vom Lernenden verstanden?

- Wurden die Ziele in genügend viele Zwischenschritte unterteilt, um Orientierung zu geben?

Lehren-Lernen

- Wurde das Lehrmedium vorher an Personen mit ähnlichen Kenntnissen wie die Ihres Patienten getestet und für erfolgreich befunden?

- Inwieweit trifft das Lehrmedium die Lernbereitschaft Ihres Patienten, wenn keine Erfahrungsberichte darüber zur Verfügung stehen?

- Wurden während des Unterrichts häufig evaluative Informationen gesammelt, um gelungene und defizitäre Bereiche zu belegen?

- Fand der Unterricht lange genug statt, um die Kenntnisse und Kompetenzen sorgfältig lernen zu können?

- Waren die für die Evaluation gesammelten Informationen aussagekräftig und verlässlich genug, um eine adäquate Basis für die Evaluationsentscheidung zu bilden?

- Wurden Informationen zur Ausgangssituation erfasst, um den Grad der Veränderung messen zu können? Es ist selten, dass jemand gänzlich ohne Vorkenntnisse oder -kompetenzen zu lernen beginnt.

Beziehung zwischen diesen beiden davon ab, welche Person als für das Lernen verantwortlich betrachtet wird. Manchmal ist es offensichtlich, dass ein Lehrer nicht kommunizieren kann oder die Thematik nicht zu vermitteln versteht. In einem solchen Fall benötigt er Hilfe, um seine Lehrfähigkeit zu entwickeln. Unterricht kann sich sowohl nachteilig auswirken als auch uneffektiv sein. Inkompetenz auf Seiten der Pflege oder der Medizin gibt es genauso wie in jedem anderen Bereich auch. Zu den möglichen schädlichen Auswirkungen uneffektiver Lehre zählt, den Patienten in einer für ihn hinderlichen Verwirrung zurückzulassen, der Verlust des Selbstvertrauens oder die Unfähigkeit, sich wieder in die Familie oder andere gesellschaftliche Gruppen zu integrieren.

Die Evaluation von Lehre und Lernen beinhaltet auch, die bekannten Grenzen heutigen Unterrichtens im Blick zu haben, was insbesondere für das Gebiet der Motivierung von Menschen gilt. Der derzeitige Kenntnisstand hinsichtlich der bestimmenden Faktoren für das Verhalten von Menschen ist begrenzt und lückenhaft. Praktische Mittel zur Beurteilung des jeweiligen Einflusses eines jeden Faktors existieren quasi nicht. Deshalb ist es in einer bestimmten Situation schwierig abzuschätzen, inwieweit jeder schon vorhandene Faktor ein bestimmtes Verhalten beeinflusst und inwieweit neue Faktoren Verhalten bestimmen können. In vielen komplexen Situationen, die Lernen erforderlich machen, begrenzen reale Faktoren wie Armut, Gesundheitszustand und Familienkrisen die

Wirkung, die Lernen haben kann. In derartigen Situationen sind eher kleine, aber bedeutende Effekte auch bei «guten» Programmen typisch.

Eine Lösung ist, mehrere sich ergänzende Maßnahmen (Unterricht kann eine davon sein) zu ergreifen, um den Effekt zu maximieren. Manchmal jedoch scheint alles wirkungslos zu sein und weder der Einzelne noch die Familie erholen sich von einer Krankheit oder erlangen einen Zustand von Wohlbefinden. Vielleicht ist es möglich eine Erklärung zu finden, wenn man Wahrnehmung, Motive, Werte, Vertrauen, Intelligenz, Zugriff auf relevantes Wissen und Fähigkeiten von Patienten untersucht. Es wurde auch schon darauf hingewiesen, dass die Situation eines Patienten einen bestimmten Zustand wie Kraftlosigkeit widerspiegeln kann und dass die Lernfähigkeit möglicherweise nur eine der betroffenen Verhaltensweisen ist.

3.3
Fazit

Obwohl die Evaluation der letzte Schritt innerhalb des Lehr-Lern-Prozesses ist, verweist sie doch auf die Zukunft, weil das, was sie ergibt, künftige Aktivitäten verändert (s. **Kasten 3-11**). Informationen, die für die Evaluation, wie gut Ziele erreicht wurden, erforderlich sind, werden durch verschiedene Messmethoden zusammengetragen. Gemeinschaftliche Anstrengungen zur Sammlung verlässlicher Informationen bestehen darin, verschiedene Messmethoden zu perfektionieren und sie dann gemeinsam einzusetzen. Diese Technik bietet eine solide Basis für die Entscheidung, ob ein Lernender die in den Zielen festgelegten Kompetenzen beherrscht.

Übungsfragen

1. Sie beobachten eine Pflegekraft, die einen Patienten darin schult, sich selbst zu spritzen. Während der Schulungsmaßnahme stellt sie folgende Fragen: Ist es richtig, die Injektion mit derselben Spritze und Nadel durchzuführen, die Sie gestern verwendet haben? Warum desinfizieren Sie die Haut auf diese Art und Weise? Was tun Sie, wenn die Nadelspitze beim Aufheben der Spritze den Tisch berührt?

Was tun Sie, wenn die Nadelspitze die Haut nach der Desinfektion und vor der Injektion berührt? Nennen Sie das von der Pflegekraft evaluierte untergeordnete Ziel.

2. Was bedeutet Lerntransfer für die Evaluation?

3. Sie wollen einen Jugendlichen mit geistiger Beeinträchtigung darin schulen, sich selbstständig anzuziehen. Dieser ist jedoch unaufmerksam und aufsässig. Es ist offensichtlich, dass er nicht lernen will. Zählen Sie drei mögliche Faktoren auf, die zu diesem Verhalten geführt haben könnten und zeigen Sie auf, wie auf ein solches Verhalten adäquat reagiert werden könnte.

4. Sie unterrichten eine Gruppe von Patienten mit Diabetes, die folgende Fragen stellen bzw. Bemerkungen machen:
   a) «Sind Blutzuckerwerte bei Männern, Frauen und Kindern gleich?»
   b) «Ich fühle mich nicht wie eine Diabetikerin, weil ich kein Insulin spritzen muss.» (Die Patientin ist 19 Jahre alt. Bei ihr wurde ein Schwangerschaftsdiabetes diätetisch eingestellt.)
   c) Der Vater eines 8-jährigen Jungen mit gerade diagnostiziertem Diabetes fragt einen College-Studenten, der seit 2 Jahren insulinpflichtig ist:«Kannst Du auf die Jagd gehen?»
   Was machen diese Fragen bzw. Bemerkungen bezüglich des Verständnisses jedes Einzelnen deutlich?

An Laienpflegende, die Transplantatempfänger von Blut- und Knochenmarksstammzellen versorgen, werden komplexe Anforderungen gestellt. Um sicherzustellen, dass sie ihre Aufgabe kompetent ausführen, haben Heerman, Eilers und Carney[6] eine sachlich strukturierte klinische Prüfung mit sieben praktischen Aufgaben für die Versorgung tunnelierter zentraler Venenkatheter aufgestellt. Die Laienpflegenden müssen jede dieser Aufgaben zufriedenstellend erfüllen, bevor sie als kompetent eingestuft werden. Die Aufgaben und Evaluationskriterien für Aufgabe A sind in **Kasten 3-12** aufgeführt. Sachlich struk-

Kasten 3-12: Vorlage für praktische Aufgaben zur Versorgung tunnelierter zentraler Venenkatheter.

Aufgabe	Inhalt	Medium/Zubehör	Prüfung
A	Verbandswechsel	Thorax-Übungsmodell Material zum Verbandswechsel	Demonstration des Verbandswechsels
B	Feuchtigkeit unter dem Verband	Farbfotos	Problemerkennung und vorgeschlagene Maßnahmen
C	infizierter Venenkatheter	Farbfotos	Problemerkennung und vorgeschlagene Maßnahmen
D	Venenkatheter durchspülen	Thorax-Übungsmodell Material zum Durchspülen	Demonstration der Tätigkeit
E	Kontamination während des Durchspülens	Film mit Darstellung einer Kontamination während des Durchspülens	Problemerkennung und vorgeschlagene Maßnahmen
F	Wechsel des Zugangssystems	Thorax-Übungsmodell	Demonstration der Tätigkeit
G	Kontamination während des Zugangssystemwechsels	Film mit Darstellung der Kontamination während des Zugangssystemwechsels	Problemerkennung und vorgeschlagene Maßnahmen

Sie hatten mit dem zentralen Venenkatheter (ZVK) keine Probleme. Es ist Zeit für den routinemäßigen Verbandswechsel.

1. Wie oft wechseln Sie den Verband?

2. Was tun Sie, bevor Sie mit dem Verbandswechsel beginnen?

Das erforderliche Material für den Verbandswechsel steht Ihnen zur Verfügung. Zeigen Sie an dem Thorax-Übungsmodell mit zentralem Venenkatheter, wie Sie den Katheterverband wechseln. Medium: Thorax-Übungsmodell mit zentralem Venenkatheter und Verband

Zubehör:

- Unterlage

- Handschuhe

- Jodtupfer

- Kompressen

- Alkoholtupfer

- Verbandsmaterial

Kasten 3-12: (Fortsetzung)

Aufgabe A: Verbandswechsel eines tunnelierten zentralen Venenkatheters

Bewertungsformular

Evaluationskriterien	ja	nein
Wie oft muss der Verband gewechselt werden? *Antwort: alle 5 Tage*		
Was tun Sie zuerst oder was tun Sie, bevor Sie mit dem Verbandswechsel beginnen? *Antwort: Hände waschen.*		
Demonstration des Verbandswechsels:		
1. alten Verband entfernen		
2. Hände erneut waschen		
3. Handschuhe anziehen		
4. Einstichstelle reinigen		
■ von innen nach außen		
■ zuerst mit dem Alkoholtupfer		
■ dann mit dem Jodtupfer		
5. Venenkatheter reinigen		
■ von innen nach außen		
■ zuerst mit dem Alkoholtupfer		
6. neuen Verband auflegen		
■ Klebeverband aufkleben, ohne ihn zu dehnen		
7. gebrauchtes Material entsorgen		

Aus Heermann JA, Eilers JG, Carney PA: Use of modified OSCEs to verify technical skill performance and competency of lay caregivers. *J Cancer Educ* 16:93–98, 2001.

turierte klinische Prüfungen sind bei der Patientenedukation nicht häufig. Erscheint Ihnen diese Methode ein geeigneter evaluativer Ansatz zu sein?

Literaturhinweise

1. Clancy CM, Eisenberg JM: Outcomes research: measuring the end results of health care. *Science* 282:245–246, 1998.
2. Ford LA, Ritchie JA: Maternal perceptions of newborn umbilical cord treatments and healing. *J Obstet Gynecol Neonatal Nurs* 28:501–506, 1999.
3. Garcia AA, Villagomez ET, Brown SA, Kouzekanani K, Hanis CL: The Starr County diabetes education study. *Diabetes Care* 24:16–21, 2001.
4. Glasgow RE: Outcomes of and for diabetes education research. *Diabetes Educator* 25(suppl):74–88, 1999.
5. Haladyna TM, Downing SM, Rodriguez MC: A review of multiple-choice item-writing guidelines for classroom assessment. *Appl Meas Educ* 15:309–334, 2002.
6. Heermann JA, Eilers JG, Carney PA: Use of modified OSCEs to verify technical skill performance and competency of lay caregivers. *J Cancer Educ* 16: 93–98, 2001.

7. Holmes-Rovner M and others: Patient satisfaction with health care decisions. *Med Decis Making* 16:58–64, 1996.

8. Johnson M, Maas M (editors): *Classification of nursing outcomes.* St. Louis, 1997, Mosby.

9. Jones JA and others: Increasing asthma knowledge and changing home environments for Latino families with asthmatic children. *Pat Educ Counsel* 42:67–79, 2001.

10. Lorig K and others: *Outcome measures for health education and other health care interventions.* Thousand Oaks, CA, 1996, Sage.

11. Mehta S, Binns HJ: What do parents know about lead poisoning? *Arch Pediatr Adolesc Med* 152:1213–1218, 1998.

12. Redman BK: *Measurement tools in patient education,* ed 2. New York, 2003, Springer.

13. Riley P: Development of a COPD self-care action scale. *Rehabil Nurs Res* 5:3–8, 1996.

14. Van der Ven NCW and others: The confidence in diabetes self-care scale. *Diabetes Care* 26:713–718, 2003.

15. Wood RY: Reliability and validity of a breast self examination proficiency rating instrument. *Eval Health Prof* 17:418–435, 1994.

4 Patientenedukation bei Krebserkrankungen

Fallbeispiel I

Sie beobachten eine Gruppe von Patienten, die darin geschult wird, langfristig verbleibende Venenkatheter selbstständig zu versorgen. Jeder Patient erhält ein Programm, das als Orientierungshilfe zum besseren Verständnis für die Abläufe vor und nach der Katheterpflege dient. Zudem werden das Anziehen steriler Handschuhe, der sterile Verbandswechsel und die Hautreinigung im Bereich der Kathetereinstichstelle demonstriert. Nach der Demonstration führt von den zwölf Teilnehmern am Tisch etwa die Hälfte ihre Aufgaben korrekt aus, die andere erhält keine Rückmeldung. Viele konnten das Thorax-Übungsmodell, an dem die Abläufe gezeigt wurden, nicht sehen. Die Teilnehmer sollten zudem kontrollieren, ob die Einstichstelle infiziert war. Anschließend wurden sie darin geschult, den Zuspritzport zu wechseln.

Was sind die für diese Gruppe zu erreichenden Ziele? Wurden sie realisiert? Beschreiben Sie die Lernprinzipien, die richtig eingesetzt wurden und solche, die besser eingesetzt werden könnten.

4.1 Allgemeiner Ansatz

Mithilfe edukativer Maßnahmen werden Menschen darin geschult, Zeichen von malignen Tumoren zu erkennen und dazu beraten, welche Behandlungs- und Rehabilitationsmaßnahmen zur Verfügung stehen. Die vielleicht größte Anstrengung im Bereich Patientenedukation wurde dazu aufgewendet, Techniken zur Selbstuntersuchung (z. B. die Brustselbstuntersuchung für Frauen) zu vermitteln und Menschen zu überzeugen, Untersuchungsverfahren wie den Papanicolaou-Abstrich (Pap-Test) oder ein Darmkrebs-Screening in Anspruch zu nehmen. Weil Frauen kultureller Minderheiten häufig erst dann medizinische Hilfe suchen, wenn Brust- oder Gebärmutterhalskrebs schon fortgeschritten sind[1], wurde den kulturellen Modellen besondere Aufmerksamkeit gewidmet, die sich damit beschäftigen, wie Menschen dieser Bevölkerungsgruppen Krebs verstehen und wie ihnen bestimmte Maßnahmen am besten vermittelt werden können. Da Krebs eine chronische Erkrankung ist, wurden auch die Bedürfnisse von Familie und zuhause Pflegenden und die Inanspruchnahme von Selbsthilfegruppen für Krebskranke berücksichtigt, ebenso wie die Schulung hinsichtlich einer adäquaten Schmerzbehandlung, die bei dieser Erkrankung erforderlich ist. Die amerikanische Bevölkerung allgemein – unabhängig von Alter und Bevölkerungsgruppe – weiß wenig über die Hauptrisikofaktoren für Krebs und über Überlebenschancen nach der Früherkennung häufig auftretender Krebsarten (Brust-, Zervix- und Kolonkarzinom), und diejenigen mit dem größten Risiko, nämlich die Ältesten, wissen am allerwenigsten.[3] Aus diesen Gründen sollte der Früherkennung von Risiken mehr Aufmerksamkeit geschenkt werden.

4.2
Edukative Ansätze

Die Verwirrung von Patienten bezüglich grundlegender Fachbegriffe zum Thema «Krebs» macht deutlich, dass die routinemäßige Form der Informationsweitergabe und Nachbesprechung in der Patientenversorgung verbessert werden sollte. So verdeutlichen beispielsweise Befundberichte, die Frauen nach einem Zervixabstrich zugeschickt werden, nicht ausreichend, dass ein negativer Test normal ist. Derartige Berichte sollten einen Satz beinhalten, der besagt, dass bei diesem Befund nur ein geringes Risiko besteht, in den nächsten fünf Jahren ein Zervixkarzinom zu entwickeln.[23] Ähnlich verhält es sich mit dem Begriff «Dyskaryose», der in der Zytologie zur Beschreibung von Kernatypien in Zervixzellen verwendet wird und der Grund für eine Überweisung zur Kolposkopie ist. Da sie die Bedeutung dieses Begriffs nicht kennen, denken Frauen häufig, sie hätten Krebs. Zudem müsste darüber informiert werden, was bei einer Kolposkopie passiert und welche Nebenwirkungen auftreten können.[25] In **Kasten 4-1** finden Sie ein Beispiel zu Sinnesinformationen, die Frauen er-

---

Kasten 4-1: Sinnesinformationen für eine Kolposkopie.

- Wenn Sie das Patientenhemd für die Untersuchung angezogen haben, werden Sie in den Raum gebracht, in dem die Kolposkopie durchgeführt wird. Dort sehen Sie den Untersuchungsstuhl mit Fußstützen, einen Wagen mit Instrumenten und das Kolposkop, welches wie ein Mikroskop aussieht. Sie werden gebeten, sich auf den Stuhl zu setzen und so weit herunterzurutschen, bis ihre Füße in den Fußstützen liegen. Der Arzt erklärt Ihnen die Maßnahme vor oder während der Untersuchung.

- Möglicherweise untersucht er noch den Beckenraum. Dazu führt er ein Spekulum in Ihre Scheide ein. Das fühlt sich kalt und unangenehm an. Ist das Spekulum richtig platziert, reinigt und untersucht der Arzt den Gebärmutterhals. Zudem sprüht er Essig auf, wodurch er abnorme Areale besser erkennen kann. Der Essig fühlt sich kalt an.

- Vielleicht werden Abstrichproben aus dem Gebärmutterhalskanal entnommen. Dazu führt der Arzt eine Sonde in die Scheide ein, die er sofort wieder herauszieht.

- Bei diesem Teil der Untersuchung verspüren Sie ein krampfartiges Gefühl, das so lange anhält, bis die Probe entnommen ist.

- Der Arzt entnimmt eine Gewebeprobe von auffälligen Arealen auf dem Gebärmutterhals. Sie hören wahrscheinlich ein schnappendes Geräusch, wenn die Klemmen zusammentreffen und fühlen ein Kneifen, wenn die Probe entnommen wird. Letzteres dauert nur einige Sekunden.

- Dann wird das Spekulum entfernt, was Sie als befreiend empfinden werden. Es kann sich so anfühlen, als ob das Spekulum langsamer entfernt wird als bei einem Pap-Test. Der Grund dafür liegt darin, dass mit dem Kolposkop der obere Teil der Vagina gut einsehbar ist.

- Es ist möglich, dass auch die äußeren Genitalien mit untersucht werden. Wenn dies Teil der Untersuchung ist, wird Essig auf diese Region gesprüht, um auffällige Areale besser sehen zu können. Der Essig fühlt sich kalt an.

- Die Untersuchung ist nun beendet. Sie können sich auf die Seite des Untersuchungsstuhls setzen. Der Arzt teilt Ihnen mit, wie und wann Sie die Ergebnisse der Gewebeprobe erhalten.

Nachdruck mit Genehmigung von AWHONN © 1999. Aus Nugent LS, Clark CR; Colposcopy: sensory information for client education. *Obstet Gynecol* 25:225–231, 1996.

halten, bevor bei ihnen eine Kolposkopie durchgeführt wird. Es zeigte sich, dass Sinnes-, ebenso wie Verfahrensinformationen die Patienten besser auf eine medizinische Maßnahme vorbereiten und die Genesung beschleunigen.

Bedenken darüber, dass die Ermutigung und Schulung zur Selbstuntersuchung Ängste schüren könnte, wurden in einer Studie zur Selbstuntersuchung der Hoden bei jungen Männern nicht bestätigt.[33] Komplexere Beziehungen zwischen Angst und Kompetenz, Selbstvertrauen und einem Fortführen der Brustselbstuntersuchung sind in der neueren Literatur dokumentiert. Die Hälfte der Frauen mit einer familiären Vorbelastung für Brustkrebs leidet wegen ihres erhöhten Krebsrisikos schon in der Jugend ständig unter Angstgefühlen. Einige bewerten ihr Risiko viermal so hoch wie es tatsächlich ist. Es zeigte sich, dass ängstliche Frauen sich weniger häufig selbst untersuchen als andere. Das erhöhte Krebsrisiko zu bewältigen erfordert Information und Unterstützung.[7, 19] Wenn eine Frau ihre Brust gar nicht oder unregelmäßig untersucht, kann sie möglicherweise ihre Angstgefühle besser unter Kontrolle halten. Eine randomisierte kontrollierte Studie zur Untersuchung des Verhaltens von Frauen zum Mammografie-Screening zeigte, dass Botschaften, die mithilfe des transtheoretischen Modells speziell auf das jeweilige Veränderungsstadium hinsichtlich ihrer Einstellung zu der Untersuchung zugeschnitten waren (s. **Kapitel 1.2.2**), sowie Basisschulungen zum Thema «Brustkrebsrisiko» die Risikoüberbewertung der Frauen signifikant verringerte.[9]

Die bloße Demonstration der Brustselbstuntersuchung reicht nicht aus. Das, was zu Kompetenz und Selbstvertrauen führt, ist das praktische Üben und Entwickeln von Tastfähigkeiten zum Erkennen von Auffälligkeiten. Bei Frauen, die sich in ihrer Fähigkeit Knoten zu erkennen, nicht ausreichend kompetent fühlten, erhöhte die Selbstuntersuchung noch das Gefühl des «Außer-Kontrolle-Seins» und damit das Gefühl der Angst. Man fand heraus, dass Frauen, die ihre Kompetenz hinsichtlich der Selbstuntersuchung als gut einschätzen, diese eher regelmäßig durchführen und auf möglicherweise entdeckte Auffälligkeiten eher reagieren.[6]

Des Weiteren zeigte sich, dass formale Entscheidungshilfen zur Ermittlung von Präferenzen nützlich sind, wenn verschiedene gleichwertige Optionen für ein einzelnes Problem zur Auswahl stehen. Die in **Abbildung 4-1** aufgeführte Entscheidungstafel unterstützt Frauen mit Brustkrebs und Lymphknotenbefall bei der Wahl zwischen zwei adjuvanten Chemotherapien. Der Arzt liest die schriftlich verfassten Informationen laut vor und erklärt die Grafiken auf den sieben Karten, die in Folge auf der Entscheidungstafel befestigt sind.[18] Eine ähnliche Entscheidungshilfe (dieses Mal in Form einer Audio-CD und eines Arbeitsbuches) wurde für Frauen mit Brustkrebs im Frühstadium entwickelt, die vor einer Operation stehen und sich zwischen einer brusterhaltenden Therapie oder einer Mastektomie entscheiden müssen. Da diese Behandlungen erwiesenermaßen zu gleichen Ergebnissen führen, benötigen die Patientinnen eventuell Hilfe bei der Entscheidungsfindung. Entscheidungshilfen unterscheiden sich von traditionellem Schulungsmaterial dadurch, dass sie Alternativen aufzeigen, detailliert Risiken und Vorteile beschreiben und häufig Übungen zur Klärung der eigenen Werte bieten.[29]

Ein ähnlicher Ansatz eignet sich für Männer, die über eine Vorsorgeuntersuchung zur Erkennung von Prostatakrebs nachdenken. Eine zu diesem Thema durchgeführte Studie fand heraus, dass Männer mit einem hohen Bildungsniveau nicht gut über die Entstehung von Prostatakrebs, über die Vorteile einer Behandlung oder den prognostischen Wert des PSA-Tests (prostataspezifisches Antigen) informiert sind. Die genannten Punkte sind wichtige Faktoren, die verstanden werden sollten, bevor eine sinnvolle Entscheidungshilfe hinsichtlich einer Vorsorgeuntersuchung gegeben werden kann. Diese ist besonders wichtig, weil sich gut informierte Männer erwiesenermaßen gleichmäßig verteilt gegen oder für eine Untersuchung entscheiden.[14]

Von ähnlicher Bedeutung ist die Unterstützung Angehöriger im Umgang mit einer Krebserkrankung. Mehrere Langzeitstudien von Patienten und ihren Partnern zeigen, dass die belastenden Auswirkungen der Erkrankung ein bis zwei Jahre nach der Erstdiagnose bestehen

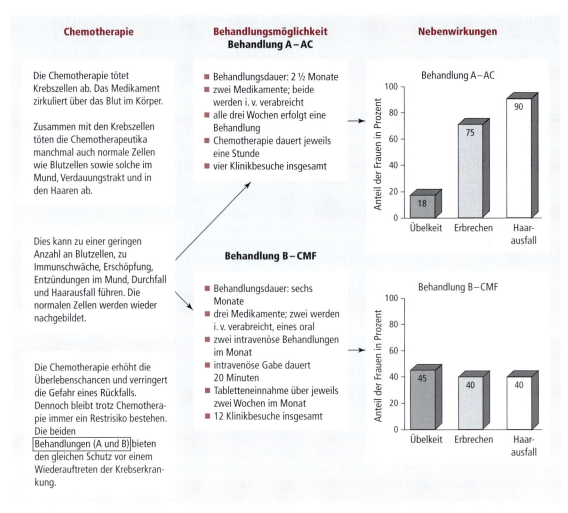

Abbildung 4-1: Schematische Darstellung einer Entscheidungstafel.

bleiben. Größtenteils berichten die Partner, dass sie nur wenig über die Krankheit erfahren und dass ihre Versuche, Informationen zu erhalten oder den Arzt telefonisch zu kontaktieren, häufig erfolglos sind. Es besteht die Überzeugung, dass Familien einen perspektivischen Rahmen hinsichtlich der emotionalen Aspekte von Genesung benötigen. Dieser dient als Maß für die Überwachung der Fortschritte und für den Erhalt von Zuspruch, um die Sorgen als einen normalen Teil des Genesungsprozesses betrachten zu können.[26] Ein Edukationsprogramm für pflegende Angehörige, die an Krebs erkrankte Menschen zuhause versorgen, arbeitet mit Filmen, die Themen wie Pflegemaßnahmen (z. B. sicherer Transfer vom Bett in den Stuhl), Verstehen häufig auftretender Gefühle und Gespräche über Krebs mit Kindern ansprechen.[27] Der Film über die Pflegemaßnahmen kann mehrmals angesehen werden. Man kann hoffen, dass begleitende Unterstützung bei der Kompetenzbildung gegeben wird. Patienten mit einer fortgeschrittenen Krebserkrankung haben komplexe medizinische Probleme, die verschiedene Behandlungen oder diagnostische Maßnahmen erforderlich machen. Sie sind häufig geschwächt und leiden unter Schmerzen, Übelkeit, Kachexie, Depressionen und Angst. Oft interpretieren sie Informationen fehl, die sie bei ihren onkologischen Besuchen erhalten haben. Audio-CDs, die nach einem

Hausbesuch zusätzlich zu schriftlichen Informationen ausgehändigt wurden, verbesserten das spezifische Wissen bezüglich dem, was besprochen und empfohlen wurde.[5]

Schulungsmaßnahmen zur Behandlung von Schmerzen sind wichtig, weil 50 % bis 80 % der Patienten mit Tumorerkrankungen Schmerzen haben, die wiederum bei etwa 80 % nicht adäquat behandelt werden. PRO-SELF-Maßnahmen sind gut untersucht worden. Eine randomisierte kontrollierte Studie, die das Modul «Schmerzkontrolle» testete, zeigte bei den meisten Patienten im Verhältnis zur Ausgangssituation einen Rückgang der Schmerzen. Dieser war klinisch signifikanter als der einer Vergleichsgruppe. Eine PRO-SELF-Pflegekraft schulte Patienten darin, wie sie ihre Schmerzen besser lindern konnten, wenn sie bei gleich bleibender Verordnung Zeit und Häufigkeit der Schmerzmitteleinnahme veränderten, und wie sie Schmerzen einschätzen sowie ihre Reaktion auf Schmerzmittel beurteilen konnten. Sie zeigte ihnen Strategien zur Vermeidung oder Behandlung von Schmerzmittelnebenwirkungen und zur Gesprächsführung, wenn das verordnete Schmerzmittel nicht ausreichte. Die Patienten wurden darin geschult, eine Medikamentendosette zu verwenden und erhielten zwei nachfolgende telefonische Beratungsgespräche.[24] Eine kleinere Studie mit weniger intensiven Schulungsmaßnahmen (10 bis 15 Minuten pro Tag für 5 Tage) zeigte, dass Patienten die Schmerzen anschließend als nicht mehr so stark empfanden, Opioide als nicht mehr so negativ ansahen und Schmerzen nicht mehr so dramatisierten.[20] Andere Studien verwendeten individuelle Pläne zum Umgang mit Schmerzen und berieten Patienten darin, geeignetere Möglichkeiten hinsichtlich der Kommunikation von Schmerz zu lernen.[34]

Patienten mit Krebserkrankungen haben in allen Stadien ihrer Erkrankung – von der Diagnose bis zu den verschiedenen Behandlungen – Schulungs- und Beratungsbedarf. Frauen, deren Brustgewebeprobe gutartig war, sollten anschließend noch beraten werden, damit ihre Fragen danach, was eine fibrozystische Mastopathie ist und ob eine gutartige Brusterkrankung bösartig werden kann, beantwortet werden können.

Auch Langzeitüberlebende von Brustkrebs wissen oft nicht genau, wie umfassend eine Nachfolgeuntersuchung sein muss, wenn die Krebsbehandlung beendet ist. Sie möchten darüber informiert werden, wie sie ihren Körper untersuchen können und mit Symptomen wie Lymphödemen umgehen sollen.[15] Lethborg und Kissane[22] beschreiben ein Hilfsprogramm für die Zeit nach Beendigung einer Krebsbehandlung. Zur psychischen Beratung in diesem Stadium können Stressmanagement, Verbesserung von Bewältigungsstrategien, Vertrauensstärkung im Umgang mit Angst und eine allgemeine Gesundheitsberatung zählen.

Zusätzlich zum organisationalen Lernen, wozu der Erhalt von Informationen zum Schmerzmanagement zählt, kämpfen Krebspatienten und ihre Familien damit, die Bedeutung dessen zu erfassen, was mit ihnen passiert. Bei lebensbedrohlichen Krankheiten beeinflusst die Sinnfindung das Bewältigungsverhalten. Sie beeinflusst das psychische Wohlbefinden und ist wichtig im Kampf, ein Gefühl von Herrschaft über das Geschehene zu erhalten. Der Begriff Sinnfindung bezieht sich darauf, ob ein Mensch die Folgen verstanden hat, die eine Krankheit für seine Identität und Zukunft hat. Wie nimmt er seine Fähigkeiten wahr, zukünftige Ziele zu erreichen, zwischenmenschliche Beziehungen zu erhalten und ein Gefühl von persönlicher Vitalität, Kompetenz und Stärke zu bewahren? Die Skala in **Kasten 4-2** ist ein Messinstrument, um den Grad der Sinnfindung eines Patienten zu erfassen. Jede Aussage erlaubt eine Antwort zwischen 1 und 4 auf der Skala: Ich stimme überhaupt nicht zu; ich stimme nicht zu; ich stimme zu oder ich stimme sehr zu. Die geringste Punktzahl 9 deutet auf ein sehr negatives Gefühl hinsichtlich der Bedeutung der Krankheit für einen selbst und für die eigene Zukunft hin. Die Autoren diskutieren in ihrem Artikel die Gültigkeit und Verlässlichkeit einer solchen Skala.[12]

Einige Messinstrumente, die in der klinischen Praxis oder Forschung verwendet werden können, werden bei Redman[28] vorgestellt und besprochen. Es gibt Instrumente zur Beurteilung des Informationsbedarfs von Patienten mit Brustkrebs und kolorektalem Karzinom.

Kasten 4-2: Aufbau einer Skala zur Sinnfindung.

1. Ich empfinde Krebs als etwas, von dem ich mich nie erholen werde.

2. Ich empfinde Krebs als schwere Erkrankung, doch werde ich in der Lage sein, zu dem Leben zurückzukehren, das ich vor meiner Erkrankung geführt habe.

3. Ich empfinde Krebs als eine Erkrankung, die mein Leben auf Dauer verändert hat. Es wird niemals mehr so gut sein wie vorher.

4. Ich fühle mich so, als wäre ich vollständig von meiner Krankheit geheilt.

5. Ich fühle mich als dieselbe Person, die ich vor meiner Erkrankung war.

6. Ich empfinde es so, dass die Erkrankung meine Beziehungen zu anderen Menschen nicht negativ beeinflusst hat.

7. Ich empfinde es so, dass meine Krebserfahrung mich zu einem besseren Menschen gemacht hat.

8. Ich empfinde es so, dass die Erkrankung das Erreichen meiner wichtigsten Ziele verhindert hat.

Aus Fife BL: The measurement of meaning in illness. *Soc Sci Med* 40:1021–1028, 1995.

4.3
Schulung bestimmter Bevölkerungsgruppen

Möglichkeiten zur Schulung und Beratung von Krebspatienten gibt es viele. Sie reichen von freiwilligen Projekten bis hin zu solchen von offiziellen Behörden. Ebenso wie in anderen Praxisbereichen gibt es auch hier nur wenig Material für Menschen mit geringer Lesekompetenz. In Fachzeitschriften (*Oncology Nursing Forum, Journal of the American Medical Association* und *Nurse Practitioner*) werden regelmäßig Materialien für Pflegekräfte zur Schulung und Beratung von Patienten veröffentlicht.

Die Informationsvermittlung über genetische Testverfahren zur Feststellung eines hohen Risikos für bestimmte Krebsarten wie Brust- oder Ovarialkarzinome birgt eigene Herausforderungen. Im Allgemeinen sind Frauen besser über Brustkrebs informiert als über genetische Testverfahren. Viele sind bereit, sich einem solchen Verfahren zu stellen, obwohl sie die Konsequenzen einer derartigen Entscheidung nicht verstanden haben. Frauen mit einem hohen Krebsrisiko, die eine derartige Untersuchung ablehnen, sind möglicherweise sogar eher anfällig für Depressionen als diejenigen, die nachgewiesenermaßen Träger einer Genmutation sind. Frauen mit einer geringeren als High-School-Bildung wussten weniger über genetische Testverfahren, waren jedoch eher bereit, sich einem solchen zu unterziehen.[20]

Der Schulungsbedarf bestimmter Bevölkerungsgruppen zu Krebserkrankungen erfordert besondere Aufmerksamkeit. Beispielsweise treten mehr als 50 % aller Krebserkrankungen bei den 11 % der Menschen auf, die älter als 65 Jahre alt sind, doch wurde dem Edukationsbedarf dieser Bevölkerungsgruppe bisher wenig Aufmerksamkeit geschenkt. Bei ethnischen Minderheiten wiederum ist die Mortalitätsrate von Krebserkrankungen zum Teil deshalb höher, weil einige weniger auf Zeichen einer bösartigen Krankheit achten. Sie haben vielleicht auch einen anderen Glauben, der sich von der allgemeinen in der Gesellschaft gängigen Vorstellung von Gesundheit unterscheidet. Jede größere ethnische Bevölkerungsgruppe dient als Identifikationsgruppe für die verschiedenen unterschiedlichen Gruppierungen innerhalb dieser Gruppe. Wichtig ist, das Wissen über Krebs, Glaubensvorstellungen und Verhaltensweisen sowohl durch den sozioökonomischen Status als auch durch die kulturelle Gruppenzugehörigkeit im Blickfeld zu behalten. Zudem haben Untersuchungen gezeigt, dass unterschiedliche ethnische Gruppen auf verschiedene Art und Weise lernen. Die meisten Anstrengungen, die hinsichtlich des Schulungs- und Informationsbedarfs von Minderheiten unternommen worden sind, betrafen Übersetzungen, Gruppendiskussionen zur Sicherung der kulturellen Relevanz und das Einbeziehen von Führungspersonen der Gemeinschaft.

Eine Studie über afroamerikanische Frauen über 40 mit niedrigem Einkommen in Atlanta, Georgia, zeigte, dass sich deren Vorstellung von Krebs deutlich von der der Klinikärzte unterschied.[16] Frauen, die diese Kliniken besuchten, ertrugen zwar die Vorsorgeuntersuchungen, doch erschienen ihnen diese als bloße Vorboten einer Krankheit, welche sie letztendlich töten würde und die außerhalb des Bereichs von ärztlichem Können lag. Viele Frauen zogen es vor, unwissend über die Existenz von Tumorzellen zu bleiben. Viele glaubten, dass Krebserkrankungen durch einen Bluterguss oder eine nicht heilende Wunde entstehen. Fast 60 % waren der Meinung, dass eine Operation die Krankheit verschlechtern würde, weil dabei der Tumor mit Luft in Kontakt käme und die Krankheit so verstreut würde. Der Glaube an Gott schien eine der wenigen ganz und gar guten, wahrhaft kraftvollen Behandlungsalternativen zu sein, die für einen Menschen mit Krebs zur Verfügung standen. Nach dem Erklärungsmodell dieser Frauen bleibt die Frage unbeantwortet, warum sie sich überhaupt einer Vorsorgeuntersuchung unterzogen.

Ein hervorragendes Beispiel für einen kulturell bedeutsamen Edukationsansatz ist ein Spiel namens Loteria, in dem Informationen über einen gesunden Gebärmutterhals vermittelt werden und das viele lateinamerikanische Frauen mexikanischer Herkunft kennen.[30] Wie beim traditionellen Loteria-Spiel wurden den Bildern schriftliche Informationen zugeordnet, die die Frauen über Risikofaktoren für Gebärmutterhalskrebs aufklärten, Orientierungshilfen für die Untersuchung auf Gebärmutterhalskrebs lieferten und über die erhöhte Anzahl an invasiven Zervixkarzinomen bei erwachsenen lateinamerikanischen Frauen Auskunft gaben. Da viele Frauen der Zielgruppe keine Transportmöglichkeiten hatten, wurden die Edukationsprogramme in Kirchen, Klubs und Kliniken vorgestellt und Kosmetikgeschenke an die Teilnehmerinnen verteilt. Die Bedeutung eines guten Gesundheitszustands durch die regelmäßige Durchführung eines Pap-Tests wurde dadurch unterstrichen, dass die Frauen weiterhin ihre in der lateinamerikanischen Kultur wichtige Rolle als Mutter und Ehefrau erfüllen konnten.

Ein Programm, welches die Teilnahme afroamerikanischer Männer an Vorsorgeprogrammen zur Früherkennung von Prostatakrebs verbessern sollte, machte deutlich, dass eine Unterrichtsmethode, bei der Gruppenzugehörige von ihren Erfahrungen berichteten, sowie Telefonanrufe zum Abbau von Barrieren oder als Erinnerungshilfen an die Vorsorge effektiver waren als standardmäßige Schulungen. Diese Männer können häufig eher am Arbeitsplatz, in Kirchen, Bauprojekten oder beim Friseur erreicht werden als in medizinischen Einrichtungen. Ziel der Studie war es, den Teilnehmern verständlich zu machen, dass Symptome in frühen Stadien von Prostatakrebs fehlen und sie über die verschiedenen Behandlungsmethoden aufzuklären.[32]

«Zeugenaussagen», bei denen Rollenmodelle, d.h. Menschen, die Krebs überlebt haben, in Kirchen und Gemeinschaftsorganisationen von ihren Erfahrungen berichten, sind in bestimmten Kulturen sinnvoll. Einer Gruppe afroamerikanischer Frauen war nicht bekannt, dass das Mammografieverfahren mit Brustkrebs in Zusammenhang steht und verwechselte es mit einem Pap-Test. Die Frauen glaubten, diese Vorsorgeuntersuchung wäre bei einer kleineren Brust, oder wenn sie sich diese gut anfühlt, nicht notwendig.[11] Indigene Frauen akzeptierten eine Schulungsform zu Untersuchungen auf Gebärmutterhalskrebs, bei der in Gesprächskreisen jede Teilnehmerin eine fünf- bis zehnminütige Geschichte erzählte sowie Informationen ausgetauscht und Unterstützung gegeben wurden.[17] In dieser Kultur haben mündliche Überlieferung und Privatsphäre eine große Bedeutung. In **Tabelle 4-1** sind nützliche Informationen über Schulungsmaterialien zum Thema Brustkrebs für diese Bevölkerungsgruppe aufgeführt.[4]

Fallbeispiel II:

Da die Chemotherapie bei Frauen mit Brustkrebs häufig ambulant durchgeführt wird, treten Nebenwirkungen häufig erst zuhause auf. Einige Patientinnen sind anfällig für die Entwicklung einer sogenannten antizipatorischen Übelkeit mit Erbrechen, die wahrscheinlich auf einer klassischen Konditio-

Tabelle 4-1: Schulungsmaterial zur Brustkrebsvorsorge für indigene Frauen und für Frauen mit geringer Lesekompetenz.

Schulungsmaterial für indigene Frauen	Beschreibung	Verfügbarkeit
Materialsammlung: «Circle of Life: A Breast Cancer Awareness Project for American Indian Women»	Diese Materialsammlung enthält Flipcharts und Broschüren mit indigenen Illustrationen und ein Handbuch für Lehrer und Trainer.	American Cancer Society, Oklahoma Division
Plakat «How to Examine Your Breasts»	Das Plakat stellt ein indigenes Schild dar, auf dem die Brustselbstuntersuchung in Bildern Schritt für Schritt dargestellt wird.	National American Women's Health Education Resource Center, Lake Andes, South Dakota
Flyer und Thesenpapiere: «Malam Nau Yahiwapo: Women's Gathering Place»	Der dekorative Flyer enthält Fact Sheets zum Thema gesunde Brust, klinische Brustuntersuchung, Brustselbstuntersuchung und Mammografie (Lesbarkeitsgrad 9).	Arizona Disease Prevention Center, Tucson, Arizona
Plakat «We are the Circle of Life: Pass on the Gift of Health»	Auf dem Plakat sind vier indigene Frauen dargestellt. Der Bildtext lautet: «Geht einmal im Jahr zur Krebsvorsorge und lasst eine Mammografie und einen Pap-Test machen.»	American Indian Health Care Association, St Paul, Minnesota
Mammografieplakat «Continue the Circle: Enjoy the Gift of Health»	Das Plakat stellt drei indigene Frauen drei verschiedener Generationen dar. Der Bildtext lautet: «Geht zur Mammografie.»	American Cancer Society, Minneapolis, Minnesota
Broschüre «What Women Should Know About Cancer»	Die Broschüre beschreibt frühe Zeichen von Brustkrebs und anderen Krebsarten und enthält sieben leicht zu lesende Cartoons.	American Cancer Society, Eureka, Kalifornien
Broschüre «Breast Cancer: Know the Facts – A Situation No Woman Wants to Face»	Die Broschüre enthält Informationen über Brustkrebs und Empfehlungen für Vorsorgeuntersuchungen. Auf dem Deckblatt ist indigene Kunst abgebildet (Lesbarkeitsgrad 9).	American Indian Women's Health Education Resource Center, Lake Andes, South Dakota
Schulungsmaterial für Frauen mit geringer Lesekompetenz		
Broschüre «A Mammogram Could Save Your Life»	Die Broschüre betont die Bedeutung der Mammografie und beantwortet Fragen zur Untersuchung.	National Cancer Institute, Bethesda, Maryland
Broschüre «Take Care of Your Breasts»	Die Broschüre beschreibt das Mammografieverfahren und gibt Empfehlungen für die Vorsorgeuntersuchung.	National Cancer Institute, Bethesda, Maryland
Broschüre «Breast Cancer Questions and Answers»	Die Broschüre beantwortet neun grundsätzliche Fragen zu Brustkrebs.	American Cancer Society, Atlanta, Georgia
Video «Woman to Woman: Straight Talk About Mammography»	Das Video stellt ältere Frauen aller Hautfarben dar, die sich zu ihren Bedenken bezüglich einer Mammografie äußern.	American Cancer Society, Atlanta, Georgia

Aus Bront JM, Fallsdown D, Iverson ML: The evolution of a breast health program for Plains Indian women. *Oncol Nurs Forum* 26:731–739, 1999.

nierung basiert, bei der die durch die Chemotherapieerfahrung bedingte Übelkeit und das Erbrechen mit anderen Reizauslösern wie Gerüchen, Erinnerungen und visuellen Signalen (der konditionierte Stimulus) in Verbindung gebracht werden. Hierbei ist vorrangig, diesen Frauen genaue, realistische und verständliche Informationen zu geben, um sie bei der Bewältigung dieses Problems zu stärken. Ein dafür zur Verfügung stehendes Mittel ist die Patienteninformationsbroschüre.

Um die Bedürfnisse dieser Patientinnen zu definieren, trafen sich sieben Frauen einer Brustkrebsselbsthilfegruppe zur Diskussion über mögliche Inhalte einer solchen Patienteninformationsbroschüre. Diese sollte drei Hauptziele erfüllen:

1. Frauen über antizipatorische Übelkeit mit Erbrechen informieren und bei der Problemerkennung unterstützen.

2. Frauen ermutigen, das Problem mit dem Behandlungsteam zu besprechen, um weitere Hilfe zur Problemlösung zu erhalten.

3. Ideen und Methoden zur Kontrolle der Symptome vermitteln und das Gefühl von Wohlbefinden und Handlungsfähigkeit während der Chemotherapie verbessern.

Die erstellte Patienteninformationsbroschüre wurde von anderen Frauen mit Brustkrebs nach den Kriterien: Verständlichkeit, Länge, Relevanz und Präsentation beurteilt. Die Frauen wurden zudem gebeten, wichtige, nicht aufgeführte Informationen zu ergänzen. Der Text sollte einfach zu lesen sein. Die Mehrheit der Frauen fühlte sich dadurch, dass das Problem benannt wurde, beruhigt und konnte eine Normalisierung ihrer Gefühle feststellen. Nun besteht Evaluationsbedarf, wie hilfreich diese Patientenbroschüre beispielsweise für die Suche nach Hilfe zur Verbesserung des Selbstmanagements ist.[2]

Wie bewerten Sie diese Arbeit?

4.4
Fazit

Zu den Zielen bei der Schulung von Menschen mit Krebserkrankungen zählt die Unterstützung des Patienten, sich an den Verlauf der Erkrankung zu gewöhnen, sich selbst zu versorgen, die verordneten Therapien durchzuführen, die Nebenwirkungen zu erkennen und zu kontrollieren, ein Gefühl der Teilnahme an und Kontrolle über die Versorgung zu erlangen, sowie den Lebensstil und zwischenmenschliche Beziehungen zu normalisieren. All diese Punkte wurden in den vorhergehenden Beispielen edukativer Maßnahmen für verschiedene Bevölkerungsgruppen erörtert. Anzumerken ist, dass sich deutlich mehr Forschungs- und Edukationsprogramme auf Brust- und, zu einem etwas geringeren Teil, auf Gebärmutterhalskrebs zu richten scheinen als auf andere, genauso wichtige Tumorerkrankungen, obwohl die allgemeinen Grundsätze zur Vorsorge, Selbstversorgung, Bewältigung und zur Unterstützung von Angehörigen auf alle Krebserkrankungen anwendbar sind.

Übungsfragen

1. In **Kasten 4-3** finden Sie ein Testbeispiel zur Einschätzung des Brustkrebsrisikos. Beurteilen Sie diesen Test kritisch.

2. Die folgenden Fragen fanden sich in einem Text zur Messung von Patientenwissen über Krebserkrankungen: «Wissen Sie, wie Sie Ihre Brust untersuchen müssen?» «Wissen Sie, wo sich in Ihrem Körper die Prostata befindet?»[13] Werden diese Fragen aussagekräftige Antworten liefern?

3. Eine Schulungssitzung über BRCA1/2-Tests thematisierte folgende Punkte: (1) Vererbung von Brust- und Ovarialkrebs, (2) Risiko einer Krebserkrankung in Zusammenhang mit BRCA1- oder BRCA2-Mutationen, (3) genetische Verbindungsstudien, Genidentifikation und Tests auf Mutationsstatus, (4) Vorteile genetischer Untersuchungen bei der Früherkennung und Unsicherheitsbekämpfung, (5) Grenzen genetischer Tests einschließlich unvollständige Penetranz und ätiologische Heterogenität, (6) Risiken genetischer Tests hinsichtlich des Verlusts von Versicherung oder Beschäftigung und nachteilige psychosoziale Folgen für die eigene Person und die Familie, (7) verschiedene Präventions- und Kontrollmöglichkeiten und ihre Grenzen und (8) Sicherung der Vertrauenswürdigkeit von

Testergebnissen und diesbezüglichen Informationen.[21] Wie beurteilen Sie diesen Lehrplan für eine Schulungssitzung?

4. **Abbildung 4-2** stellt die Durchführung der Brustselbstuntersuchung dar.[27] Wie würden Sie diese Darstellung zur Schulung von Frauen mit geringem Einkommen einsetzen?

5. Patienten sprechen über das «Chemo-Gehirn» nach einer Chemotherapie, bei dem Betroffene Schwierigkeiten mit der Konzentration, Aufmerksamkeit und dem Lernen neuer Inhalte haben. Die Angst davor führt eventuell dazu, dass Patienten keine oralen Chemotherapeutika einnehmen wollen. Gibt es das «Chemo-Gehirn» tatsächlich?

Kasten 4-3: Richtig-Falsch-Aussagen.

1. Das Risiko an Brustkrebs zu erkranken, bleibt ein Leben lang gleich hoch. (falsch)

2. Bei den meisten Frauen erhöht die knotige Struktur, die man in der Brust fühlt, nicht das Brustkrebsrisiko. (richtig)

3. Die meisten Frauen, bei denen Brustkrebs entsteht, haben keine bekannten Risikofaktoren. (richtig)

4. Die meisten Brustkrebsarten werden vererbt. (falsch)

5. Alle bekannten Risikofaktoren für Brustkrebs sind im Gail Model [Instrument zur Vorhersage des individuellen Brustkrebsrisikos; Anm. d. Übers.] eingeschlossen. (falsch)

6. Das Medikament Tamoxifen kann bei Frauen, die ein erhöhtes Brustkrebsrisiko tragen, die Gefahr einer tatsächlichen Erkrankung verringern. (richtig)

7. Tamoxifen sollte für alle Frauen mit einem erhöhten Brustkrebsrisiko verordnet werden. (falsch)

8. Die Wirkung von Raloxifen zur Behandlung von Osteoporose ist belegt. Die Wirkung zur Vorbeugung von Brustkrebs wird erforscht. (richtig)

9. Die meisten Fortschritte hinsichtlich Brustkrebs sind das Ergebnis von in klinischen Studien erworbenen Kenntnissen. (richtig)

10. Bei Frauen, bei denen regelmäßig eine Mammografie durchgeführt wird, muss keine klinische Untersuchung der Brust durchgeführt werden. (falsch)

Aus Snyder LA et al.: Development of the breast cancer education and risk assessment program. *Oncol Nurs Forum* 30:803–808, 2003.

Wie Sie Ihre Brust selbst untersuchen können

Untersuchen Sie einmal im Monat Ihre Brust selbst. Achten Sie darauf, wie Ihre Brüste normalerweise aussehen und sich anfühlen. Führen Sie die Untersuchung durch, um Veränderungen festzustellen.

Wenn Sie noch Ihre Monatsblutung haben, untersuchen Sie Ihre Brust am besten 2 oder 3 Tage nach dem Ende der Periode. An diesen Tagen ist sie am wenigsten gespannt oder geschwollen.

Wenn Sie keine Monatsblutung mehr haben, suchen Sie sich einen bestimmten Tag aus – beispielsweise den ersten Tag eines jeden Monats – um die Brust zu untersuchen.

Wenn Sie Hormone nehmen, reden Sie mit Ihrem Arzt darüber, wann Sie Ihre Brust untersuchen sollen.

Die folgenden Schritte sollten Sie durchführen, um Ihre Brust auf Veränderungen zu untersuchen:

1. Stellen Sie sich vor einen Spiegel, der groß genug ist, um die Brust deutlich zu erkennen. Schauen Sie, ob Sie irgendetwas Ungewöhnliches wie Falten, Einziehungen oder Schuppen feststellen können. Achten Sie darauf, ob Flüssigkeit aus den Brustwarzen tritt.

   Schritt 2 und 3 dienen zur Kontrolle auf Veränderungen der Brustform und Brustkontur. Hierbei sollten Sie fühlen, wie sich Ihre Brustmuskeln anspannen.

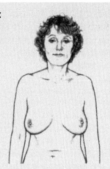

2. Greifen Sie Ihre Hände hinter dem Kopf und drücken Sie die Hände an den Kopf. Beobachten Sie dabei Ihre Brust im Spiegel.

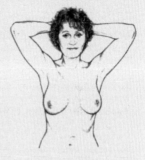

3. Drücken Sie Ihre Hände fest auf die Hüften und beugen Sie sich leicht in Richtung Spiegel, wenn Sie Ihre Schultern und Ellenbogen nach vorn ziehen.

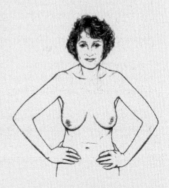

4. Drücken Sie Ihre Brustwarzen behutsam zusammen und achten Sie dabei auf Flüssigkeitsaustritt.

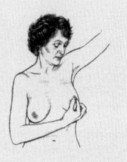

5. Heben Sie einen Arm hoch. Mit den Fingerbeeren der anderen Hand tasten Sie Ihre Brust und die umliegende Region behutsam und sorgfältig, jedoch mit festem Druck ab. Einige Frauen verwenden gern Lotion oder Puder, damit die Finger leichter über die Haut gleiten. Achten Sie auf ungewöhnliche Knoten oder Schwellungen unter der Haut.

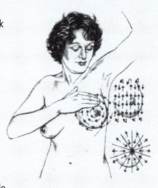

Ertasten Sie das Gewebe, indem Sie Ihre Finger in kleinen, sich überlappenden Regionen (etwa Größe eines Zehncentstücks) in das Gewebe drücken. Damit Sie kein Areal vergessen, sollten Sie sich Zeit lassen und ein bestimmtes Muster einhalten: Linien, Kreise oder Radspeichenmuster.

Einige Untersuchungen ergaben, dass viele Frauen ihre Brust sorgfältiger untersuchen, wenn sie sie in Linien von oben nach unten abtasten. Anderen Frauen gefällt ein anderes Muster besser. Am wichtigsten ist, die ganze Brust abzutasten und besonders aufmerksam die Region zwischen Brust und Achsel sowie die Achselhöhle selbst zu untersuchen. Tasten Sie auch die Region über dem Schlüsselbein bis zur Schulter hin ab.

Linien: Beginnen Sie unter der Achselhöhle und bewegen Sie die Finger Stück für Stück nach unten, bis Sie unterhalb der Brust angekommen sind. Dann tasten Sie mit den Fingern behutsam in Richtung Mitte und gehen langsam zurück nach oben. Tasten Sie die gesamte Region von oben nach unten und von unten nach oben ab.

Kreisförmig: Beginnen Sie am äußeren Brustrand und bewegen Sie die Finger langsam und kreisförmig um die gesamte Brust herum. Ziehen Sie die Kreise immer kleiner, bis Sie allmählich die Brustwarze erreichen. Vergessen Sie nicht, auch die Achselregion und die obere Brustregion zu untersuchen.

Radspeichen: Beginnen Sie am äußeren Brustrand und bewegen Sie Ihre Finger in Richtung Brustwarze und von da wieder nach außen. Untersuchen Sie die gesamte Brust und decken Sie jedes Mal eine Radspeichenregion ab. Vergessen Sie auch hier nicht, die Achselregion und die obere Brustregion zu untersuchen.

6. Es ist wichtig, Schritt 5 im Liegen zu wiederholen. Legen Sie sich dazu flach auf den Rücken. Ein Arm liegt hinter dem Kopf und ein Kissen oder gefaltetes Handtuch unter der anderen Schulter. In dieser Position liegt die Brust flach und ist einfacher zu untersuchen. Tasten Sie jede Brust und die umliegende Region sehr sorgfältig in einem der oben beschriebenen Muster ab.

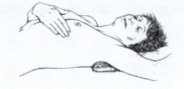

7. Einige Frauen wiederholen Schritt 5 unter der Dusche, wenn die Haut eingeseift ist. Dann gleiten die Finger leichter über die Haut. So können sie sich auf das Tasten nach Veränderungen konzentrieren.

Verständigen Sie Ihren Arzt, wenn Sie einen Knoten, Flüssigkeitsaustritt oder andere Veränderungen bemerken – unabhängig davon, ob Sie diese Veränderung während der Brustselbstuntersuchung oder zu einem anderen Zeitpunkt bemerkt haben.

Abbildung 4-2: Technik der Brustselbstuntersuchung.

Literaturhinweise

1. Ansell D and others: A nurse-delivered intervention to reduce barriers to breast and cervical cancer screening in Chicago inner city clinics. *Pub Health Rep* 109:104–111, 1994.
2. Asbury N, Walshe A: Involving women with breast cancer in the development of a patient information leaflet for anticipatory nausea and vomiting. *Eur J Oncol Nurs* 9:33–43, 2005.
3. Breslow RA and others: Americans' knowledge of cancer risk and survival. *Prev Med* 26:170–177, 1997.
4. Bront JM, Fallsdown D, Iverson ML: The evolution of a breast health program for Plains Indian women. *Oncol Nurs Forum* 26:731–739, 1999.
5. Bruera E and others: The addition of an audiocassette recording of a consultation to written recommendations for patients with advanced cancer. *Cancer* 86:2420–2425, 1999.
6. Chalmers KI, Luker KA: Breast self-care practices in women with primary relatives with breast cancer. *J Adv Nurs* 23:1212–1220, 1996.
7. Chalmers K, Thomson K, Degner LF: Information, support and communication needs of women with a

family history of breast cancer. *Cancer Nurs* 19:204–213, 1996.

8. Davis S, Stewart S, Bloom J: Increasing the accuracy of perceived breast cancer risk: results from a randomized trial with Cancer Information Service callers. *Prev Med* 39:64–73, 2004.

9. Davis TC and others: Knowledge and attitude on screening mammography among low-literate, low-income women. *Cancer* 78:1912–1920, 1996.

10. Deane KA, Degner LF: Determining the information needs of women after breast biopsy procedures. *AORN J* 65:767–776, 1997.

11. Erwin DO and others: Increasing mammography and breast self-examination in African American women using the Witness Project model. *J Cancer Educ* 11:210–215, 1996.

12. Fife BL: The measurement of meaning in illness. *Soc Sci Med* 40:1021–1028, 1995.

13. Fitch MI and others: Health promotion and early detection of cancer in older adults: assessing knowledge about cancer. *Oncol Nurs Forum* 24:1743–1748, 1997.

14. Flood AB and others: The importance of patient preference in the decision to screen for prostate cancer. *J Gen Intern Med* 11:342–349, 1996.

15. Gray RE and others: The information needs of well, long-term survivors of breast cancer. *Patient Educ Couns* 33:245–255, 1998.

16. Gregg, J Curry RH: Explanatory models for cancer among African-American women at two Atlanta neighborhood health centers: the implications for a cancer screening program. *Soc Sci Med* 39:519–526, 1994.

17. Hodge FS, Fredericks L, Rodriguez B: American Indian women's talking circle: a cervical screening and prevention project. *Cancer* 78 (7 suppl):1592–1597, 1996.

18. Irwin E and others: Offering a choice between two adjuvant chemotherapy regimens: a pilot study to develop a decision aid for women with breast cancer. *Patient Educ Couns* 37:283–291, 1999.

19. Kash KM and others: Psychological counseling strategies for women at risk of breast cancer. *Monogr Natl Cancer Inst* 7:73–79, 1995.

20. Kash KM and others: Psychosocial aspects of cancer genetics: women at high risk for breast and ovarian cancer. *Semin Surg Oncol* 18:333–338, 2000.

21. Lerman C and others: What you don't know can hurt you: adverse psychologic effects in members of BRCA1-linked and BRCA2-linked families who decline genetic testing. *J Clin Oncol* 16:1650–1654, 1998.

22. Lethborg CE, Kissane DW: «It doesn't end on the last day of treatment»: a psychoeducational intervention for women after adjuvant treatment for early stage breast cancer. *J Psychosoc Oncol* 21:25–41, 2003.

23. Marteau TM, Senior V, Sasieni P: Women's understanding of a «normal smear test result»: experimental questionnaire based study. *BMJ* 322:526–528, 2001.

24. Miaskowski C and others: Randomized clinical trial of the effectiveness of a self-care intervention to improve cancer pain management. *J Clin Oncol* 22:1713–1720, 2004.

25. Neale J and others: An observational study of precolposcopy education sessions: what do women want to know? *Health Care Women Intl* 24:468–475, 2003.

26. Northouse LL, Peters-Golden H: Cancer and the family: strategies to assist spouses. *Semin Oncol Nurs* 9:74–82, 1993.

27. Pickett M, Barg FK, Lynch MP: Development of a home-based family caregiver cancer education program. *Hospice J* 15:19–39, 2001.

28. Redman BK: *Measurement tools in patient education,* ed 2. New York, 2003, Springer.

29. Sawka CA and others: Development of a patient decision aid for choice of surgical treatment for breast cancer. *Health Expectations* 1:23–36, 1998.

30. Sheridan-Leos N: Women's Health Loteria: a new cervical cancer education tool for Hispanic females. *Oncol Nurs Forum* 22:697–701, 1995.

31. Snyder LA and others: Development of the breast cancer education and risk assessment program. *Oncol Nurs Forum* 30:803–808, 2003.

32. Weinrich SP and others: Increasing prostate cancer screening in African American men with peer-educator and client-navigator interventions. *J Cancer Educ* 13:213–219, 1998.

33. West MD, Finney JW: Training in early cancer detection and anxiety in adolescent males: a preliminary report. *Dev Behav Pediatr* 17:98–99, 1996.

34. Yates P and others: A randomized controlled trial of a nurse-administered educational intervention for improving cancer pain management in ambulatory settings. *Patient Educ Couns* 53:227–237, 2004.

5 Patientenedukation bei kardio-vaskulären und pulmonalen Erkrankungen

Nachdem in Kapitel 4 die Patientenedukation bei Krebserkrankungen besprochen wurde, widmet sich Kapitel 5 der Edukation von Patienten mit kardiovaskulären und pulmonalen Erkrankungen.

5.1 Patientenedukation bei kardiovaskulären Erkrankungen

Fallbeispiel I
In einer Telefonumfrage wurden 751 Patienten mit Herzinsuffizienz, die im Krankenhaus behandelt worden waren, danach befragt, ob sie Schulungs- und Beratungsmaßnahmen zu ihrer Erkrankung erhalten hatten (s. **Tab. 5-1**). Nur 14 % der Patienten wussten darüber Bescheid, wie sie ihr Gewicht kontrollieren konnten, taten dies regelmäßig und reagierten selbstständig und in geeigneter Form auf eine Gewichtszunahme, ohne den Arzt oder eine Pflegekraft zu konsultieren. Mehr als ein Viertel der Patienten hatte nichts darüber gelernt, welche Nahrungsmittel einen hohen Salzgehalt haben. Die Autoren merken an, dass, obwohl Richtlinien zur Patientenversorgung und gute Edukationsprogramme zu Verfügung stehen, diese nur mäßig gut genutzt zu werden scheinen. Warum könnte dies so sein?

5.1.1 Edukative Ansätze und Untersuchungsbasis

In den USA leiden etwa 58 Millionen Menschen (20 % der gesamten Bevölkerung) an einer oder mehreren kardiovaskulären Erkrankungen. Dazu zählen Bluthochdruck, koronare Herzkrankheit (KHK), Schlaganfall, rheumatisches Fieber, rheumatische Erkrankung oder andere.[43] Schulungsprogramme behandeln beispielsweise Themen zur Senkung von Risikofaktoren wie Hypertonie und Hyperlipidämie, Behandlung von Herzinsuffizienz, Vermeidung von Zeitverzögerung bis zur Behandlung eines akuten Myokardinfarkts oder Schlaganfalls, kardiologische Rehabilitation nach akutem Myokardinfarkt oder herzchirurgischen Maßnahmen, medikamentöse Therapie und Selbstmanagement einer Antikoagulanzientherapie.

In den siebziger und achtziger Jahren des 20. Jahrhunderts investierten viele Länder – darunter auch die USA – in umfangreiche klinische Forschungsstudien zur Reduzierung kardiovaskulärer Risikofaktoren wie Hypertonie, Rauchen, hohe Cholesterinwerte im Blut, Übergewicht und mangelnde körperliche Bewegung. Dazu wurde ganzen Gemeinden der Zugang zu Informationen und die Umsetzung eines richtigen Gesundheitsverhaltens ermöglicht. Die Maßnahmen wurden fünf bis acht Jahre lang durchgeführt und basierten häufig auf einem

Tabelle 5-1: Von Teilnehmern berichtete Schulungs- und Beratungsmaßnahmen.

	ja (in %)*
Pathophysiologie und Behandlung	
Ihnen wurde erklärt, was an Ihrem Herzen nicht in Ordnung ist.	74,5
Ihnen wurde erklärt, warum Sie sich manchmal müde fühlen, kurzatmig sind oder geschwollene Beine haben.	72,5
Ihnen wurde die Wirkung und die positiven Effekte der Medikamente erklärt.	82,2
mittlerer Prozentsatz der Patienten, die dazu aufgeklärt wurden	77,3
veränderte und kontrollierte Lebensweise	
Ihnen wurde mitgeteilt, dass Sie ohne Salz kochen und auch danach kein Salz hinzufügen sollen.	85,5
Sie wurden darüber aufgeklärt, welche Nahrungsmittel viel und welche wenig Salz enthalten.	73,8
Ihnen wurde mitgeteilt, dass Sie keinen Alkohol trinken sollen.[+]	76,3[+]
Ihnen wurde mitgeteilt, dass Sie nicht so viel Flüssigkeit zu sich nehmen sollen.	46,9
Ihnen wurde gesagt, dass Sie sich jeden Morgen wiegen und Ihr Gewicht aufschreiben sollen.	57,9
Sie wurden darüber aufgeklärt, dass Sie sich regelmäßig körperlich bewegen sollen (z. B. Laufen).	85,8
mittlerer Prozentsatz der Patienten, die dazu aufgeklärt wurden	70,8[+]
Kooperation bei der Einnahme der verordneten Medikamente	
Ihnen wurde geraten, eine Medikamentenbox zu verwenden, um Kontrolle über das, was Sie einnehmen, zu behalten und die Medikamente richtig zu ordnen.	52,4
Sie wurden dazu beraten, wie Sie am besten an Ihre tägliche Medikamenteneinnahme denken können.	48,1
Sie wurden gefragt, ob Sie sich die Medikamente leisten können.	29,0
mittlerer Prozentsatz der Patienten, die dazu aufgeklärt wurden	43,5
Prognose und Präferenzen für die Versorgung am Ende des Lebens	
Sie wurden darüber aufgeklärt, inwieweit Ihre Herzerkrankung einen Einfluss darauf hat, wie lange Sie leben.	37,5
Sie wurden über eine Patientenverfügung, eine Bevollmächtigung für Ihre Gesundheitsversorgung oder andere Dokumentationsmöglichkeiten für das, was für Sie getan werden sollte, aufgeklärt.	42,6
mittlerer Prozentsatz der Patienten, die dazu aufgeklärt wurden	40,7
mittlere Index-Gesamtpunktzahl	7,9 (3,0)

* Zwei Patienten haben diesen Abschnitt nicht beantwortet, bleiben also 779 Patienten für die Analyse.
+ Die angegebene Prozentzahl basiert auf Patienten, die zum Thema Alkohol beraten wurden (468/613). Der mittlere Prozentsatz schließt die Frage zum Thema Alkohol aus, weil diese nicht allen Patienten gestellt werden konnte.
Aus Baker DW, Brown J, Chan KS, Dracup KA, Keeler EB: A telephone survey to measure communication, education, self-management and health status for patients with heart failure: The Improving Chronic Illness Core Evaluation (ICICE). *J Card Fail* 11:36 – 42, 2005.

theoretischen Gerüst, das Prinzipien von Verhaltensänderung beinhaltete. Sie konzentrierten sich darauf, die Gemeinschaftsumgebung zu verändern, einheimische Führungspersonen zu schulen, auf edukative Selbsthilfe und die Verbreitung der Neuerungen durch soziale Netzwerke der Gemeinschaft – letzteres zum Teil auch deshalb, um den Menschen soziale Unterstützung bei der Beibehaltung veränderter Lebensweisen zu bieten.

Multimediale Kampagnen richteten sich an eine große Zielgruppe. Sie waren sorgfältig in Segmente aufgeteilt, um Menschen mit klaren, wiederholten Botschaften so zu beeinflussen, dass sie ihr Verhalten ändern. Die Wirkung dieser Programme war bescheiden. Zwar verbesserte sich das Verhalten hinsichtlich der Risikofaktoren, fragwürdig war jedoch die Wirkung auf biologische Risikofaktoren wie Blutdruck und Cholesterinwerte im Blut. Die Auswirkungen auf das tatsächliche Risiko kardiovaskulärer Erkrankungen müssen sich noch zeigen.[56]

Obwohl das Interesse an großen Gesellschaftsstudien nachgelassen hat, werden gemeindebezogene Schulungsmaßnahmen immer noch durchgeführt, um die Risikofaktoren und eine Behandlungsverzögerung zu verringern. Sie sind gerade für kleinere Bevölkerungsgruppen wie ethnische Minderheiten, Erwachsene mit geringer Lesekompetenz oder ältere Frauen, die nicht erfolgreich erreicht worden sind, sehr wichtig.

Das National Cholesterol Education Program ist eine nationale Kampagne, die Massenmedien nutzt, um in der gesamten Bevölkerung das Bewusstsein für die Bedeutung eines niedrigen Cholesterinspiegels zu wecken. Dabei kamen zwei Strategien zum Einsatz: eine patientenbasierte oder klinische Herangehensweise und eine bevölkerungsbasierte Herangehensweise für Menschen mit Hypercholesterinämie. Als Beweis für den Erfolg der Kampagne wurde aufgeführt, dass von 1983 bis 1995 der Anteil der Menschen, der überhaupt einmal etwas von einem hohen Cholesterinspiegel gehört hatte, von 77 % auf 93 % angestiegen war; dass von 1986 bis 1995 der Prozentsatz derjenigen, der wusste, dass ein wünschenswerter Cholesterinspiegel im Blut unter 200 mg/dl liegt, von 16 % auf 69 % angestiegen war; dass von 1983 bis 1995 der Anteil erwachsener US-Amerikaner, der den Cholesterinspiegel messen ließ, von 35 % auf 75 % und der Anteil derjenigen, der wusste, wie hoch der eigene Cholesterinspiegel war, von 3 auf 49 % angestiegen war.[15] Im Jahr 1991 wurde das National Heart Attack Alert Program eingeführt, um medizinische Einrichtungen, Patienten und die allgemeine Öffentlichkeit über die Bedeutung einer schnellen und geeigneten Reaktion auf Symptome und Zeichen eines akuten Myokardinfarkts zu informieren.[19]

Eine Auswertung (keine Metaanalyse) von 46 Studien über kognitive, edukative und verhaltensmäßige Strategien zur Verbesserung der Compliance bei kardiovaskulären Erkrankungen zeigte, dass vom Patienten unterzeichnete Zustimmungen zur Behandlung, eine verbesserte Selbstwirksamkeit, Verhaltenstraining und Telefon- oder Mailkontakte erfolgreich sind. Wie wirksam diese Ansätze im Vergleich zueinander sind, wurde im Allgemeinen nicht getestet.[12] Eine Metaanalyse aus 102 Studien, die die Wirkung von Patientenedukation und psychosozialer Unterstützung auf den Blutdruck untersuchte, zeigte statistisch signifikante Behandlungseffekte im Bereich von Wissen und Compliance sowie statistisch weniger bis mäßig signifikante positive Auswirkungen auf den Blutdruck.[17] Eine Metaanalyse aus 37 Studien über Gesundheitserziehungs- und Stressmanagementprogramme für Patienten mit KHK machte deutlich, dass diese Programme einen Rückgang der Mortalitätsrate infolge Herzkrankheiten von 34 % und einen Rückgang der Myokardinfarktrezidive von 29 % bewirkten sowie signifikante Erfolge hinsichtlich Blutdruck, Cholesterin, Körpergewicht, Rauchen, körperliche Bewegung und Essgewohnheiten zeigten.[20] Des Weiteren verdeutlichte eine Metaanalyse[23] randomisierter kontrollierter Studien über psychosoziale Behandlungen, die Patienten zusätzlich zu ihrer herkömmlichen sportbasierten kardialen Rehabilitationsmaßnahme erhielten, dass derartige Therapieformen die Mortalitäts- und Krankheitsrate, psychische Belastungen und einige biologische Risikofaktoren insbesondere in den ersten zwei Jahren danach senkten.[38]

Zu verstehen, warum Patienten nach Symptomen eines akuten Myokardinfarkts oder Schlaganfalls erst spät Hilfe suchen, hatte in der Forschung über lange Zeit Priorität. Seit Mitte der 1980er-Jahre zeigten mehrere umfangreiche Studien, dass die thrombolytische Therapie die Mortalitätsrate infolge eines akuten Myokardinfarkts deutlich senken kann: Je kürzer die Zeit zwischen Infarkt und Thrombolyse, desto besser ist das Ergebnis. Doch konnte in den letzten dreißig Jahren die Zeitverzögerung bei Herzinfarkten, Zweitinfarkte eingeschlossen, nur wenig verringert werden.

Das Phänomen der Zeitverzögerung muss verstanden werden, bevor Schulungs- und Beratungsstrategien zur Verringerung dieser verspäteten Hilfesuche entwickelt werden können. Etwa ein Drittel der Patienten berichtet, dass die Herzinfarktsymptome nicht plötzlich auftraten und dass sie Schwierigkeiten gehabt hätten zu erkennen, wann die Symptome anfingen. Manchmal berichten Patienten über unbestimmte Symptome oder solche, die über die Zeit hinweg zu- oder abnehmen und manchmal vollständig verschwinden. Das Wissen über die Symptome eines akuten Myokardinfarkts gibt keine Garantie, dass ein Patient sie bei sich selbst erkennt und verringert nicht die Zeitverzögerung, bis dann endlich Hilfe gerufen wird.[18] Viele Menschen berichten, dass sie bestimmte Vorstellungen von den Symptomen eines Herzinfarkts gehabt hätten, also davon, wo der Schmerz lokalisiert ist, wie er beschaffen ist, wie intensiv er ist und welche Begleitsymptome auftreten. Die Vorstellungen passten nicht zur Erfahrung, die 74 % dann tatsächlich machten und führten zu einer deutlich längeren Zeitverzögerung als bei denjenigen, bei denen die Vorstellungen mit der Erfahrung übereinstimmten. Die längste Phase ist die Zeit, die jemand braucht, um die Symptome als kardiale Symptome zu deuten und sich zu entscheiden, medizinische Hilfe in Anspruch zu nehmen.[32]

Da es also keinen einheitlichen Symptomkomplex für Patienten mit akutem Myokardinfarkt gibt, wird die verzögerte Inanspruchnahme von Hilfe wohl trotz weit verbreiteter Schulungskampagnen über öffentliche Medien nicht verringert.[32] Die Inhalte dieser Kampagnen scheinen die Bedürfnisse der Patienten nicht genau zu treffen. Obwohl viele Brustschmerzen als ein wichtiges und einheitliches Herzinfarktsymptom kennen, wissen weniger Menschen – und hierbei insbesondere diejenigen mit einem geringen sozioökonomischen Status und ethnische Minderheiten – etwas über wichtige Zeichen wie Schmerzen oder Taubheitsgefühle im Arm, Kurzatmigkeit oder Schwitzen. Es zeigte sich, dass bestehende Risikofaktoren nicht mit der Kenntnis von Herzinfarktsymptomen in Zusammenhang stehen.[29] Einige Schulungsansätze werden zwar diskutiert, wurden bisher aber noch nicht getestet. Dazu zählen auch Rollenmodelle, also Berichte von Menschen mit Herzinfarkt, die auf realen Erfahrungen beruhen. Das Wandplakat in **Abbildung 5-1** zeigt ein sehr spezifisches Ablaufprotokoll, was bei Brustschmerzen zu tun ist. Es kann in kleinerer Form auch als Karte für die Brieftasche verwendet werden. Patienten befolgen solche Anleitungen möglicherweise nicht, weil sie sich als töricht empfinden, wenn ihre

Einschätzung, Hilfe zu rufen, infrage gestellt wird.

Zapka et al.[63] fanden heraus, dass ein beträchtlicher Anteil der Gesundheitsdienste den Notruf als geeignetes Mittel in Frage stellte. Einige Hausärzte bevorzugten es, wenn ihre Patienten sie anriefen, bevor sie die Notrufnummer wählten, obwohl dies häufig zu Behandlungsverzögerungen führte. Andere Ärzte glaubten, die Aufklärung über Symptome führe dazu, dass Patienten diese Symptome bei sich bemerken. Viele Pflegekräfte waren der Meinung, dass Ärzte nicht gut auf die Schulung von Patienten vorbereitet sind, jedoch auch die Bemühungen der Pflegekräfte nicht unterstützen.

5.1.1.1
Umgang mit kardiovaskulären Risikofaktoren

Obwohl allgemein bekannt ist, welche Bedeutung der Blutdruckkontrolle bei der Vorbeugung von kardiovaskulären Erkrankungen und Schlaganfall zukommt und dass es effektive Methoden zur Blutdrucksenkung gibt, deuten Schätzungen darauf hin, dass in den USA weniger als 30 % der Patienten mit Bluthochdruck diesen unter Kontrolle haben. Das Wissen über ein richtiges Gesundheitsverhalten reicht selten aus, ist aber ganz eindeutig eine Grundvoraussetzung dafür. Es hat sich gezeigt, dass fehlende Kenntnis des zu erzielenden systolischen Blutdrucks ein unabhängiger Prädiktor für eine schlechte Blutdruckkontrolle ist, was besonders in einer älter werdenden Bevölkerung Bedeutung hat, weil der systolische Blutdruck mit dem Alter steigt. Schulungsprogramme für Patienten mit hohem Blutdruck haben sich als effektiv erwiesen, da sie zu einer signifikanten Senkung sowohl des systolischen als auch des diastolischen Blutdrucks beigetragen haben. Mehr als 60 % von 2500 Patienten mit Bluthochdruck einer großen Organisation zur Gesundheitserhaltung kannten nicht den systolischen und diastolischen Blutdruckwert, der erzielt werden sollte, und etwa die Hälfte wusste nicht, dass ihre systolischen und diastolischen Werte zu hoch waren. Obwohl die meisten der 2500 Patienten verstanden hatten,

---

Brustschmerzen können ein Notfall sein

Wenn Sie folgende Beschwerden haben
- Brustschmerzen oder Beschwerden, die sehr stark sind und länger als 15 Minuten andauern.
- Brustschmerzen verbunden mit Schwäche, Magenbeschwerden, Ohnmacht oder Schwindel und Schwitzen.
- Brustschmerzen, die sich über etwa 15 Minuten wie ein Spannungsgefühl, Druck, Brennen oder Gewicht anfühlen.
- plötzliche Kurzatmigkeit ohne andere Ursache.

wählen Sie 112

Auch ein Herzinfarkt kann sich anfühlen wie
- leichte Brustschmerzen, die in Ruhe abwechselnd kommen und gehen.
- normales Sodbrennen oder Magenverstimmung.
  - Achten Sie darauf, wann die Brustschmerzen beginnen.
  - Wenn diese sich wie Sodbrennen anfühlen, nehmen Sie ein magensäurebindendes Mittel, was Sie auch sonst bei Sodbrennen einnehmen.
  - Achten Sie darauf, wie lange die Brustschmerzen anhalten.
  - WENN «LEICHTE BRUSTSCHMERZEN» ODER «SODBRENNEN» 15 MINUTEN ODER LÄNGER ANDAUERN.

wählen Sie 112

UND BITTEN SIE UM EINEN RETTUNGSWAGEN.
Lassen Sie sich untersuchen. Lieber auf der sicheren Seite sein, als zu spät reagieren.

Wenn Sie schon Nitroglyzerin verordnet bekommen haben
- setzen Sie sich bei Beginn der Brustschmerzen hin und sprühen Sie dreimal Nitroglyzerin jeweils im Abstand von 5 Minuten.
- WENN NACH DEM DRITTEN MAL SPRÜHEN WEITERHIN SCHMERZEN ODER BESCHWERDEN (wenn auch nur leicht) VORHANDEN SIND.

wählen Sie 112

UND BITTEN SIE UM EINEN RETTUNGSWAGEN.
FAHREN SIE NICHT SELBST ZUM KRANKENHAUS!

- Bei einer anderen Notrufnummer als 112 wählen Sie _____
- Wenn es in Ihrer Region keine Notrufnummer gibt,
  Name und Nummer Ihres Fahrers _____
- Name und Telefonnummer Ihres Arztes _____

- Ich trage meinen EKG-Befund immer bei mir.
- Ich nehme ihn bei jedem Krankenhaus- oder Arztbesuch mit.
- Ich rufe immer professionelle Hilfe, wenn ich unsicher bin und Fragen habe, was ich tun soll.

Abbildung 5-1: Beispiel eines Wandplakats/Handouts.

dass ein hoher Blutdruck das Schlaganfall- und Herzinfarktrisiko erhöht, wusste nur die Hälfte, dass er auch das Risiko für eine Herzinsuffizienz verschärft und nur 40 %, dass mit ihm die Gefahr einer Nierenkrankheit zunimmt.[1]

Der Blutdruck kann zuhause in vertrauter Umgebung häufiger gemessen werden, außerdem kann man auf diese Weise einen hohen Blutdruck infolge Nervosität beim Arztbesuch («Weißkittelblutdruck») vermeiden. Zu dieser Methode der Blutdruckkontrolle liegen hinreichend Untersuchungen vor. Cappuccio et al.[13] führten eine Metaanalyse aus 18 randomisierten kontrollierten Studien zur häuslichen Blutdruckkontrolle durch und befanden dies als Methode zur Erzielung des angestrebten Blutdruckwerts besser als die standardmäßige Messung in einer medizinischen Einrichtung. Bei der telemetrischen Blutdruckmessung zuhause misst der Patient seinen Blutdruck, speichert die Daten und übermittelt sie dann über eine gebührenfreie Telefonnummer direkt an einen Netzwerkserver (Telemonitoring). Dieser erstellt einen Blutdruckbericht und sendet ihn an die medizinische Einrichtung. Eine solche Überwachung verhindert, dass der Patient die Werte anpasst, führt zu mehr Vertrauen in die Daten der häuslichen Blutdruckmessung und in die daraus resultierenden klinischen Entscheidungen.[4]

Zu den Fettstoffwechselstörungen zählen Veränderungen der Plasmalipoproteine oder ihres Metabolismus. Fettstoffwechselstörungen gelten als ein hauptsächlicher, aber beeinflussbarer Risikofaktor für die koronare Herzkrankheit. Sie können sich in einem erhöhten Serumspiegel des Gesamtcholesterins, des LDL-Cholesterins oder der Triglyzeride in Verbindung mit einer niedrigen Konzentration des HDL-Cholesterins bemerkbar machen. Es wurde geschätzt, dass ein Viertel der erwachsenen US-Amerikaner den LDL-Cholesterinspiegel erheblich senken muss. Die Aufklärung dieser Patienten durch Apotheker verbesserte das LDL/HDL-Verhältnis um 17,2 %.[2]

Andere Risikofaktoren wie Adipositas erfordern eine Veränderung der Lebensweise im Bereich Ernährung und Sport, was für viele schwierig umzusetzen ist. Oexmann et al.[49] fanden heraus, dass ein kirchlicher Ansatz bei Afroamerikanern hilfreich ist, um Struktur und Motivation dafür zu geben, in kurzer Zeit das Körpergewicht zu reduzieren sowie normale Blutdruck- und Triglyzeridwerte zu erreichen. Die Lighten-Up-Kampagne wurde in Zusammenarbeit mit Mitgliedern der lokalen Glaubensgemeinschaft entwickelt und bestand aus einer Grundbeurteilung des Gesundheitszustands, acht wöchentlich durchgeführten Schulungssitzungen, bei denen Bibelunterricht mit Gesundheitsbotschaften kombiniert wurde, einer Gesundheitsbeurteilung nach elf Wochen und einer nach einem Jahr. Dieses Programm zeigte besonders bei den Teilnehmern Wirkung, die sechs bis acht Schulungssitzungen besucht hatten.

Ein für Menschen mit begrenzter Lese- und Schreibfähigkeit zugeschnittenes Schulungsprogramm zur Ernährung bei kardiovaskulären Erkrankungen verwendete bebilderte Karten, die Nahrungsmittel mit niedrigem, mittlerem oder hohem Fett-, Cholesterin- und Kochsalzgehalt zeigten, einen Ernährungsleitfaden, Arbeitsblätter und Film- und Hörkassetten, auf denen eine Familie mit ähnlichem kulturellen Hintergrund wie die Zielgruppe gezeigt wurde bzw. zu hören war. Die Teilnehmer wurden in vier Gruppen aufgeteilt. Die Lehrmedien waren so gestaltet, dass nur minimale Lesekompetenzen erforderlich waren. Die Gruppenmitglieder wurden dazu angeleitet, die Karten nach Vorlieben und Essverhalten auszuwählen, zu ignorieren, neu zu ordnen und andere an Spielen wie beispielsweise den Fettgehalt eines bestimmten Nahrungsmittels zu erraten, zu beteiligen. Bei denjenigen, die an diesem Programm teilgenommen hatten, verbesserten sich die Blutdruck- und Blutfettwerte deutlich.[37]

5.1.2
Schulung zum Selbstmanagement von Herzinsuffizienz

Dieser Bereich der Patientenedukation wurde vor nicht langer Zeit erst entdeckt und man erkannte die spektakulären Ergebnisse, die hier möglich sind. Bei älteren Menschen ist die Herzinsuffizienz die häufigste Indikation für eine Krankenhauseinweisung. Bis zu 40 % werden nach sechs Monaten erneut ins Krankenhaus eingeliefert – und dies häufig, weil die Patienten nicht ausreichend in der Lage sind, mit ihrer Krankheit eigenverantwortlich umzugehen. Die Hälfte dieser erneuten Krankenhausaufenthalte könnte vermieden werden, wenn die Patienten genügend Selbstvertrauen hätten, sich nach den erhaltenen Anweisungen zu ernähren, die verordneten Medikamente einzunehmen, ihr Gewicht zu kontrollieren und eine Verschlechterung der Symptome (Gewichtszunahme, Ödeme, Atemnot und Erschöpfung) einzuschätzen. Oft haben sie keine Vorstellung davon, was eine Herzinsuffizienz überhaupt ist, sondern wissen eher über Herzinfarkt und Fette als über Natrium und Flüssigkeit Bescheid.

Behandlungsansätze, die sich als effektiv bei der Vorbeugung von erneuten Krankenhauseinweisungen erwiesen haben, beinhalten Fallmanagement, Telemanagement, multidisziplinäre Teams und von Pflegekräften betreute Kliniken. Bei all diesen Ansätzen sind Patientenedukation und intensive Nachschulungen zentrale Punkte. Einige Maßnahmen beschränken sich lediglich auf das Verschicken von Informationspaketen und Filmen an die Patienten. Heidenrich et al.[31] berichten über Ergebnisse einer randomisierten kontrollierten Studie, in der zuhause lebende Patienten eine digitale Skala und eine automatische Blutdruckmanschette erhielten und lernten, diese zu benutzen. Die Patienten wählten täglich eine gebührenfreie Telefonnummer und teilten Blutdruck, Puls, Gewicht und Symptome einem automatischen Antwortsystem mit Computerstimme mit. Ein Computeralgorithmus kontrollierte, ob die angegebenen Werte in einem akzeptablen Bereich lagen. Lagen sie außerhalb dieses Bereichs oder wurde über neue Symptome berichtet, verständigte der Computer eine Pflegekraft, die den Patienten anrief und die Ergebnisse an den Arzt faxte. Bei dieser Maßnahme erhielten die Patienten wöchentlich beratende und informative Nachrichten mit Anleitungen zu Ernährung, körperlicher Bewegung und regulären Therapien. Zudem wurden sie von der Pflegekraft angerufen, die diese Themen in einem zehnminütigen Telefongespräch erörterte. Interventionsprogramme sind häufig sehr kosteneffektiv und bringen im Verhältnis zur Investition achtmal so viel Gewinn.[59]

In einer anderen Studie wurde ein internetbasiertes Kontrollsystem in Form eines Geräts eingesetzt, das die Kooperation des Patienten hinsichtlich der Medikamenteneinnahme überprüfte und die Telefonleitung des Patienten mit einer Internetdatenbank verknüpfte. Das Gerät forderte den Patienten auf, sich gesund zu ernähren, körperlich aktiv zu sein, die Medikamente einzunehmen und es bat um Antworten auf Fragen zu Symptomen, Blutdruck und Gewicht. Die Daten zur Medikamenteneinnahme und die Antworten auf die Fragen wurden vom Gerät aufgezeichnet und täglich an einen zentralen Server übermittelt. Über eine standardisierte Browserschnittstelle konnten die Klinikärzte die Patienten überwachen, beraten und den Therapieplan aktualisieren. Testdaten zeigten im Ver-

gleich zur herkömmlichen Versorgung eine bessere Kooperation bei der Medikamenteneinnahme und der täglichen Blutdruck- und Gewichtskontrolle. Alle Patienten erhielten eine Schulungsbroschüre mit einer Beschreibung des Selbstmanagements bei Herzinsuffizienz.[3]

Andere haben Wege gesucht, um die Hausbesuche von professionellen Kräften zu verringern und gleichzeitig die Ergebnisse zu verbessern, indem kostenintensive Re-Hospitalisierungen dieser Patienten vermieden werden. In einem Telehealth-Programm werden Familien im Umgang mit einem Heimmonitor geschult. Jeden Morgen zu einer festgelegten Zeit fordert der Monitor den Patienten deutlich und gut hörbar auf, Gewicht, Blutdruck, Herzfrequenz und Sauerstoffsättigung zu beurteilen. Anschließend stellt er drei subjektive Fragen über zunehmende Ödeme, Kurzatmigkeit oder den Gebrauch von zusätzlichen Kissen für eine bequeme Schlafposition. Diese Daten werden dann per Telefon oder drahtlosem Personenrufempfänger an die Zentrale einer ambulanten Pflegeeinrichtung übermittelt und von einem Arzt kontrolliert, der jede notwendige Nachuntersuchung veranlasst. Dazu zählt auch, den Patienten für eine weitere Beurteilung einzubestellen, den behandelnden Arzt zu rufen, die Änderung der Medikamente zu koordinieren und, falls erforderlich, einen Arztbesuch zu machen. Die Patienten und Angehörigen müssen ebenfalls lernen, dass der Monitor kein Leben rettet und dass sie bei einem manifesten kardialen Notfall die Notrufnummer wählen müssen. Bevor dieses Programm ins Leben gerufen wurde, lag der Anteil der Patienten, der innerhalb eines Monates von der ambulanten Pflegeeinrichtung erneut ins Krankenhaus eingewiesen werden musste, bei 38 %. Innerhalb von zwei Monaten nach Einführung des Programms sank der Anteil auf 6 %. Somit verbesserten sich die Ergebnisse und die Zufriedenheit der Patienten deutlich und die ambulante Pflegeeinrichtung konnte ihre finanzielle Existenzfähigkeit in einem begrenzten prospektiven Zahlungsumfeld erhalten.[53]

Patienten mit Herzinsuffizienz scheinen nicht nur strukturierte Schulungsprogramme, sondern auch regelmäßige Nachschulungen zu benötigen. Dies ist zum Teil deshalb so, weil sie einen komplexen Behandlungsplan mit vielen verschiedenen Medikamenten befolgen, nach strengen Regeln leben und sich möglicherweise auch mit anderen Begleiterkrankungen auseinandersetzen müssen. Doch zeigte schon eine einstündige Schulungssitzung, bei der eine Pflegekraft einen Patienten betreute und an der zufällig ausgewählte Patienten teilnahmen, dass diese Patienten weniger Tage im Krankenhaus verbrachten und bis zu ihrem Tod weniger häufig Nachschulungen benötigten als diejenigen, die den normalen Entlassungsprozess durchliefen, und dass die Kosten für ihre Versorgung, inklusive der Kosten für die Maßnahme, pro Patient um US$ 2823 niedriger lagen. Die Schulung beinhaltete Themen wie Ursachen für intravasale Volumenüberlastung bei Herzinsuffizienz, Wirkmechanismen von Diuretika, die Bedeutung von Natrium- und Flüssigkeitsrestriktion, tägliche Gewichtskontrolle und Maßnahmen bei einer Verschlechterung des Gesundheitszustands.[36]

Für Patienten mit Herzinsuffizienz wurden des Weiteren Übergangsversorgungsprogramme in Form einer dreimonatigen Entlassungsplanung durch eine Advanced Practice Nurse [APN; in den USA hochqualifizierte Pflegefachkraft; Anm. d. Übers.] und eines Follow-up-Protokolls für zuhause entwickelt. Die APNs besuchten den Patienten täglich im Krankenhaus, machten einen Hausbesuch innerhalb von 24 Stunden nach Entlassung, wöchentliche Besuche während des ersten Monats und, wenn der Patient erneut ins Krankenhaus eingewiesen wurde, wieder tägliche Besuche in der Klinik. Alle Schulungsmaßnahmen wurden auf Audio-CDs aufgezeichnet und den Patienten und Pflegenden zur Verfügung gestellt. Obwohl die Zeit bis zur ersten Wiedereinweisung oder bis zum Tod bei den Patienten, die an der Maßnahme teilgenommen hatten, länger war und die Gesamtkosten niedriger lagen, wurden Übergangsversorgungsprogramme wie dieses wegen fehlender Medicare-Kostenerstattung in der Regel nicht übernommen [Medicare ist die öffentliche Krankenversicherung der USA für ältere und/oder behinderte Mitbürger; Anm. d. Übers.].[47]

Disease-Management-Programme schließlich beinhalten die oben beschriebenen edukativen Maßnahmen, systematische Nachschulungen und Kontrollen – allerdings für eine definierte Patientengruppe mit dieser speziellen Erkrankung. Disease-Management-Programme zum Umgang mit Herzinsuffizienz werden von 75 % der Managed-Care-Pläne angeboten. In der Studie eines Programms konnten signifikante Rückgänge von Krankenhausaufenthalten, Besuchen in Notaufnahmen und kurzfristigen Aufenthalten in Pflegeeinrichtungen nachgewiesen werden, jedoch kam es nicht zu bedeutenden Veränderungen bei den Besuchen in den hausarztbasierten Versorgungszentren. Die gesamten Leistungskosten waren in der Interventionsgruppe 10 % geringer als in der Kontrollgruppe – Interventionskosten eingeschlossen.[7]

Fallbeispiel II

Daten von mehr als 81 000 Patienteneinweisungen infolge von Herzinsuffizienz in 223 akademischen und nicht-akademischen Krankenhäusern der USA zeigten, dass nur 24 % der Kliniken die Richtlinien der Joint Commission on Accreditation of Healthcare Organizations in dem Punkt erfüllen, Patienten oder Pflegenden schriftliches Edukationsmaterial hinsichtlich bestimmter Versorgungsaspekte nach der Entlassung (Grad körperlicher Aktivität, Ernährung, Flüssigkeitszufuhr, Medikamentennamen, Nachuntersuchungen in medizinischen Einrichtungen, Gewichtskontrolle und Maßnahmen bei Symptomverschlechterung) bereitzustellen. Die Kluft zwischen Beratung und Anleitung einerseits und den Standards andererseits war signifikant größer in den akademischen als in den nicht-akademischen Zentren. Von den vier Richtlinien zu Pflegestandards für Patienten mit Herzinsuffizienz war das Fehlen von Entlassungsanleitungen bei weitem am schlimmsten.[24]

A) Überraschen Sie diese Resultate?
B) Was schlagen Sie zur Verbesserung vor?

5.1.3
Schlaganfall

Schlaganfall ist die dritthäufigste Todesursache und Hauptursache für Behinderungen bei Erwachsenen.[50] Was jedoch die Vorbeugung von Schlaganfällen und auch das Selbstmanagement nach einem Schlaganfall anbelangt, so fand Patientenedukation hier weniger Beachtung als beim akuten Myokardinfarkt. Die Statistik zeigt, dass nur 5 % der Schlaganfallpatienten in weniger als drei Stunden nach dem Insult Hilfe suchen und dass Symptome nicht erkannt werden. Zudem sind Patienten und Angehörige oft der Meinung, dass nichts getan werden kann oder dass die Situation kein Notfall ist.[16] Wie beim akuten Myokardinfarkt wird die Kenntnis der Schlaganfallsymptome nicht damit in Verbindung gebracht, rechtzeitig eine Notambulanz aufzusuchen – auch dann nicht, wenn der Patient vorher schon einmal einen Schlaganfall hatte.[61]

Die Patientenedukation zu diesem Thema ist in dreierlei Hinsicht wichtig. Morrison et al.[44] zeigen auf, dass Patienten mit akutem Schlaganfall, die anhand eines Arbeitsbuches zur Selbsthilfe geschult worden waren, bedeutend weniger ängstlich und weniger depressiv waren. Wiles et al.[60] wiederum vertreten die Auffassung, dass Pflegende von Patienten mit Schlaganfall Informationen über die Bewältigung der täglichen Pflegemaßnahmen wie Baden und Anziehen, sowie über die Bedeutung von Symptomen wie Gedächtnisstörungen, Schluckstörungen, Reizbarkeit und Depressionen benötigen und beraten werden müssen, wie sie damit umgehen können und wie lange diese Symptome andauern. Schließlich kann eine Entscheidungshilfe hilfreich sein, um Patienten mit Vorhofflimmern – und deshalb höherem Schlaganfallrisiko – dabei zu unterstützen, zwischen einer Thromboseprophylaxe mit Warfarin oder Aspirin zu entscheiden. Wie bei der Hormonersatztherapie und der gutartigen Prostatahypertrophie ist die Bewertung der Vorteile und Risiken eine Angelegenheit der Patientenentscheidung.[39]

Die Fortschritte in der Rehabilitation von Schlaganfallpatienten haben die Zahlen schwerer Behinderung verringert und die Anzahl der behinderten Patienten, die zuhause leben und von Pflegenden unterstützt werden, erhöht. Letztere fühlen sich häufig unzureichend geschult, schlecht informiert und sind unzufrieden mit der zur Verfügung stehenden Hilfe nach der Entlassung des Patienten. Eine randomisierte kontrollierte Studie verglich die konventionelle Unterstützung (Informationen über Schlaganfall, Folgen, Prävention und Management, Zielset-

zung für die Rehabilitation und Entlassung) mit einer Maßnahme, bei der Pflegende zusätzliche Beratung und Schulung hinsichtlich gängiger Probleme bei Schlaganfall wie Druckstellen, Inkontinenz, Ernährung, Lagerung, Gehhilfen, Hinweise auf Leistungen und lokale Dienstleister, Anleitungen für Hebe- und Umgangstechniken, Mobilität und Transfer, Assistenz bei den «Activities of daily living» (ADLs) und Kommunikation erhielten. Die Schulungsmaßnahmen begannen dann, wenn sich der Zustand des Patienten stabilisiert hatte und sich abzeichnete, welchen Rehabilitationsbedarf er benötigte und wann er entlassen werden konnte. Die Pflegenden erhielten drei bis fünf dreißig- bis vierzigminütige Schulungssitzungen und eine praktische Anleitung zuhause. Das ergänzende Training wurde mit einer besseren Lebensqualität der Pflegenden, mit besseren psychischen Ergebnissen und geringeren jährlichen Kosten durch seltenere Krankenhausaufenthalte in Verbindung gebracht.[33]

5.1.3.1
Schulung zum Selbstmanagement einer Antikoagulanzientherapie

Die Langzeittherapie mit Gerinnungshemmern wird durchgeführt, um Patienten mit Vorhofflimmern oder Herzklappenersatz vor einem Schlaganfall zu schützen. Auch zur Behandlung venöser Thromboembolien werden Gerinnungshemmer eingesetzt. Die pharmakodynamische Wirkung dieser Medikamente ist nicht präzise vorhersehbar. Warum es zu Schwankungen im Körper kommt, bleibt in vielen Fällen unklar, zudem haben diese Medikamente eine geringe therapeutische Breite. In der Regel werden Patienten, die eine Antikoagulanzientherapie erhalten, im Krankenhaus oder in einer Arztpraxis überwacht. Jedoch zeigt die eigenständige Handhabung dieser Therapie durch die Patienten selbst, dass die Gerinnung besser überwacht wird als bei der traditionellen Praxis. Der Grund dafür liegt eventuell in einer häufiger durchgeführten Kontrolle und Dosisanpassung, was zu weniger thromboembolischen Ereignissen oder Blutungen – potenziellen Nebenwirkungen dieser Behandlung – führt.[35] Möglich wurde das Selbstmanagement einer Antikoagulanzientherapie durch die Entwicklung von tragbaren Koagulometern.

Mehrere Studien machten deutlich, dass die Patientenedukation – unabhängig von und manchmal auch als Ergänzung zur eigenverantwortlichen Antikoagulanzientherapie – über längere Zeit die Gerinnungswerte (innerhalb der therapeutischen Breite) verbesserte. Khan et al.[35] verdeutlichten, dass beide Schulungsformen den gewünschten Effekt hatten und sich signifikante Verbesserungen hinsichtlich der Gerinnungskontrolle schon nach einer Schulungssitzung bemerkbar machten. Christensen et al.[14] fanden heraus, dass Patienten, die ihre Antikoagulanzientherapie eigenverantwortlich steuerten, in 76 % der Zeit innerhalb der therapeutischen Breite lagen, diejenigen in hochspezialisierten Zentren (Anticoagulation Clinics) hingegen, bei denen die Dosierung im Zielbereich mittels Computer ermittelt wurde, jedoch nur in 60 % bis 68 % der Zeit. Menendez-Jandula et al.[41] wiederum zeigten, dass vier Unterrichtsstunden, auf zwei Tage verteilt, zum Thema Überwachung und eigenständige Anpassung der Behandlungsdosis eine bessere Kontrolle bieten als eine Antikoagulationsklinik mit monatlichen von Hämatologen durchgeführten Messungen und Kontrollen. Größere und kleinere Komplikationen waren seltener bei den Gruppen, die ihre gerinnungshemmende Therapie selbstständig handhaben.

Allgemein gilt jedoch, dass Patienten, die ihre Antikoagulanzientherapie selbst koordinieren, sorgfältig ausgewählt werden müssen. Einige Patienten sind dabei hoch motiviert, weil sie dadurch Zeit für andere Tätigkeiten gewinnen und nicht mehr an eine Klinik «gefesselt» sind.[14] Eine Studie in Großbritannien fand allerdings heraus, dass 76 % der ausgewählten Patienten, die ihre Therapie eigenständig hätten handhaben können, nicht den eigenverantwortlichen Weg wählten. Bei denjenigen, die nicht extra ausgewählt waren, jedoch sehr gern eigenständig werden wollten, waren drei Viertel in der Lage, das Training abzuschließen. Manuelle Schwierigkeiten mit der Durchführung und Probleme damit, genügend Kapillarblut zu gewinnen und dieses

auf den Teststreifen zu bringen, wurden vermerkt.[46] In der Studie von Menendez-Jandula hatten 90 % der Patienten eine Grundschulbildung (Primary School) oder konnten weder lesen noch schreiben.[41] Die Unterrichtsansätze beinhalteten einfache Kartensysteme, um den Patienten bei der Auswahl der korrekten Dosis zu helfen. In dieser Studie absolvierten 310 Patienten das Training, zehn konnten nicht geschult werden und kehrten zurück zur herkömmlichen Therapie und 39 Patienten benötigten die Unterstützung einer Pflegeperson.

5.1.4
Patientenedukation bei anderen Herzerkrankungen

Andere Bereiche der Patientenedukation, für die gut entwickelte Schulungsmodelle zur Verfügung stehen, sind Herzoperationen und die Rehabilitation von Herzerkrankungen. Neue Edukationsfelder umfassen das Training der kardiopulmonalen Reanimation (CPR) für Familien, Gruppenschulungen für Patienten mit Mitralklappenprolapssyndrom und die weitergehende Erforschung des Geheimnisses, warum Menschen Symptome eines akuten Myokardinfarkts oder Schlaganfalls nicht beachten bzw. nicht richtig interpretieren und Hilfe suchen.

Die Edukationsmaßnahmen im Bereich Herzchirurgie werden in **Tabelle 5-2** zusammengefasst. An der Schulung zur Rehabilitation von Herzkrankungen (letzter Punkt der Tabelle) nahmen durchweg zu wenig Patienten, hierbei insbesondere Frauen, teil. Obwohl nachgewiesen ist, dass sich im Falle einer Revaskularisation der funktionelle Status, das Profil der kardialen Risikofaktoren und der psychische Zustand gleichermaßen bei jungen und älteren Patienten verbessert, schrieb sich nur ein Viertel der geeigneten Patienten tatsächlich in ein Rehabilitationsprogramm für Herzerkrankungen ein. Pasquali et al.[51] zeigten, dass eine einfache Edukationsmaßnahme nach Entlassung und eine Empfehlung die Einschreibequoten fast verdoppelten. Patienten berichteten, dass sie sich mit der Vielfalt an Anleitungen zu neuen Medikamenten, Nachfolgeterminen etc. bei der Entlas-

Tabelle 5-2: Zusammenfassung der Edukationsmaßnahmen vor einer Herzoperation.

Schulung	Beschreibung der Maßnahme
Informationspaket	Der Patient erhält das Informationspaket, sobald er auf die Warteliste für eine herzchirurgische Operation gesetzt wurde. Dieses enthält detaillierte Informationen über ■ die Herzoperation: Aufbau und Funktion des Herzens, verschiedene Herzkrankheiten, Operations-verfahren, Operationsvorbereitung, postoperative Schmerztherapie und Genesung, postoperative Schulung, Entlassung aus dem Krankenhaus und Rehabilitationsverfahren ■ Rechte des Patienten bezüglich der Einwilligung in die Operation
Tag der Operations-vorbereitung	Die Anwesenheit wird empfohlen, obwohl Patienten, die nicht teilnehmen können, Informations-pakete erhalten. Die Schulung dauert etwa 4 Stunden mit Mittagspause und wird von einer Cardiac Liaison Nurse [Pflegekraft, die Herzpatienten während der gesamten Therapie begleitet, versorgt und unterstützt; Anm. d. Übers.] durchgeführt. Sie umfasst: ■ Organisation der Wartelisten ■ Funktion des Herzens ■ Erklärung der verschiedenen Operationsverfahren ■ prä- und postoperative Versorgung ■ Entlassung aus dem Krankenhaus ■ zwei Filmvorführungen: Intensive care und *Your recovery after surgery and Life after heart surgery* («Versorgung auf der Intensivstation» und «Genesung und Leben nach einer Herzoperation»)
Preadmission Clinic (vorstationäre Aufnahme)	Schulungsmaßnahme für Patienten, bei denen der Operationstermin feststeht. Die Teilnahme ist bis zu einem Monat vor OP-Termin möglich und für geeignete Patienten verpflichtend. Morgens werden die Patienten unterrichtet. Eine Pflegekraft gibt Auskunft über Herzkrankheiten und erklärt das Operationsverfahren. Ein bereits operierter Patient berichtet über seine Erfahrungen, eine Pflegekraft der Intensivstation berichtet über die unmittelbar postoperative Versorgung, ein Physiotherapeut über die postoperative Mobilisierung und ein Ergotherapeut über die Wiederaufnahme von Tätigkeiten nach der Operation. Am Nachmittag werden schriftliche Unterlagen hinsichtlich des Aufnahmeprozesses und die Einwilligung in die Operation ausgefüllt. Die Pflegekraft kann Zahlen bezüglich des durchschnittlichen Operationsrisikos bekanntgeben, doch wird dies selten verlangt.
postoperative Schulung	Während des Krankenhausaufenthalts wird der Patient aufgefordert, nachmittags an einer Reihe von abteilungsinternen Schulungssitzungen teilzunehmen. Hierbei geht es um Inhalte zum Thema Physiotherapie, Medikamente, Ernährung, Pflege und Ergotherapie.
Rehabilitation von Herzerkrankungen	Den Patienten wird empfohlen, 6 Wochen nach der Operation an einer Schulung teilzunehmen, die alle Aspekte der Rehabilitation hinsichtlich körperlicher Aktivität, Stressverringerung etc. abdeckt.

Aus Beresford N, Seymour L, Vincent C, Moat N: Risks of elective cardiac surgery: what do patients want to know? *Heart* 86: 626–631, 2001. Mit Genehmigung der BMJ Publishing Group.

sung überfordert fühlten und schätzten es, wenn Auskünfte über Rehabilitationsmaßnahmen zu einem späteren Zeitpunkt vermittelt wurden. Sie benötigten Informationen über potenzielle Vorteile für ihre Gesundheit und vor allem darüber, wie sie sich in das Programm einschreiben konnten.

Am häufigsten ereignet sich ein Herzstillstand im häuslichen Umfeld in Gegenwart des Lebenspartners. Das Gefühl, die Herzkrankheit des kranken Partners kontrollieren zu können, steht in Zusammenhang mit einer besseren emotionalen Anpassung seitens des gesunden Partners und einer besseren Erholung seitens des Kranken. Aus diesem Grund ist zu erwarten, dass die empfundene Kontrolle des gesunden Partners verbessert werden kann, wenn man ihn schult, den anderen im Falle eines Herzstillstands effektiv zu reanimieren. Die kardiopulmonale Reanimation durch eine Person wurde in kleinen Gruppen geübt. Das Gefühl die Situation kontrollieren zu können blieb in der Kontrollgruppe unverändert, nahm jedoch signifikant bei denen zu, die die CPR in Kombination mit Informationen zu den Risikofaktoren oder in Kombination mit sozialer Unterstützung hinsichtlich

emotionaler Probleme beim Üben der CPR erlernten.[45] Eine Studie zeigte, dass die CPR effektiv im Selbstunterricht mithilfe von Filmen erlernt werden kann. Die Fertigkeiten können
während der Vorführung geübt werden – ähnlich wie bei Filmen, in denen Fitnessübungen
gezeigt werden. Puppen können sowohl für den
Film als auch zum Üben verwendet werden. Das
Training kann eventuell ohne Lehrer in einem
Achtel der Zeit, die für eine herkömmliche Schulung der CPR benötigt wird, durchgeführt werden.[11]

Ein Mitralklappenprolapssyndrom tritt bei
4 % bis 18 % der Bevölkerung auf und ist damit
der häufigste angeborene Herzfehler, von dem
Millionen von Menschen betroffen sind. Viele
haben Herzrhythmusstörungen, Brustschmerzen, sind kurzatmig oder werden bei einer Veränderung der Körperhaltung schwindelig – alles
beängstigende Symptome, die zeigen, dass irgendetwas absolut nicht in Ordnung ist. Obwohl die meisten Menschen mit diesem Syndrom eine gute Prognose haben und selten einen
Klappenersatz benötigen, wird ihnen diese Erkrankung selten erklärt und werden Informationen hinsichtlich des Umgangs damit selten gegeben. In vielen Städten der USA gibt es heute
Selbsthilfegruppen, die diese Aufgabe übernehmen.[54] Das Mitralklappenprolapssyndrom ist
ein perfektes Beispiel für den Bedarf an Patientenedukation, auf den das offizielle Gesundheitssystem nicht reagiert. Obwohl das Syndrom
in der Regel eine gute Prognose hat, benötigen
die Patienten Hilfe, um die Symptome zu erkennen und zu deuten.

5.2
Patientenedukation bei Lungenerkrankungen

Exemplarisch soll in den folgenden Abschnitten
auf zwei häufige pulmonale Erkrankungen ein-
gegangen werden. Zunächst beschäftigen wir
uns mit der chronisch obstruktiven Lungenerkrankung und in einem weiteren Abschnitt mit
Asthma bei Erwachsenen.

5.2.1
Chronisch obstruktive Lungenerkrankung

In den USA ist die chronisch obstruktive Lungenerkrankung (COPD) die vierthäufigste Todesursache, die weiterhin kontinuierlich ansteigt.
Die Diagnose COPD umfasst die chronische und
asthmatische Bronchitis, das Emphysem und
Bronchiektasen. Sie ist durch eine Atemwegsobstruktion und häufig durch eine bronchiale
Hyperreaktion auf inhalierte Reizstoffe wie Tabakrauch oder Staub gekennzeichnet. Bei der
COPD verringert sich der expiratorische Luftstrom signifikant und fortschreitend, was sich
über viele Jahre hinweg schleichend entwickelt.
Das National Lung Health Education Program
zielt darauf, einer vorzeitigen Invalidität und
einem frühen Tod durch COPD vorzubeugen,
indem es versucht, die 15 % bis 20 % der Rau-
cher, bei denen sich eine COPD entwickeln wird
und die Patienten mit Atemwegssymptomen, die
am Beginn einer Atemwegsobstruktion stehen,
zu identifizieren.[10]

Wegen der Rolle, die Tabakrauch bei der
Krankheitsentstehung spielt, wurden Menschen
mit COPD oft stigmatisiert, sie würden sich fata-
listisch hinsichtlich der Kontrolle ihrer Krankheit verhalten.[10] In letzter Zeit wurden Edukationsprogramme zum Thema Selbstmanagement
von COPD unabhängig von oder in Verbindung
mit Rehabilitationsprogrammen bei Lungenerkrankungen getestet. Die Schulung sollte Menschen mit COPD befähigen, den Grad ihrer
Atemeinschränkung zuhause kontinuierlich zu
analysieren, die Effizienz ihrer medikamentösen
Behandlung zu kontrollieren und diese je nach
tatsächlicher Einschränkung unter Berücksich-
tigung eindeutiger Richtlinien für eine notfallmäßige medizinische Versorgung selbstständig
anzupassen. Im Gegensatz zu Asthma ist der ein-
geschränkte Luftstrom bei der COPD eventuell
in den peripheren Atemwegen lokalisiert, sodass
die regelmäßige Kontrolle der maximalen expiratorischen Flussrate ungenau sein kann. Auf der
anderen Seite kann die Kontrolle der maximalen
expiratorischen Flussrate in Verbindung mit der
Überwachung von Husten, Dyspnoe und Menge
und Farbe des Sputums hilfreich sein.[62]

Derzeit gibt es eine Anzahl von unterschiedlich streng geführten Studien, die die Patientenedukation für diese Erkrankung meist in ambulanten Bereichen mit kleinen Patientengruppen testen. Außer der Befähigung zur Überwachung der Atemfunktion und Abänderung der Medikation sollte auch die langfristige Sauerstofftherapie für diejenigen mit einer schwereren Erkrankung eingeschlossen sein. Obwohl die Patientenedukation hinsichtlich des Selbstmanagements von COPD generell weniger erfolgreich ist als die für Asthmatiker – wahrscheinlich weil bei Asthma die Symptome und Atemwegseinschränkungen häufig reversibel sind[62] – ist sie doch über das experimentelle Stadium hinausgelangt.

In einer randomisierten kontrollierten Studie fand Gallefoss[25] heraus, dass eine vierstündige Schulungsmaßnahme mit anschließender individueller Beratung bei Patienten mit leichter oder mäßiger COPD nach zwölf Monaten einen eigenständigen Umgang mit der Erkrankung, eine geringere Anzahl an Arztbesuchen, einen erheblichen Rückgang des Medikamentenbedarfs und einen Kostenrückgang bei der Pflege zeigte. Besonders in der letzten Schulungssitzung lag das Augenmerk darauf, inwieweit der Patient seinen persönlichen Behandlungsplan verstanden hatte. Da die Wirkung umfassender Rehabilitationsprogramme für Lungenerkrankungen häufig schnell nachlässt, nachdem sie beendet sind, wirft Gallefoss richtigerweise die Frage auf, welche Patienten einer Schulung und Rehabilitation und welche nur einer Schulung bedürfen.

Finnerty et al.[21] führten ein sechswöchiges Schulungsprogramm (zwei Stunden pro Woche) mit Übungen (eine Stunde pro Woche) durch und fanden bei Patienten mit mäßiger bis schwerer COPD im Vergleich zur Kontrollgruppe eine deutlich verbesserte Lebensqualität. Die positiven Effekte waren auch nach einem halben Jahr noch vorhanden. Bourbeau et al.[9] führten ebenfalls eine randomisierte kontrollierte Studie (jedoch keine Blindstudie) im Bereich Patientenedukation zum Selbstmanagement von COPD durch, bei der die Patienten über zwei Monate hinweg einmal wöchentlich von professionellen Pflegekräften besucht wurden. In der Interventionsgruppe gingen nicht nur die Krankenhauseinweisungen infolge einer Verschlechterung der COPD im Vergleich zur Gruppe mit normaler Versorgung um 40 % zurück, sondern auch und in erheblichem Maße die Einweisungen wegen anderer Gesundheitsprobleme sowie Besuche in Notambulanzen – und zwar in einem größeren Ausmaß als die, von denen in den randomisierten kontrollierten Studien der Rehabilitationsprogramme für Lungenerkrankungen berichtet wurde. Dieses Schulungsprogramm beinhaltete kompetenz- und selbsthilfeorientierte Arbeitsbuchmodule zum Thema Inhalationstechnik, Behandlungsplan, Atem- und Hustentechniken, Energieerhalt und Entspannung, Prävention und Kontrolle der Symptome mithilfe von Inhalationstechniken, gesunde Lebensweise, Freizeit, Reisen und körperliche Bewegung.

Scherer, Schmiedler und Shimmel[52] berichteten über ein Beispiel für ein gut gestaltetes Rehabilitationsprogramm für Patienten mit COPD. Die Patienten nahmen über zwölf Wochen hinweg dreimal wöchentlich an einer einstündigen Unterweisung zu den Themen Selbstversorgung, Ernährung, Stressbewältigung und Angstkontrolle teil. Zudem wurden Atemtechniken und die Kontrolle der Atemnot wiederholt sowie die Vereinfachung von Arbeitsabläufen eingeübt. Da diesen Patienten häufig das Vertrauen in ihre eigene Fähigkeit, Atemprobleme zu vermeiden, fehlt, ist es wichtig, Techniken zur Verbesserung der Selbstwirksamkeit einzubauen. Dazu zählen die Befähigung zur Ausführung, stellvertretende Erfahrungen durch die Beobachtung anderer, verbale Überzeugung und die Schulung zur Kontrolle von emotionaler und physischer Erregung. Wichtig waren gemeinsame Ausflüge und das aktive Üben von Schrittsteuerung und Techniken des Energieeinsparens bei Aktivitäten. Patienten mit einer höheren Selbstwirksamkeit zeigten deutlich verbesserte Leistungen. Die Rehabilitation von Lungenerkrankungen kann auch im Rahmen von kurzen stationären Aufenthalten durchgeführt werden.

Manche Schulungsprogramme konzentrieren sich auf ein bestimmtes Symptom der COPD, und hierbei insbesondere auf die Atemnot. Zwei sehr unterschiedliche Programme liefern Beispiele dafür, wie dies ausgeführt werden kann.

Stulbarg et al.[58] entwickelten ein achtwöchiges Programm mit insgesamt vier Schulungssitzungen zum Selbstmanagement von Dyspnoe, bei dem die körperliche Belastbarkeit von Patienten mit mäßiger bis schwerer COPD überwacht wurde. Hierbei konzentrierte man sich auf die Identifikation des individuellen Auslösers für die Atemnot, auf das Verständnis von Atemnot, auf Medikamente, Atemtraining, Ablenkung und Entspannung. Die Teilnehmer wurden angeleitet, mindestens viermal pro Woche für wenigstens 20 Minuten bei maximaler Geschwindigkeit zu laufen, sodass sie ein Gefühl dafür bekamen, wie weit sie sich belasten konnten. Einige durchliefen über acht Wochen hinweg jede zweite Woche für jeweils 30 Minuten (insgesamt viermal) ein Training, bei dem sie sich zusätzlich noch unter Aufsicht einer Pflegekraft auf dem Laufband so weit belasteten, dass sie stark kurzatmig wurden. Hierbei zeigte sich, dass sich die Dyspnoe mit steigender Anzahl an überwachten Übungssitzungen besserte.

Im Gegensatz dazu beschreiben Nguyen et al.[48] ein Selbstmanagementprogramm für Dyspnoe, welches über das Internet an COPD-Patienten übermittelt wird. Ein solches Programm ist von Bedeutung, weil Patienten, die bereits kurzatmig sind, Schwierigkeiten haben, eine Gruppe zu besuchen. In der Interventionsgruppe zeigten sich signifikante Verbesserungen hinsichtlich der Dyspnoe bei den ADLs und bei der Selbstwirksamkeit im Umgang mit dem Symptom. Insgesamt betrachtet waren jedoch eher mäßige Veränderungen zu verzeichnen. Elektronische Tagebücher, interaktiver Gruppenunterricht mit aktiven Gesprächen, ein individuell angepasster Übungsplan, der per E-Mail mit jedem Patienten verhandelt wurde, die patientenkontrollierte maximale expiratorische Flussrate und das forcierte expiratorische Volumen wurden direkt über Telefon einem zentralen Server übermittelt und von den Pflegekräften überwacht.

Ganz deutlich bietet die Schulung hinsichtlich des Selbstmanagements von COPD zusätzliche positive Ergebnisse für die Patienten.

5.2.2
Erwachsene mit Asthma

Die Zahl der Asthmaerkrankungen und Todesfälle infolge Asthma hat in den letzten zehn Jahren trotz eines besseren Verständnisses der Erkrankung und der Fortschritte in der medikamentösen Therapie zugenommen. In den USA leiden 13 Millionen Menschen an dieser Krankheit, die durch episodisch auftretende Symptome, eine unterschiedlich starke Obstruktion der Atemwege und durch eine Überreaktion der Atemwege mit Entzündung gekennzeichnet ist. Asthma ist die häufigste chronische Erkrankung bei Kindern und betrifft eines von zehn Kindern. In Familien mit niedrigem Einkommen, von denen viele keine Krankenversicherung haben, versagen Kinder mit Asthma doppelt so häufig in der Schule wie andere Kinder ohne diese Erkrankung.[42] Das Thema «Asthma bei Kindern» wird in **Kapitel 7** ausführlicher erörtert.

Wird Asthma richtig behandelt, ist ein Krankenhausaufenthalt selten erforderlich. Jedoch stehen 43 % der ökonomischen Auswirkungen in Beziehung zur Inanspruchnahme von Notdiensten und Krankenhäusern – eine Tatsache, die wahrscheinlich im Unvermögen der Patienten begründet ist, effektive präventive Maßnahmen zu ergreifen. Die Therapiemotivation hinsichtlich präventiver Maßnahmen verbessert sich nicht mit der Schwere der Erkrankung. **Tabelle 5-3** und **Kasten 5-1** beschreiben den Aufbau einer Asthmaschulung, wie sie in einem hausärztlichen Versorgungszentrum durchgeführt wird, und Pläne zum Selbstmanagement von Asthma für Erwachsene und Kinder.[57] Eine Version dieses Plans sollte der Patient in seiner Brieftasche mit sich führen. Beachten Sie, dass die Pläne Veränderungen der maximalen expiratorische Flussrate (Peak Flow; Werte deuten evtl. schon eine Atemwegsobstruktion an, bevor die Symptome auftreten) oder Symptome einbeziehen und schriftliche Anweisungen geben, wann mit der Therapie begonnen oder wann die Dosis erhöht werden muss.

Der höchste Lungenfunktionswert, den ein Patient nach ein bis zwei Wochen aggressiver Therapie erreichen kann, ist der für ihn beste und dient als Standard. Dieser Wert sollte bei Er-

Tabelle 5-3: Wesentliche Faktoren für die Schulung von Asthmapatienten in hausarztbasierten Versorgungszentren.

Fragen an den Patienten	Vermittlung einfach zu verstehender Informationen	vermittelte und anschließend vom Patienten demonstrierte Kompetenz
Erstbesuch		
■ Was ist Asthma und was bedeutet die Krankheit für Sie persönlich? ■ Welche Asthmamedikamente haben Sie bisher eingesetzt? Haben diese geholfen? ■ Was erwarten Sie von der Asthmatherapie? ■ Was erwarten Sie von diesem Besuch? ■ Haben Sie heute weitere Fragen?	■ grundlegende Fakten zum Thema Asthma und chronische Lungenerkrankung ■ Bedeutung von Atemwegsentzündung und Bronchokonstriktion ■ intermittierende Verengung der Atemwege ■ Asthmamedikamente ■ entzündungshemmende Wirkstoffe ■ Notfallmedikamente: schnell wirkende Bronchodilatatoren zur Entspannung der glatten Muskulatur ■ Patient bringt seinen Medikamentenplan mit Dosierungsschema zu allen Sitzungen mit ■ Händigen Sie dem Patienten eine Liste mit allen wichtigen Telefonnummern aus.	■ Inhalatoren, Mundstücke (Handout Patienteninformation) ■ Einführung des Selbstmanagementplans (s. **Kasten 5.1**) ■ Einführung des Peak-Flow-Meters, wenn zeitlich machbar (s. **Kasten 5.2**)
Zweitbesuch etwa 2 bis 4 Wochen nach dem Erstbesuch (je nach Notwendigkeit)		
■ Welche Medikamente nehmen Sie und wie häufig? ■ Welche Probleme hatten Sie mit der Medikamententherapie? ■ Zeigen Sie mir, wie Sie inhalieren. ■ Zeigen Sie mir, wie Sie den Peak-Flow-Meter verwenden (wenn Schulung beim Erstbesuch durchgeführt wurde).	■ Anwendung zweier verschiedener Medikamente ■ Patient soll Peak-Flow-Meter und Inhalatoren zu allen Besuchen mitbringen ■ Wichtig ist die Kontrolle der Umgebung auf potenzielle asthmaauslösende Stoffe ■ Allergene ■ Reizstoffe	■ Selbstmanagementplan: Eintrag von Symptomen und Peak-Flow-Werten ■ Besprechung der Ziele ■ Anpassung der Peak-Flow-Werte, falls erforderlich ■ Patient soll Peak-Flow-Werte täglich eintragen und Peak-Flow-Meter plus eingetragene Werte zu allen Besuchen mitbringen ■ Vermittlung der richtigen Technik für die Handhabung von Inhalator und Mundstück (Demonstration des Patienten bei jedem Besuch)
alle nachfolgenden Besuche		
■ Wiederholen Sie alle Fragen, die Sie schon beim Erst- und Zweitbesuch gestellt haben. ■ Weitere Fragen: ■ Wurden die Therapieziele erreicht? ■ Haben Sie Fragen bezüglich des Selbstmanagementplans? ■ Verwenden Sie den Plan? ■ Sind Probleme bezüglich des Therapieplans oder der Medikamente aufgetreten?	■ Wiederholung der Bedeutung von Medikamenten (entzündungshemmende Wirkstoffe, Bronchodilatatoren) und Kontrolle der Umgebung auf potenzielle asthmaauslösende Stoffe ■ Prüfung der täglichen gemessenen Peak-Flow-Werte, falls erforderlich	■ Patient demonstriert die Anwendung von Inhalator, Mundstück und Peak-Flow-Meter ■ Prüfung und Änderung des Selbstmanagementplans, um Therapieziele zu erreichen

Aus Stoloff SW, Janson S: Providing asthma education in primary care practice. *Am Fam Physician* 56:117–126, 1997.

Kasten 5-1: Plan zum Selbstmanagement einer Asthmatherapie.

Asthma ist eine Erkrankung der Atemwege, die eine Entzündung der Atemwege verursacht und zu Schwellungen und Verengungen dieser führt. Das macht das Atmen schwieriger. Einige einfache Schritte können jedoch helfen, den Umgang mit Asthma zu verbessern. Zunächst einmal ist es hilfreich, die Faktoren zu erkennen, die einen Asthmaanfall auslösen. Sie können dann versuchen, diese Auslöser zu vermeiden. Schreiben Sie die Asthmasymptome und die Medikamente, die Sie verwenden, auf und finden Sie Ihren maximalen Peak-Flow-Wert heraus (stärkster aus den Lungen ausgestoßener Luftstrom am Beginn einer starken Ausatmung). Auch dies unterstützt Sie und Ihren Arzt beim richtigen Umgang mit der Erkrankung. Verwenden Sie Ihren Peak-Flow-Meter jeden Morgen oder häufiger, wenn erforderlich, um den Grad der Atemwegsverengung zu messen. Schreiben Sie die Werte täglich auf und zeigen Sie sie Ihrem Arzt. Benutzen Sie den Peak-Flow-Meter mindestens ein- oder zweimal pro Woche. Der Morgenwert zeigt den Grad der Verengung am besten an.

Benutzen Sie den Peak-Flow-Meter häufiger, wenn Sie feststellen, dass die Werte abfallen, Sie Asthmasymptome oder eine Infektion der oberen Atemwege (Husten, pfeifende Atemgeräusche oder Brustenge) haben. Bei fallenden Peak-Flow-Werten messen Sie mindestens zweimal täglich. Schreiben Sie die Werte immer sofort auf, um sie Ihrem Arzt zeigen zu können.

Zunächst müssen Sie herausfinden, was Ihr persönlich bester Peak-Flow-Wert ist. Ihr Arzt sagt Ihnen, wie das geht. Im Folgenden wird Ihnen erklärt, wie Sie mit Ihrem Asthma je nach Symptomen und Ihrem Peak-Flow-Wert umgehen können:

A. Wenn Sie keine Symptome haben, die Sie bei der Arbeit oder anderen Tätigkeiten beeinträchtigen (kein Husten, keine pfeifenden Atemgeräusche, keine Brustenge) und Ihr maximaler Peak-Flow-Wert höher als 80 % bis 85 % Ihres persönlichen Bestwerts ist, nehmen Sie weiterhin Ihre normale Erhaltungsdosis:

- inhalative Steroide, Leukotrien-Modifikatoren, Cromoglicinsäure oder Nedocromil

- Theophyllin oral

B. Wenn Sie Symptome haben (Husten, pfeifende Atemgeräusche, Brustenge, nächtlicher Husten) und/oder Ihr maximaler Peak-Flow-Wert beträgt weniger als 80 % Ihres normalen Werts:

1 Hub eines Bronchodilatators inhalieren, 1–2 Minuten warten, dann 2. Hub inhalieren. Nach jeweils 1–2 Minuten Wartezeit evtl. 3. oder 4. Hub inhalieren. Wenn Sie feststellen wollen, ob Sie weitere Hübe benötigen, verwenden Sie den Peak-Flow-Meter, um Ihren maximalen Peak-Flow-Wert zu kontrollieren. Orientieren Sie sich an dem besten der drei Messwerte. Inhalieren Sie je nach Peak-Flow-Wert evtl. stündlich bis alle 4–6 Stunden Salbutamol.

Verdoppeln Sie die Dosis des inhalierten Kortikosteroids und nehmen Sie es häufiger, bis viermal täglich. (Die tägliche maximale Dosis von Cromoglicinsäure und Nedocromil beträgt viermal 2 Hub, solange Ihr Arzt nichts anderes angeordnet hat.) Die maximale Dosis inhalativer Kortikosteroide beträgt bei:

- Beclomethason, 20 Hub pro Tag

- Triamcinolon, 16 Hub pro Tag

- Flunisolid, 8 Hub pro Tag

- Budesonid, 4 Hub pro Tag

- Fluticason, 800 bis 1600 µg pro Tag

■

Kasten 5-1: (Fortsetzung).

Nehmen Sie die erhöhte Dosis so lange, bis Ihr maximaler Peak-Flow-Wert bei mindestens 80 % Ihres persönlichen Bestwerts liegt. Sprühen oder verwenden Sie die erhöhte Dosis genauso viele Tage, die es gebraucht hat, diesen maximalen Peak-Flow-Wert wieder zu erreichen.

Denken Sie daran: Achten Sie immer auf die richtige Inhalationstechnik bei einem Dosieraerosol. Wenn Sie sich nicht sicher sind, fragen Sie Ihren Arzt.

C. Wird Ihre Atmung trotz der oben aufgeführten Empfehlungen/oder eines maximalen Peak-Flow-Werts von 60 % (oder weniger) Ihres persönlichen Bestwerts schlechter, nehmen Sie Prednison oral in der von Ihrem Arzt verordneten Dosierung und rufen Sie Ihren Arzt an.

D. Bei einem maximalen Peak-Flow-Wert von 50 % Ihres persönlichen Bestwerts (oder weniger) oder von weniger als 150 – 200 Litern pro Minute rufen Sie sofort Ihren Arzt an oder suchen Ihn oder eine Notambulanz unverzüglich auf.

Telefonnummer Ihres Arztes: _____

Notfallnummer des Krankenhauses: _____

Bei Fragen zu diesen Informationen, zu den Medikamenten oder zum Peak-Flow-Meter bitten Sie Ihren Arzt um Unterstützung.

Aus Stoloff SW, Janson S: Providing asthma education in primary care practice. *Am Fam Physician* 56:117 – 126, 1997.

wachsenen jährlich und bei Kindern regelmäßig überprüft werden. Asthmaanfälle ereignen sich selten ohne Vorwarnung. Die Symptome, die bei den Patienten auftreten, wenn der für sie beste Lungenfunktionswert abfällt, sind sehr unterschiedlich, bleiben jedoch im Allgemeinen bei jedem Patienten konstant.[23] Pläne zum Selbstmanagement von Asthma beinhalten ebenfalls das Erkennen und Vermeiden auslösender Faktoren. Häufige Auslöser sind Gräser, Staub, Temperaturveränderungen, Rauch, Haustiere, Kakerlaken, Infektionen der oberen Atemwege und sportliche Betätigung. In **Kasten 5-2** sind Anweisungen zum Gebrauch eines Peak-Flow-Meters aufgeführt. Da Studien gezeigt haben, dass Patienten den Wert der maximalen expiratorischen Flussrate unterschiedlich sorgfältig ablesen, sollte die Technik des Patienten bei jedem Krankenhausbesuch kontrolliert und, falls erforderlich, erneut eingeübt werden.[26]

Jeder Asthmaplan muss individuell gestaltet sein und den persönlich besten Peak-Flow-Wert sowie Symptome und Zeichen von Asthma berücksichtigen. Zu den Verhaltenszielen, die mithilfe eines Asthmaplans erreicht werden sollen, zählt das frühzeitige Erkennen einer Abweichung von einem vormals stabilen Zustand, was wiederum zu einer früheren Intervention führt, um einer Verschlimmerung vorzubeugen, und zu einem ausreichenden Vertrauen in die eigenen Fähigkeiten zum Selbstmanagement der Erkrankung.

Da viele Asthmamedikamente in Dosieraerosolen verfügbar sind, ist es wichtig, die richtige Technik der selbstständigen Medikamentengabe zu lernen. Jedoch gebrauchen nur 20 % bis 40 % der Patienten mit Asthma ihre Dosieraerosole korrekt. Die richtigen Schritte sind: (1) Verschlusskappe abnehmen, (2) Dosieraerosol schütteln, (3) bis zum Restvolumen oder zur funktionellen Residualkapazität ausatmen, (4) Inhalator bei Beginn der Einatmung oder etwas danach aktivieren, (5) gleichmäßig tief einatmen, (6) Atem 10 Sekunden oder so lange wie möglich anhalten, (7) bis zum nächsten Hub mindestens eine Minute warten.[55] Bei den verschiedenen Produkten ist die Anwendungsweise eventuell unterschiedlich.

Patienten, die eigenverantwortlich mit ihrer Erkrankung umgehen, müssen ihre Kenntnisse häufig auffrischen. Ein Asthmaanfall endet zumeist deshalb tödlich, weil der Patient die

Kasten 5-2: Richtiger Gebrauch eines Peak-Flow-Meters.

DURCHFÜHRUNG: Für eine korrekte Peak-Flow-Messung ist die richtige Anwendung des Peak-Flow-Meters erforderlich. Wenn Sie Schwierigkeiten mit diesen Anweisungen oder Fragen zur Handhabung des Peak-Flow-Meters haben, sprechen Sie auf jeden Fall mit Ihrem Arzt.

1. Aufrecht stehen.

2. Anzeige des Peak-Flow-Meters auf Null stellen.

3. Vollständig ausatmen und dann so tief wie möglich einatmen (Lungen mit Luft füllen).

4. Mundstück des Peak-Flow-Meters in den Mund nehmen und mit den Lippen fest umschließen.

5. So fest wie möglich ausatmen.

6. Schritt 2 bis 5 noch zweimal wiederholen (3 Messwerte insgesamt).

7. Den höchsten der 3 Messwerte im Asthma-tagebuch eintragen.

Aus Stoloff SW, Janson S: Providing asthma education in primary care practice. *Am Fam Physician* 56:117–126, 1997.

Schwere des akuten Notfalls nicht erkannt hat. Und es sind die Patienten mit dem schwersten Asthma und der stärksten bronchialen Hyperreaktivität, die die Schwere ihrer Atemwegsobstruktion am schlechtesten wahrnehmen. Dies sind die Patienten, die besonders geschult und nachgeschult werden sollten.[22] Bei finanziell schlecht gestellten Patienten mit Asthma, die häufig Notambulanzen als erste Anlaufstelle zur Versorgung aufsuchen, sind wiederholte Schulungen und Nachschulungen sehr effektiv. Auf diese Weise lassen sich auch Barrieren im Zusammenhang mit einem Selbstmanagement der Erkrankung abbauen und die Zahl der Krankenhausaufenthalte deutlich reduzieren.[27, 34]

Die Mortalitätsrate infolge einer Asthmaerkrankung ist bei Menschen anderer Hautfarbe und bei ethnischen Minderheiten im Vergleich zur hellhäutigen Bevölkerung besonders hoch. An Asthma erkrankte Erwachsene mit geringerem Bildungsstatus und Einkommen werden nach der Krankenhausentlassung weniger kontinuierlich und intensiv versorgt als andere Patientengruppen. Sie sind gesundheitlich nicht sehr stabil, körperlich weniger vital und haben eine schlechtere Lungenfunktion.[30]

In Richtlinien zum Management von Asthma hat die Patientenedukation im Bereich «Kenntniserwerb» und «Selbstmanagement von Asthma» heute besondere Priorität. Eine von Cochrane durchgeführte systematische Prüfung[36] randomisierter kontrollierter Studien mit 6090 Teilnehmern zeigte, dass die Schulung zum Selbstmanagement von Asthma, bestehend aus Informationsvermittlung, Selbstkontrolle, regelmäßiger Prüfung der Medikamente und einem schriftlichen Behandlungsplan, effizient ist und zu einer Verringerung von Krankenhausaufenthalten, Notambulanzbesuchen, ungeplanten Arztbesuchen, verlorenen Arbeitstagen, nächtlichen Asthmaanfällen, indirekten Kosten, sowie zu einer Verbesserung von Lebensqualität und maximaler expiratorischer Flussrate führt. Die Maßnahmen waren so erfolgreich, dass sie sowohl von klinischer als auch von statistischer Bedeutung waren.[28]

In den sechs Studien, die miteinander verglichen wurden, konnte gezeigt werden, dass ein Selbstmanagement mit einem schriftlichen Behandlungsplan, der auf der maximalen expiratorischen Flussrate basiert, gleichwertig war mit einem schriftlichen Behandlungsplan, der sich auf die Symptome stützt. Der Plan, der sich an der maximalen expiratorischen Flussrate orientiert, erfordert eine Anpassung der Medikamente auf Basis des besten der drei morgens und abends erfassten Messwerte. Die Compliance bei der Kontrolle der maximalen expiratorischen Flussrate ist langfristig nicht gut und einige Patienten erkennen ihre Symptome nur schlecht.[28]

Markson et al.[40] wiesen nach, dass 30 % der Patienten mit Asthma mit ihrer Behandlung unzufrieden waren, wobei zahlenmäßig die Patienten, die mehr Probleme hinsichtlich der Kontrolle ihrer Erkrankung hatten, überwogen. Die Unzufriedenheit war achtmal höher bei den Patienten, die berichteten, sie seien unsicher hinsichtlich der Wirksamkeit ihrer Asthmamedikamente oder der Fähigkeit, die Medikamente nach Plan zu nehmen, als bei denen, die diese Probleme nicht hatten. Es sollte möglich sein, Therapiepläne festzusetzen, von denen die Patienten glauben, damit ihre Krankheit kontrollieren zu können und die sie wie verordnet befolgen können.

5.3
Fazit

Zu den am besten strukturierten Bereichen der Patientenedukation bei kardiovaskulären Erkrankungen zählen die Verringerung von Risikofaktoren, der Umgang mit Herzinsuffizienz, das Selbstmanagement einer Antikoagulanzientherapie und die Rehabilitation nach Herzerkrankungen und Schlaganfall.

Die Patientenedukation bei Lungenerkrankungen wird für Erwachsene mit Asthma kontinuierlich fortgeführt, wobei sie bei der COPD auf der Erfahrung mit Asthma aufbaut und auf diesem Gebiet einige signifikante Erfolge aufweisen kann. Wie bei allen chronischen Krankheiten fehlen weiterhin Richtlinien für die Handhabung von Medikamenten und die Durchführung von Schulungsmaßnahmen, damit hier wichtige Ergebnisse erzielt werden können.

Literaturhinweise

1. Alexander M and others: Patient knowledge and awareness of hypertension is suboptimal: results from a large health maintenance organization. *J Clin Hypertens* 5:254–260, 2003.
2. Ali F and others: The effect of pharmacist intervention and patient education on lipid-lowering medication compliance and plasma cholesterol levels. *Can J Clin Pharmacol* 10:101–106, 2003.
3. Artinian NT and others: Pilot study of a Web-based compliance monitoring device for patients with congestive heart failure. *Heart Lung* 32:226–233, 2003.
4. Artinian NT and others: What you need to know about home blood pressure telemonitoring: but may not know to ask. *Home Healthcare Nurse* 22:680–686, 2004.
5. Baker DW and others: A telephone survey to measure communication, education, self-management, and health status for patients with heart failure: The Improving Chronic Illness Care Evaluation (ICICE). *J Card Failure* 11:36–42, 2005.
6. Beresford N and others: Risks of elective cardiac surgery: what do patients want to know? *Heart* 86:626–631, 2001.
7. Berg GD, Wadhwa S, Johnson AE: A matched-cohort study of health services utilization and financial outcomes for a heart failure disease-management program in elderly patients. *J Am Geriatr Soc* 52:1655–1661, 2004.
8. Blank FSJ and others: Development of an ED teaching program aimed at reducing prehospital delays for patients with chest pain. *J Emerg Nurs* 24:316–319, 1998.
9. Bourbeau J and others: Reduction of hospital utilization in patients with chronic obstructive pulmonary disease: a disease-specific self-management intervention. *Arch Int Med* 163:585–591, 2003.
10. Boyle AH, Waters HF: COPD: focus on prevention: Recommendations of the National Lung Health Education Program. *Heart Lung* 29:446–449, 2000.
11. Braslow A and others: CPR training without an instructor: development and evaluation of a video self-instructional system for effective performance of cardiopulmonary resuscitation. *Resuscitation* 34:207–220, 1997.
12. Burke LE, Dunbar-Jacob JM, Hill MN: Compliance with cardiovascular disease prevention strategies: a review of the research. *Ann Behav Med* 19:239–263, 1997.
13. Cappuccio FP and others: Blood pressure control by home monitoring: meta-analysis of randomised trials. *BMJ* 329:145–148, 2004.
14. Christensen TD and others: Mechanical heart valve patients can manage oral anticoagulant therapy themselves. *Eur J Cardiothoracic Surg* 23:292–298, 2003.
15. Cleeman JI, L'enfant C: The National Cholesterol Education Program. *JAMA* 280:2099–2104, 1998.
16. Daley S and others: Education to improve stroke awareness and emergent response. *J Neurosci Nurs* 29:393–396, 1997.
17. Devine EC, Reifschneider E: A meta-analysis of the effects of psychoeducational care in adults with hypertension. *Nurs Res* 44:237–245, 1995.
18. Dracup K and others: Causes of delay in seeking treatment for heart attack symptoms. *Soc Sci Med* 40:379–392, 1995.
19. Dracup K and others: The physician's role in minimizing prehospital delay in patients at high risk for acute myocardial infarction: recommendations from the National Heart Attack Alert Program. *Ann Intern Med* 12:45–51, 1997.
20. Dusseldorf E and others: A meta-analysis of psychoeducational programs for coronary heart disease patients. *Health Psychol* 18:506–519, 1999.
21. Finnerty JP and others: The effectiveness of outpa-

tient pulmonary rehabilitation in chronic disease. *Chest* 119:1705–1710, 2001.

22. Fishwick D, D'Souza WD, Beasley R: The asthma self-management plan system of care: what does it mean, how is it done, does it work, what models are available, what do patients want and who needs it? *Patient Educ Couns* 32:S21–S33, 1997.

23. Flaum M, Lang CL, Tinkelman D: Take control of highcost asthma. *J Asthma* 34:5–14, 1997.

24. Fonarow GC, Yancy CW, Heywood JT: Adherence to heart failure quality-of-care indicators in US hospitals. *Arch Intern Med* 165:1469–1477, 2005.

25. Gallefoss F: The effects of patient education in COPD in a 1-year follow-up randomised, controlled trial. *Patient Educ Couns* 52:259–266, 2004.

26. Gannon PFG and others: The effect of patient technique on the accuracy of self-recorded peak expiratory flow. *Eur Respir J* 14:28–31, 1999.

27. George MR and others: A comprehensive educational program improves clinical outcome measures in inner-city patients with asthma. *Arch Intern Med* 159:1710–1716, 1999.

28. Gibson PG, Ram FSF, Powell H: Asthma education. *Respir Med* 97:1036–1044, 2003.

29. Goff DC and others: Knowledge of heart attack symptoms in a population survey in the United States. *Arch Intern Med* 158:2329–2338, 1998.

30. Haas JS and others: The impact of socioeconomic status on the intensity of ambulatory treatment and health outcomes after hospital discharge for adults with asthma. *J Gen Intern Med* 9:121–126, 1994.

31. Heidenrich PA, Ruggerio CM, Massio BM: Effect of a home monitoring system on hospitalization resource use for patients with heart failure. *Am Heart J* 138:633–640, 1999.

32. Johnson JA, King KB: Influence of expectations about symptoms on delay in seeking treatment during a myocardial infarction. *Am J Crit Care* 4:29–35, 1995.

33. Kalra L and others: Training care givers of stroke patients: randomised controlled trial, *BMJ* 328:1099–1101, 2004.

34. Kelso TM and others: Educational and long-term therapeutic intervention in the ED: effect on outcomes in adult indigent minority asthmatics. *Am J Emerg Med* 13:632–637, 1995.

35. Khan TI and others: The value of education and self-monitoring in the management of warfarin therapy in older patients with unstable control of anticoagulation. *Br J Haematol* 126:557–564, 2004.

36. Koelling TM and others: Discharge education improves clinical outcomes in patients with chronic heart failure. *Circulation* 111:179–185, 2005.

37. Kumanyika SK and others: Outcomes of a cardiovascular nutrition counseling program in African-Americans with elevated blood pressure or cholesterol level. *J Am Diet Assoc* 99:1380–1388, 1391, 1999.

38. Linden W, Stossel C, Maurice J: Psychosocial interventions for patients with coronary artery disease. *Arch Intern Med* 156:745–752, 1996.

39. Man-Son-Hing M and others: A patient decision aid regarding antibiotic therapy for stroke prevention in atrial thrombotic therapy for stroke prevention in atrial fibrillation. *JAMA* 282:737–743, 1999.

40. Markson LE and others: Insight into patient dissatisfaction with asthma treatment. *Arch Intern Med* 161:379–384, 2001.

41. Menendez-Jandula B and others: Comparing self-management of oral anticoagulant therapy with clinic management. *Ann Intern Med* 142:1–10, 2005.

42. Meurer JR and others: The Awesome Asthma School Days program: educating children, inspiring a community. *J Sch Health* 69:63–68, 1999.

43. Missed opportunities in preventive counseling for cardiovascular disease – U.S. 1995. *MMWR Morb Mortal Wkly Rep* 47:91–95, 1998.

44. Morrison VL and others: Improving emotional outcomes following acute stroke: a preliminary evaluation of a workbook-based intervention. *Scot Med J* 43:52–53, 1998.

45. Moser DK, Dracup K: Impact of cardiopulmonary resuscitation training on perceived control in spouses of recovering cardiac patients. *Res Nurs Health* 23:270–278, 2000.

46. Murray E and others: Training for patients in a randomised controlled trial of self management of warfarin treatment. *BMJ* 328:437–438, 2004.

47. Naylor MD and others: Transitional care of older adults hospitalized with heart failure: a randomized, controlled trial. *J Am Geriatr Soc* 52:675–684, 2004.

48. Nguyen H and others: Is Internet-based support for dyspnea self-management in patients with chronic obstructive pulmonary disease possible? Results of a pilot study. *Heart Lung* 34:51–62, 2005.

49. Oexmann MJ and others: Short-term impact of a church-based approach to lifestyle change on cardiovascular risk in African-Americans. *Ethn Dis* 10:17–23, 2000.

50. Pancioli AM and others: Public perception of stroke warning signs and knowledge of potential risk factors. *JAMA* 279:1288–1292, 1998.

51. Pasquali SK and others: Testing an intervention to increase cardiac rehabilitation enrollment after coronary artery bypass grafting. *Am J Cardiol* 88:1415–1416, 2001.

52. Scherer YK, Schmiedler LE, Shimmel S: The effects of education alone and in combination with pulmonary rehabilitation on self-efficacy in patients with COPD. *Rehab Nurs* 23:71–77, 1998.

53. Schneider NM: Managing congestive heart failure using home telehealth. *Home Healthcare Nurse* 22:719–722, 2004.

54. Scordo KAB: Factors associated with participation in a mitral valve prolapse support group. *Heart Lung* 30:128–137, 2001.

55. Shresta M and others: Metered-dose inhaler technique of patients in an urban ED: prevalence of incorrect technique and attempt at education. *Am J Emerg Med* 14:380–384, 1996.

56. Simons-Morton DG, Cutler JA: Cardiovascular disease prevention research at the National Heart, Lung and Blood Institute. *Am J Prev Med* 14:317–330, 1998.

57. Stoloff SW, Janson S: Providing asthma education in primary care practice. *Am Fam Physician* 56:117–126, 1997.

58. Stulbarg MS and others: Exercise training improves outcomes of a dyspnea self-management program. *J Cardiopul Rehabil* 22:109–121, 2002.

59. Study: CHF education more than pays for itself. *Health Benchmarks* 4:144–146, 1997.

60. Wiles R and others: Providing appropriate information to patients and carers following stroke. *J Adv Nurs* 28:794–801, 1998.

61. Williams LS and others: Stroke patients' knowledge of stroke. *Stroke* 28:912–915, 1997.

62. Worth H, Dhein Y: Does patient education modify behaviour in the management of COPD? *Patient Educ Couns* 52:267–270, 2004.

63. Zapka J and others: Health providers' perspectives on patient delay for seeking care for symptoms of acute myocardial infarction. *Health Educ Behav* 26:714–733, 1999.

6 Schulung zum Selbstmanagement von Diabetes

Fallbeispiel

Sie unterrichten eine Gruppe von zwölf Erwachsenen mit Diabetes in einem Schulungsraum eines innerstädtischen Krankenhauses. Alle Teilnehmer haben einen Diabetes Typ II, der erst gerade diagnostiziert wurde oder schon lange bekannt ist (1 Monat bis 20 Jahre). Jeden Teilnehmer haben Sie vorher schon im Einzelgespräch kennengelernt und werden ihn erneut sechs Wochen nach Beendigung des Gruppenunterrichts sprechen, um auf spezielle Bedürfnisse und Ziele einzugehen. Die Gruppe trifft sich insgesamt dreimal für eine jeweils dreistündige Sitzung und hat folgende Ziele:

Jeder Einzelne erwirbt Kenntnisse über das Krankheitsbild des Diabetes, lernt den Blutzucker zu kontrollieren, gut zu essen und dabei den Ernährungsplan einzuhalten, sich aus Freude und Gesundheitsgründen sportlich zu betätigen, zu entspannen und Stress abzubauen, die Medikamente korrekt einzunehmen oder Insulin zu spritzen, sich über Gefühle und Ängste bezüglich des Diabetes auszutauschen, einen hohen und niedrigen Blutzucker zu erkennen sowie richtige Maßnahmen zu ergreifen, Probleme mit den Füßen zu vermeiden, eine gesunde Lebensweise zu führen und Krankheiten vorzubeugen oder damit umzugehen.[5]

Alle Schulungsmaterialien sind in einer Broschüre enthalten, die den Teilnehmern ausgehändigt wird. Die Unterrichtszeit wird dazu verwendet, Informationen der Broschüre in einem lockeren Miteinander und mithilfe von Bildern (Beziehung zwischen Blutzucker, Insulinspiegel und Mahl-

zeiten), Fallbeispielen von Patienten und einem Film über die emotionale Reaktion auf die Diagnose Diabetes und die Bewältigung der Erkrankung zu vermitteln. Nach jedem größeren Themenkomplex wie Krankheitsbild Diabetes, Langzeitauswirkungen von hohem Blutzucker, Blutzuckerregulierung, Grundlagen der Ernährung, Diabeteskontrolle, körperliche Aktivität und Diabetesmedikamente folgen Fragen zu den wichtigsten Lerninhalten, die von den Teilnehmern beantwortet werden.

Ganz deutlich wird betont, dass 90 % des Umgangs mit Diabetes das ist, was der Teilnehmer tut und dass diese Schulung ihn dahin führt, Entscheidungen bezüglich eines Ziels zu treffen. Den Teilnehmern wird vermittelt, dass sie ihren Blutzucker durch das, was sie essen und wie viel sie essen, bestimmen können. Diese Methode ist sehr wirksam. Kurzprotokolle thematisieren gängige Fragen wie: Was tun Sie bei einem hohen Blutzuckerspiegel? Antworten darauf sind: (1) Stellen Sie die Ursache fest (starke körperliche Belastung, Medikamente, Stress oder Krankheit). (2) Nehmen Sie Getränke ohne Zucker zu sich, messen Sie Ihren Blutzucker nach zwei bis vier Stunden noch einmal, kontrollieren Sie die Ketonkörper bei einem Blutzucker von über 300 mg/dl und rufen Sie den Arzt, wenn der Blutzucker gleich bleibt, höher ist oder wenn die Ketonkörper in mäßiger oder stark erhöhter Anzahl vorhanden sind. Illustrationen wie in **Abbildung 6-1** sollen dabei helfen, Symptome von Unterzucker zu erkennen und Maßnahmen dagegen zu ergreifen. Die Teilnehmer lernen, Beschriftungen auf Nahrungsmitteln zu lesen und Ernährungspläne zu befolgen. Welche der folgenden bildhaften Erklärungen sind Ihrer Meinung nach hilfreich?

■ Der Lehrer erklärt, was Insulinresistenz ist und verschränkt dazu die Arme vor der Brust.

■ Der Lehrer erklärt, dass ein hoher Blutdruck die Blutgefäße schädigt und zerdrückt zur Demonstration einen Plastikbecher.

■ Eine Neuropathie muss man sich so verstellen, wie wenn ein Tier die Isolation (Myelin) eines Elektrokabels (Nerv) anknabbert.

■ Die Menge dessen, was man isst, entspricht der Dosis eines Medikaments.

Inwieweit sind diese bildhaften Vergleiche hilfreich für die Gruppe?

■ Eine Teilnehmerin berichtet, dass sie seit 15 Jahren Diabetes hat und jetzt verwirrt und beunruhigt darüber ist, dass das, was sie gelernt hat und was sie aus religiösen Gründen befolgt hat (kein Eis oder Zucker), nicht dem entspricht, was sie in der Gruppe lernt.

■ Eine andere Teilnehmerin beschreibt, wie sie auf eine Krawattennadel getreten ist und dies noch nicht einmal gespürt hat. Sie hatte eine Wunde an ihrem Zeh, die nach einem Tag rot wurde und sich auf die anderen Zehen ausgebreitet hat. Ihr mussten mehrere Zehen amputiert werden. Ihre Botschaft an die anderen Teilnehmer: Nicht unterschätzen, wie schnell sich eine Infektion ausbreitet.

■ Ein Lehrer beschreibt, dass eine frühere Teilnehmerin zu Beginn der Gruppenschulung einen HbA1c-Wert (glykosyliertes Hämoglobin) von 14 hatte, drei Monate später von 8,7 und wieder sechs Monate später von 6[1].

Ein Teilnehmer sagt während der neun Stunden Unterricht kein Wort und hat oft Schwierigkeiten, die richtige Seite im Arbeitsbuch zu finden.
Was würden Sie tun?

6.1
Allgemeiner Ansatz

Die Diabetesschulung ist innerhalb der Patientenedukation der Bereich, der am weitesten entwickelt ist. Sie entstand schon in den dreißiger Jahren des letzten Jahrhunderts und gehört somit zu den ältesten Zweigen der Schulung und Beratung von Patienten. Für anerkannte Programme im Bereich der Diabetesschulung und für die Bescheinigung einer interdisziplinären erweiterten Praxisfunktion von zertifizierten Diabetesberatern (Certified Diabetes Educator; kurz: CDE) wurden national geltende Standards eingeführt. Da randomisierte klinische Studien gezeigt haben, dass eine stringente Blutzuckerkontrolle mit einem verminderten Komplikationsrisiko in Zusammenhang steht[1], wird intensiv versucht, den Blutzucker so weit zu kontrollieren, dass die Werte denen von Nichtdiabetikern so nahe wie möglich kommen. Dazu sind eine flexible Anpassung der Insulindosis, häufige Blutzuckermessungen, Ernährungsberatung, Anleitung zu sportlicher Betätigung, häufige Beratung und Diätanpassungen erforderlich. Das National Diabetes Education Program zielt darauf, (1) das Bewusstsein der Öffentlichkeit für die Schwere der Erkrankung, für die Risikofaktoren und Präventionsmaßnahmen zu wecken, (2) das effektive Selbstmanagement der Krankheit zu unterstützen, (3) das Wissen über Diabetes bei medizinischem Personal zu verbessern und (4) Programme zu fördern, um die Qualität von und den Zugang zur Diabetesversorgung zu verbessern.[15]

Etwa 8 % der Erwachsenen in den USA haben Diabetes, wobei der Prozentsatz bei der lateinamerikanischen, indigenen und afroamerikanischen Bevölkerung proportional höher ist. Schwere Defizite im Bereich des Selbstmanagements der Erkrankung beispielsweise bei der Blutzuckermessung, beim Einhalten der Diät, der Blutzuckerkontrolle bei Krankheit sowie bei der Fußpflege wurden bei 50 % bis 80 % der Erwachsenen und Kinder mit Diabetes festgestellt. Mehr als die Hälfte der Diabetiker erhält nur begrenzt oder gar keine Schulung zum Umgang mit der Krankheit.[2] Zudem lassen signifikante Mängel in der Qualität der Versorgung von

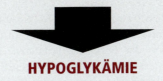

HYPOGLYKÄMIE
(niedriger Blutzuckerspiegel)

Ursachen: zu wenig Essen, zu viel Insulin, zu viele Diabetesmedikamente oder zu viel körperliche Aktivität

Beginn: plötzlich, kann bis zum Insulinschock führen

SYMPTOME

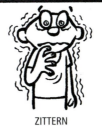

ZITTERN

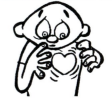

SCHNELLER PULS

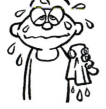

SCHWITZEN

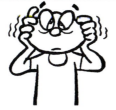

SCHWINDEL

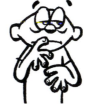

ANGST

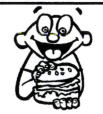

HUNGER

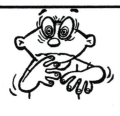

SEHSTÖRUNGEN

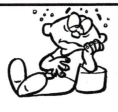

SCHWÄCHE, ERSCHÖPFUNG

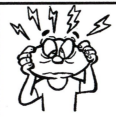

KOPFSCHMERZEN

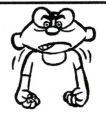

REIZBARKEIT

WAS KÖNNEN SIE TUN?

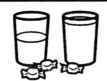

Trinken Sie ein halbes Glas Saft, ein zuckerhaltiges Getränk, ein Glas Milch oder essen Sie einige weiche Bonbons (keine Schokolade).

MESSEN SIE 20 Minuten später IHREN BLUTZUCKER. Wenn die Symptome immer noch vorhanden sind, verständigen Sie Ihren Arzt.

Nehmen Sie anschließend eine leichte Zwischenmahlzeit zu sich (ein halbes Brot mit Erdnussbutter oder Wurst und ein halbes Glas Milch).

Behandlung kann bei verschiedenen Medikamenten unterschiedlich sein.

Das Konzept wurde von Rhonda Rogers, RN, BSN, CDE, Sunrise Community Health Center, Greeley, Colorado entwickelt.
© 2001 Novo Nordisk Pharmaceuticals, Inc   10/2001   000–114   Printed in USA.

Abbildung 6-1: Erkennen und Behandeln von Hypoglykämie.

Diabetikern sehr viel Raum für Verbesserung.[11] Beispielsweise wird geschätzt, dass, obwohl 20 % bis 25 % aller Krankenhauspatienten Diabetiker sind, dieses wiederum bei 40 % der Diabetes nicht im Entlassungsbrief vermerkt ist. Häufig sind Patienten während eines Krankenhausaufenthalts körperlich sehr belastet (beispielsweise durch eine koronare Bypass-Operation) und benötigen deshalb nach der Entlassung eine komplexere Diabetestherapie. Obwohl also überall im Krankenhaus Diabetiker zu finden sind, werden sie nicht als Diabetiker erkannt und erhalten häufig während ihres Aufenthalts weder Schulung noch Beratung.[4]

6.2
Edukative Ansätze und Forschungsgrundlage

Mehrere Metaanalysen von Studien zur Effektivität von Patientenedukation bei Diabetes machen deutlich, dass die Effekte dieser Aktivitäten in hohem Maße unterschätzt werden, da auch die Kontrollgruppen Diabetesberatung erhalten hatten. Der Wert, der für die Effizienz einer Diabetesschulung als aussagekräftig gilt, ist das HbA1c, obwohl dieser auch von vielen anderen Faktoren (außer der Diabetikerschulung) beeinflusst wird. Über einen Zeitraum von zehn Jahren hinweg verringert ein 1 % niedrigerer HbA1c-Wert die mikrovaskulären Komplikationen um 25 % bis 37 %, die Häufigkeit von Myokardinfarkten um 14 % und die Mortalitätsrate durch Diabetes um 21 %.[17] Ellis et al.[6] wiesen nach, dass der HbA1c-Wert um durchschnittlich 0,32 geringer ist bei Gruppen, die eine Schulung erhalten, Gary et al.[8] und Hampson et al.[10] zeigten dies bei Jugendlichen mit einem Typ-I-Diabetes und auch Norris et al.[17] bestätigten diese Ergebnisse. Einige dieser Studien zeigten eine Wirkung der Schulungsmaßnahmen auf die Blutzuckerkontrolle, die, ausgehend von der Anfangssituation, länger als drei bis sechs Monate anhielt. Die Fragen nach dem Langzeiteffekt blieben jedoch unbeantwortet.

Schulungsmaßnahmen können anhand verschiedener Kriterien beschrieben werden: durch (1) den Rahmen, in dem sie stattfinden (1:1, Gruppe, Patient und Familie), (2) die Art der Vermittlung (direkt vom Lehrer zum Schüler, Telekommunikation, schriftliches Unterrichtsmaterial), (3) die Lehrmethode (didaktisch, zielsetzungsdiktiert, zielsetzungsverhandelnd, situative Problemlösung, kognitives Reframing), (4) den Inhalt (Diät, körperliche Bewegung, selbstständige Blutzuckerkontrolle, grundlegende Kenntnisse über Diabetes, korrekte Medikamenteneinnahme, psychosoziale Belange), (5) das Maß, inwieweit die Maßnahme auf die Erstbeurteilung zugeschnitten ist und (6) die Intensität der Maßnahme (Anzahl und Dauer der Schulungssitzungen, Dauer der Maßnahme). In ihrer Zusammenfassung von 31 Studien zeigten Norris et al.[17], dass die Dauer des Kontakts zwischen Lehrer und Schüler die einzig signifikante prognostische Aussage für den Erfolg der Maßnahme darstellte. Ellis et al.[6] fanden heraus, dass Intensität oder Länge der Maßnahme kein sensitiver Indikator für Erfolg oder Misserfolg sind.

Moderne Programme zum Selbstmanagement von Diabetes zeigen eine Bewegung weg von einem Ziel der Therapie-Compliance hin zu einem Ziel der Patientenbefähigung. Solche Programme gewichten sehr stark die Selbstwirksamkeit und die Auswirkungen von Diabetes auf das gesamte Leben des Patienten. Zu den Zielen zählen: die Verbesserung der Fähigkeit, realistische Ziele zu erkennen und zu setzen, Probleme systematisch lösen zu können, mit der Belastung durch ein Leben mit Diabetes umzugehen und das Erkennen und Erhalten von geeigneter sozialer Unterstützung. Die Ansicht, dass Patienten ihre Blutzuckerziele definieren sollten, dass sie das Risiko und die Anstrengungen abwägen, die auf sich zu nehmen sie vorbereitet sind, tritt durch den Druck, die Komplikationen verringern zu müssen, stark in den Hintergrund.

Holmstrom und Rosenqvists[12] Studie über schwedische Diabetiker verdeutlicht, wie schwierig es für einige Patienten ist, den Übergang von bloßer Therapie-Compliance hin zu einer Befähigung für ein Selbstmanagement der Erkrankung zu schaffen. Einige kontrollierten sich selbst zwar pflichtbewusst, verstanden aber nicht, was sie mit den Werten machen sollten. Andere glaubten, dass die ermittelten Werte zufällig waren. Doch ist die Notwendigkeit, diesen

Übergang von der bloßen Compliance hin zu einem verantwortlichen Selbstmanagement zu schaffen, offensichtlich, da die Krankheit sehr unterschiedlich erlebt wird und mit ihr täglich und stündlich umgegangen werden muss, um die Ziele eines normalen Blutzuckerspiegels zur Vermeidung von Komplikationen und einer Verbesserung des Lebensalltags zu erreichen.

Die gesammelten Daten deuten darauf hin, dass die klassischen Symptome für eine Hypo- oder Hyperglykämie nicht durchweg bei allen Patienten auftreten. Bei den meisten scheinen sich ein oder mehrere Symptome bemerkbar zu machen, die für den Einzelnen charakteristisch sind, jedoch bei einem anderen anders sein können. Die Patienten sind sich nicht bewusst, welche Symptome in ihrem eigenen Fall wirklich aussagekräftig sind. Eine spezielle Trainingsform, das Blutzuckerwahrnehmungstraining (Blood Glucose Awareness Training [BGAT]), verbesserte bei insulinpflichtigen Patienten die Fähigkeit, Blutzuckerschwankungen zu erkennen. Patienten orientieren sich sowohl an inneren (Körpergefühl) als auch äußeren Signalen (Zeit, Insulintyp, Insulindosis, Nahrung und körperliche Bewegung). Selbsteinschätzungen von Erwachsenen hinsichtlich der Höhe ihres Blutzuckerspiegels waren in etwa 50 % der Fälle genau, in 15 % jedoch gefährlich ungenau, da der Zustand von Hypo- oder Hyperglykämie nicht erkannt wurde. Zum Blutzuckerwahrnehmungstraining gehört, den Patienten darin zu schulen, für ihn spezifische Symptome einer Hypo- oder Hyperglykämie zu erkennen. Durchschnittlich 4,9 Jahre nach der Schulungsmaßnahme hatten diese Patienten einen besseren HbA1c-Wert und weniger Autounfälle als die Kontrollpatienten, die eine normale Diabetikerschulung erhalten hatten. Wichtig war ein in regelmäßigen Abständen durchgeführtes Auffrischungstraining. Diese Ergebnisse deuten darauf hin, dass die Vermittlung klassischer Symptome oder Zeichen von Hypo- oder Hyperglykämie zu ernsthaft falschen Schlüssen führen kann. Nur ein Symptom (Zittrigkeit) war bei mehr als der Hälfte der Studienteilnehmer Zeichen einer Hypoglykämie. In einigen Fällen deutete ein einzelnes Symptom bei einigen Patienten auf eine Hyperglykämie hin, bei anderen auf eine Hypo-

glykämie. Die Blutzuckerspiegel nach der Maßnahme waren immer noch weit vom Idealwert entfernt.[3]

Patienten mit Diabetes leiden häufiger an Depressionen als andere, was wiederum mit einer schlechten Blutzuckerkontrolle und einer geringeren Therapie-Compliance in Zusammenhang steht. Eine medikamentöse Behandlung der Depressionen wird von der Hälfte der Diabetiker mit starken Depressionen möglicherweise schlecht toleriert, ist unzureichend für eine Vollremission oder wird erst gar nicht angeordnet.[16] Ein depressiver Patient hat Schwierigkeiten, den eigenverantwortlichen Umgang mit der Krankheit Diabetes zu erlernen. Sechzig Prozent der Diabetiker berichten über chronische Schmerzen, was wiederum auch mit einem schlechten Selbstmanagement[14] und mit Lernschwierigkeiten assoziiert wird.

Schulungsmaterialien und Lehransätze müssen deutlich machen, dass Diabetes eine komplexe Therapie und eine veränderte Lebensweise seitens der Patienten und ihrer Angehörigen erforderlich macht. Zudem müssen kulturelle Aspekte berücksichtigt werden. In **Kapitel 2** wurde die Arbeit von Brown in Starr County, Texas, vorgestellt. Andere Studien ähnlicher Bevölkerungsgruppen – jedoch mit niedrigem Einkommen – zeigten, dass sich Patienten im Allgemeinen auf ihre Medikamente verlassen und meinen, diese gäben Sicherheit und kompensierten ein Nichteinhalten von Diätregeln. Sie aßen «normal», bis ihr Blutzucker entgleiste und aßen dann vorsichtiger, bis sie den Blutzucker wieder unter Kontrolle hatten. Die Patienten hatten wegen der bedrohlichen Symptome mehr Angst vor einem zu niedrigen als vor einem zu hohen Blutzuckerspiegel. Obwohl sie wussten, was sie tun sollten und die Aufgabe hatten, für sich selbst zu sorgen, überschritten viele die Grenzen einer akzeptablen Praxis.[13]

Wegen des Fortschreitens der zugrunde liegenden pathophysiologischen Mechanismen kann die Kontrolle des Blutzuckers durch Ernährungsplanung, körperliche Aktivität und orale Medikamente, die bei Patienten mit gerade diagnostiziertem Typ-II-Diabetes wirksam sind, nicht unbegrenzt fortgesetzt werden. Es gibt immer mehr Belege dafür, dass ein Umsetzen auf

Normalinsulin in einem frühen Behandlungsstadium, wenn orale Wirkstoffe nicht mehr ausreichend wirken, die Funktion der Betazellen erhält. Der Beginn einer Insulintherapie ist häufig Anlass für eine Diabetikerschulung. In **Tabelle 6-1** sind häufig geäußerte Ängste von Patienten hinsichtlich einer Insulintherapie und Strategien zum Umgang damit aufgeführt.

Diabetes ist eine chronische und fortschreitende Erkrankung. Spezielle Schulungsansätze sind erforderlich, um den Übergang zum Selbstmanagement der Krankheit zu schaffen. Im Folgenden werden zwei Beispiele für einen erfolgreichen Übergang zum Selbstmanagement von Diabetes vorgestellt. Grey et al.[9] beschreiben das Training von Bewältigungsstrategien, welches speziell auf Jugendliche zugeschnitten ist und ihnen ein Gefühl von Kompetenz und Herrschaft über ihre soziale Situation geben soll (z. B. Auswahl von Nahrungsmitteln mit Freunden, Entscheidungsfindung hinsichtlich Drogen und Alkohol, Konflikte zwischen Abhängigkeit und Unabhängigkeit). Mit einem Trainer werden in Zweier- oder Dreiergruppen Rollenspiele durchgeführt, um verschiedene soziale Situationen darzustellen und geeignete Bewältigungsstrategien zu entwickeln. Nach drei Monaten konnten die Jugendlichen, die dieses Training durchlaufen hatten, im Vergleich zu denjenigen, die ein Jahr lang ausschließlich intensiv zum Diabetesmanagement geschult worden waren, ihre Stoffwechsellage besser kontrollieren und hatten eine höhere Lebensqualität.

Das zweite Beispiel für den Übergang zu einem erfolgreichen Selbstmanagement verdeutlicht die Studie von Sarkadi und Rosenqvist[19]. Diese zeigte drei wesentliche Elemente, die durch die Untersuchung und Praxis aufgedeckt wurden und die angesichts der wesentlichen Voraussetzungen für ein konstruktives Lernen (s. **Kapitel 2**) hätten erwartet werden können. Erstens basierte ihr Programm vollständig auf Erfahrungen und auf ausreichend Zeit für den Erwerb notwendiger Kompetenzen, des erforderlichen Einschätzungsvermögens und dafür, dieses zur Gewohnheit werden zu lassen. Die Maßnahme bestand aus einem zwölfmonatigen Gruppenschulungsprogramm, das auf den Erfahrungen der Teilnehmer beruhte. Während der monatlich stattfindenden Treffen tauschten sich die Teilnehmer mit der Gruppe über ihre Diabetestagebücher aus und aufkommende Probleme wurden in der Gruppe gelöst. Die Teilnehmer wurden dazu ermutigt, mit verschiedenen Nahrungsbestandteilen und Sportarten zu experimentieren und dabei ihre Blutzuckerreaktionen zu überwachen, um auf diese Weise erfahrungsbasiertes Lernen zu fördern. Zweitens wurden die Teilnehmer über zwei Jahre hinweg begleitet. Nach einem Jahr zeigte sich bei der erfahrungsbasierten Gruppe (im Vergleich zur Warteliste-Kontrollgruppe) ein deutlicher Abfall des HbA1c-Werts, anschließend ein Rückfall und zwei Jahre später ein erneuter HbA1c-Abfall (0,4 % geringer als der Ausgangswert). Dieses Schema deutet darauf hin, dass sich die Wirkung der Maßnahme eventuell verzögert zeigt und auch schwankt. Drittens schließlich wurde deutlich, dass die Zufriedenheit der Teilnehmer mit dem eigenen Wissen über Diabetes zwei Jahre nach Beginn des Programms der beste Prädiktor für einen niedrigen HbA1c-Wert war.

Eine ganze Reihe von Instrumenten steht zur Verfügung, um Lebensqualität, Einstellungen, krankheitsrelevantes Verhalten und Wissen bei Kindern und Erwachsenen mit Diabetes zu messen. In der Literatur werden viele davon beschrieben. In meinem Buch «Measurement tools in patient education»[18] werden zehn dieser Messinstrumente aufgeführt und kritisch besprochen.

6.3
Fazit

Der Erfolg der Patientenedukation bei Diabetikern hat vielleicht mehr als in jedem anderen Praxisbereich gezeigt, was mit Forschung, Strategie, Standards und Unterstützung von Schulungsmaßnahmen zum Selbstmanagement möglich ist. Jedoch gibt es immer noch viele Menschen mit dieser Stoffwechselerkrankung, die nicht erreicht werden.

Tabelle 6-1: Beurteilung und Thematisierung von häufigen Ängsten bezüglich einer Insulintherapie.

häufige Ängste	Strategien zum Umgang mit Ängsten
Angst vor den Injektionen bzw. vor den Kanülen und den damit verbundenen Schmerzen	■ Beschreibung und Demonstration sehr dünner Nadeln. ■ Angebot eines Insulinpens oder anderen Geräts, bei dem die Kanüle nicht sichtbar oder weniger schmerzhaft ist. ■ Weisen Sie darauf hin, dass die Insulininjektion weniger schmerzhaft ist als die Blutzuckermessung. ■ Eventuell psychologische Beratung.
Angst vor Unterzuckerung (Hypoglykämie)	■ Erklären Sie die Wirkzeit von Insulin und die minimale Gefahr einer Hypoglykämie. ■ Beschreiben Sie die unterschiedlichen Risiken für eine Hypoglykämie bei mehrmals täglicher und bei einmal täglicher Insulininjektion. ■ Erklären Sie vorbeugende Maßnahmen.
Angst vor einer Gewichtszunahme	■ Schulung über Strategien, die Gewichtszunahme zu minimieren (z. B. geringere Kalorienzufuhr und vermehrte körperliche Aktivität).
negative Auswirkungen auf das Leben: lästig, Verlust von persönlicher Freiheit und Unabhängigkeit	■ Besprechen Sie die Intensivierung des Selbstmanagements als Möglichkeit, die Flexibilität zu verbessern. ■ Gebrauch eines Insulins, das nur einmal täglich gespritzt werden muss. ■ Zeigen Sie verfügbare Mittel und Hilfen auf.
Überzeugung, dass die Insulintherapie ein Zeichen für einen schlimmer werdenden Diabetes oder eine schwerere Krankheit ist	■ Blicken Sie auf alle Behandlungsoptionen als eine Weiterentwicklung seit Beginn der Schulung zurück. ■ Erklären Sie, dass Insulin ein logischer Schritt im Verlauf der Erkrankung ist, da es zu Insulinresistenz und einem Versagen der Betazellen in Beziehung steht.
Insulin als persönliches Versagen	■ Schulen Sie den Patienten zunächst und besprechen Sie auf dieser Grundlage das fortschreitende Versagen der Betazellen. ■ Vermeiden von Aussagen wie: «Die oralen Medikamente wirken bei Ihnen nicht mehr.» Formulieren Sie stattdessen: «Insulin ist die bessere Therapie für Sie.» ■ Drohen Sie nicht mit Insulin, um den Patienten zu einer Gewichtsabnahme und sportlicher Betätigung zu bringen.
Insulin führt zu Komplikationen	■ Sprechen Sie über Ihre Erfahrung mit anderen Diabetikern. ■ Informieren Sie den Patienten über die United Kingdom Prospective Diabetes Study [klinische Studie, die Auswirkungen verschiedener Therapieformen bei einem Typ-II-Diabetes bewertet und vergleicht; Anm. d. Übers.]
Ich werde von Angehörigen und Freunden anders behandelt	■ Besprechen Sie, welche Unterstützung der Patient möchte und wie er danach fragen kann, was er benötigt. ■ Beziehen Sie Angehörige ein, wenn der Patient dies wünscht.

Aus Funnell MM, Kruger DF, Spencer M: Self-management support for insulin therapy in type 2 diabetes. *Diabetes Educ* 30:274–280, 2004.

Literaturhinweise

1. Aubert RE and others: Nurse case management to improve glycemic control in diabetic patients in a health maintenance organization. *Ann Intern Med* 129:605–612, 1998.
2. Clement S: Diabetes self-management education. *Diabetes Care* 18:1204–1214, 1995.
3. Cox DJ and others: Long-term follow-up evaluation of blood glucose awareness training. *Diabetes Care* 17:1–5, 1994.
4. Davis ED: A quality improvement project in diabetes patient education during hospitalization. *Diabetes Spectrum* 13:228–231, 2000.
5. Detroit Medical Center: Outpatient diabetes education program, Detroit, MI.
6. Ellis SE and others: Diabetes patient education: a meta-analysis and meta-regression. *Patient Educ Couns* 42:97–105, 2004.
7. Funnell MM, Kruger DF, Spencer M: Self-management support for insulin therapy in type 2 diabetes *Diabetes Educ* 30:274–280, 2004.
8. Gary TL, Genkiinger JM, Guallar E, Peyrot M, Brancati FL: Meta-analysis of randomized educational and behavioral interventions in type 2 diabetes. *Diabetes Educ* 29:488–501, 2003.
9. Grey M, Boland EA, Davidson M, Li J, Tamborlane WV: Coping skills training for youth with diabetes mellitus has long-lasting effects on metabolic control and quality of life. *J Pediatr* 137:107–113, 2000.
10. Hampson SE and others: Behavioral interventions for adolescents with type 1 diabetes. *Diabetes Care* 23:1416–1422, 2000.
11. Helseth LD, Susman JL, Crabtree PJ: Primary care physicians' perceptions of diabetes management. *J Fam Pract* 48:37–42, 1999.
12. Holmstrom IM, Rosenqvist U: Misunderstandings about illness and treatment among patients with type 2 diabetes. *J Adv Nurs* 49:146–154, 2005.
13. Hunt LM, Pugh J, Valenzuela M: How patients adapt diabetes self-care recommendations in everyday life. *J Fam Pract* 46:207–215, 1998.
14. Krein SL, Heisler M, Piette JD, Makki F, Kerr EA: The effect of chronic pain on diabetes patients' self-management. *Diabetes Care* 28:65–70, 2005.
15. Leontos C, Wong F, Gallivan J, Lising M: National Diabetes Education Program: Opportunities and challenges. *J Am Dietet Assoc* 98:73–75, 1998.
16. Lustman PJ and others: Cognitive behavior for depression in type 2 diabetes mellitus. *Ann Intern Med* 129:613–621, 1998.
17. Norris SL, Lau J, Smith SJ, Schmid CH, Engelgau MM: Self-management education for adults with type 2 diabetes. *Diabetes Care* 25:1159–1171, 2002.
18. Redman BK: *Measurement tools in patient education,* ed 2. New York, 2003, Springer.
19. Sarkadi A, Rosenqvist U: Experience-based group education in type 2 diabetes: a randomized controlled trial. *Patient Educ Couns* 53:291–298, 2004.

7 Edukative Maßnahmen bei Schwangeren, Eltern und Kindern

Neben der Edukation von Patienten mit verschiedenen Krankheitsbildern stellt die Schulung von Schwangeren, Eltern und Kindern ebenfalls einen großen Bereich der Patientenedukation dar, dem sich die nun folgenden Abschnitte widmen. Anhand von diversen Fallbeispielen, der Erläuterung allgemeiner und edukativer Ansätze sowie der Forschungsgrundlagen wird die Schulung von Schwangeren, Eltern und Kindern ausführlich besprochen.

7.1 Edukative Maßnahmen für Schwanger- und Elternschaft

Fallbeispiel I

George[16] beschreibt Erfahrungen von Erstgebärenden, die weniger als 48 Stunden nach vaginaler Entbindung aus dem Krankenhaus entlassen worden waren. Die Frauen berichteten, dass sie sich auf die Schwangerschaft und Geburt gut vorbereitet gefühlt hatten, nicht jedoch auf die Rückkehr nach Hause, um dort für sich und ihr Baby zu sorgen. Sie fühlten sich von der Situation überwältigt, erschöpft, unwohl und isoliert. Viele beklagten die Flut an Informationen, die sie vor der Entlassung aus dem Krankenhaus erhalten hatten. Sie empfanden, dass sich diese primär auf die Versorgung ihrer Babys und nicht auf ihr eigenes Wohlbefinden konzentrierten. Sie sollten sich zwar Wissen aneignen, erhielten jedoch nur widersprüchliche und unvollständige Ratschläge. Die meisten Frauen fühlten sich nicht wohl bei dem Gedanken, ihre Sorgen dem medizinischen Personal mitzuteilen.

Ist dieses Ergebnis ungewöhnlich? Welche Edukationsbedingungen könnten diese negativen Ergebnisse erklären?

7.1.1 Allgemeiner Ansatz

Die Praxisbereiche Schulung und Beratung von Frauen vor und nach der Entbindung und Kindererziehung haben sich innerhalb der Patientenedukation fest etabliert. Die Schwangerschaftsberatung ist Bestandteil der meisten Texte zur Betreuung während der Mutterschaft und wird hier nicht noch einmal besprochen.

In den USA gehört heute zur pränatalen Versorgung routinemäßig das Angebot einer Untersuchung auf chromosomale und andere genetische Störungen. Die Frauen und ihre Partner müssen über diese Testverfahren adäquat informiert werden und benötigen Unterstützung, um sowohl informierte als auch eigenständige Entscheidungen treffen zu können. Sich für die pränatale Diagnostik zu entscheiden, erfordert gleichzeitig mehrere Überlegungen: Es besteht das Risiko, (1) ein krankes Kind zu gebären, (2) ein abnormes Testergebnis zu erhalten und (3) dass die Untersuchung zu einem Schwangerschaftsabbruch führt. Wie Informationen zur Risikowahrscheinlichkeit vermittelt werden, kann sowohl die Wahrnehmung, als auch die nachfolgenden Entscheidungen beeinflussen. Wird das Risiko so dargestellt, dass es möglich sein könnte, ein behindertes Kind zu gebären, nehmen die Partner dies eventuell als ein höheres Risiko wahr und entscheiden sich vielleicht für eine größere Anzahl an Untersuchungsverfahren, als wenn das Risiko so dargestellt würde, dass es möglich sein könnte, ein gesundes Kind zu bekommen.[15]

Einige Anstrengungen im Bereich der Edukation von Frauen vor und nach der Geburt ihres Kindes galten besonderen Themen. So wurden in einer holländischen Medienkampagne beispielsweise die Vorteile eines ausreichenden Folsäurespiegels zur Risikominimierung von Neuralrohrdefekten herausgestellt. Die Kampagne richtete sich besonders an Frauen mit einem niedrigen sozioökonomischen Status. Obwohl auch Frauen mit niedrigem Einkommen von der Kampagne profitierten, hatten Frauen mit höherem Einkommen einen größeren Nutzen.[9] Des Weiteren wurden spezielle Programme entwickelt, um Frauen mit positivem Hepatitis-B-Befund in der Schwangerschaft zu schulen.[6]

Das Resource Mothers Program für Frauen mit Phenylketonurie zielt darauf, durch eine bessere Kontrolle der Stoffwechsellage die Situation der Neugeborenen zu verbessern. Die Mehrheit junger Frauen mit Phenylketonurie hält sich irgendwann ab Mitte ihrer Kindheit nicht mehr an die Diät und hat später Schwierigkeiten, diese fortzusetzen, was manchmal durch beschränkte intellektuelle Fähigkeiten und einen niedrigen sozioökonomischen Status bedingt ist. Die Untersuchung dieser Bevölkerungsgruppe zeigte, dass mehr als 80 % der Schwangeren ihren Stoffwechsel nicht ausreichend kontrollierten. Das Resource Mothers Program beinhaltet vierzig Unterrichtsstunden und Hausbesuche, um die Fähigkeiten zum Kochen, Einkaufen, Planen von Mahlzeiten und zur Essenszubereitung für das Kind zu entwickeln. Die Frauen der Interventionsgruppe hatten ihren Stoffwechsel schneller (in durchschnittlich weniger Wochen) wieder unter Kontrolle als die Frauen der Kontrollgruppe, zudem waren ihre Kinder besser entwickelt.[32]

Ein derzeit besonderer Problembereich ist die Patientenedukation hinsichtlich der Früherkennung und Vermeidung einer vorzeitigen Geburt (als Teil eines größeren Programms). Von allen Frühgeburten sind etwa 80 % das direkte Ergebnis eines frühzeitigen Geburtsbeginns mit Gebärmutterkontraktionen und fortschreitender Erweiterung und/oder Verstreichen des Muttermundes vor der 37. Schwangerschaftswoche. Präventionsprogramme zeigten widersprüchliche Ergebnisse, was die Verringerung der allgemeinen Frühgeburtsrate anbelangte – dies zum Teil deshalb, weil Systeme zur Gefahrenbewertung meistens immer noch nicht die Patientinnen erkennen, die das Problem haben. Goldenberg und Rouse[17] schließen daraus, dass die meisten medizinischen Maßnahmen zur Vorbeugung einer Frühgeburt – Edukationsmaßnahmen eingeschlossen – nicht funktionieren. Trotz dieser Ansicht unterstützt die «professionelle Meinung» immer noch Schulungsprogramme für Schwangere, um Anzeichen einer vorzeitigen Geburt (Gebärmutterkontraktionen alle zehn Minuten oder kürzer, menstruationsartige Krämpfe, tiefe und dumpfe Rückenschmerzen, Druck auf das Becken, veränderter vaginaler Ausfluss, häufiges Wasserlassen oder Darmkrämpfe) festzustellen und sofort zu melden.[29] Die Frauen konnten ihre Symptome nicht richtig deuten, weil sie subtil waren, nicht nach einem Muster abliefen und unvorhersehbar zu- und abnahmen. Sie fühlten sich unsicher, da ihre Beschwerden nicht den erwarteten Schwangerschaftsbeschwerden entsprachen.

Der in einer Anzahl von Studien dokumentierte Lernbedarf nach der Geburt zeigte, dass die Informationsvermittlung über den Dammschnitt mit anschließend erforderlicher Naht sowie über postpartale Komplikationen während der ersten drei Tage nach der Geburt am wichtigsten war, wie auch jene zum Thema Stillen und Krankheiten.[2] Ebenso wichtig war die Beratung zu Erschöpfungs- und Depressionszuständen nach einer Geburt. Erstgebärende erhielten vor der Geburt auch Informationen – zum Teil über Filme – über die Kommunikation mit Kindern, wobei man sich auf die Verhaltensweisen von Säuglingen, ihr Befinden und auf Kommunikationssignale konzentrierte. Diese randomisierte kontrollierte Studie zeigte signifikante Unterschiede in der frühen Beziehung zwischen Mutter und Kind, die bekanntlich für die Bindung zwischen beiden und für die Entwicklung des Kindes förderlich ist.[26]

Eine besondere Art und Weise, Eltern dabei zu helfen, das Verhalten ihrer Kinder zu verstehen, ist die Demonstration der Brazelton Neonatal Behavioral Assessment Scale (NBAS). Diese Skala besteht aus 18 neurologischen Reflexen und 28 Punkten zum Verhalten, die über die Interaktion des Kindes mit seiner Umgebung Auskunft geben und dabei vier Funktionsdimensionen betrachten: autonome Stabilität, motorische Organisation, Regulation der Verfassung und Fähigkeit zu Aufmerksamkeit und Interaktion. So wird beispielsweise der neuromuskuläre Status des Kindes getestet, indem die Reflexe (Brustsuch- und Babinski-Reflex) und die Muskelfunktion (das Kind zieht sich zum Aufsitzen hoch) überprüft werden. Das Kind besitzt eigene Kompetenzen, ein Repertoire von Bewältigungsstrategien und individuelle Reaktionen auf Stressoren. Es hat deshalb die Fähigkeit, Reaktionen von Betreuungspersonen in der Umgebung zu beeinflussen. Ein desorganisiertes Kind ist beispielsweise nicht in der Lage, eine Reaktion zu unterdrücken und reagiert möglicherweise übersteigert mit kräftigem Schreien auf eine zarte Berührung. Das wiederum macht es für die Mutter oder eine andere Person schwierig, dieses Kind liebevoll zu umsorgen und setzt es somit dem Risiko der Vernachlässigung durch Betreuungspersonen aus, die intolerant sind oder geringe Fähigkeiten besitzen, eine solche Situation zu bewältigen. Während der NBAS-Demonstration werden Eltern für die Einzigartigkeit ihres Kindes sensibilisiert und entwickeln gemeinsam mit dem medizinischen Personal eine Beziehung, bei der das Verhalten des Kindes als Kommunikationssprache dient.[14]

Eine Metaanalyse von 13 Studien hinsichtlich Edukationsmaßnahmen nach der Geburt des Kindes, die auf der NBAS basierten, zeigte eine Effektgröße von 0,4 – also eine geringe bis moderate Wirkung – auf die Qualität der späteren Elternschaft. Die NBAS beurteilt, wie aufmerksam das Kind auf auditive und visuelle Reize reagiert, wie fähig es ist sich nicht ablenken zu lassen, seine Reaktion auf Stress, die Entspannungsfähigkeit, motorische Funktion und das Reflexverhalten.[21] Diese Untersuchung wird von einer geübten Person in Gegenwart der Eltern durchgeführt. Eine andere Möglichkeit ist, die Eltern darin zu schulen, diesen Test selbst durchzuführen. In beiden Fällen soll bewirkt werden, dass Eltern über die Fähigkeiten ihres Kindes Bescheid wissen.[7] Studien, die die NBAS als Unterrichtsinstrument einsetzen, haben auch bei Gruppenschulungen, beispielsweise mit depressiven Müttern, gute Ergebnisse gezeigt.[21]

Edukationsmaßnahmen zum Stillen werden weiterhin aufmerksam verfolgt. Die meisten Frauen stillen größtenteils deshalb kürzer als sechs bis zwölf Monate, weil sie Schwierigkeiten beim Stillen hatten. In Übereinstimmung mit den in **Kapitel 1** herausgestellten Lerntheorien zeigte sich, dass der Grad der Selbstwirksamkeit im Bereich des Stillens ein Prädiktor dafür ist, ob weiterhin gestillt wird oder nicht und davon beeinflusst wird, ob man andere kennt, die erfolgreich gestillt haben (stellvertretende Erfahrung).[8] Geschulte stillende Mütter, die unter Aufsicht eines zertifizierten Stillberaters arbeiteten, erzielten in einer vorwiegend lateinamerikanischen Bevölkerungsschicht mit niedrigem Einkommen höhere Stillraten als die standardmäßige alleinige Stillschulung. Diese geschulten Mütter besuchten Frauen gegen Ende ihrer Schwangerschaft, machten tägliche Besuche in der Zeit vor der Geburt, kamen dreimal nach der Geburt und hielten je nach Bedarf Telefonkontakt – alles in allem eine erhebliche Zeitinvestition, die aber praktische Erfahrung, das Erlernen von Problemlösungsstrategien und das Erlangen von Kompetenzen ermöglichte.[4]

Die Ergebnisse einer Metaanalyse zur Untersuchung von Grundversorgungsmaßnahmen deuten darauf hin, dass Schulungs- und Hilfsmaßnahmen zur Förderung des Stillens positive Wirkungen zeigen, sich mehr Mütter für das Stillen entscheiden und dieses auch bis zu sechs Monaten durchführen. Schulungssitzungen, in denen Vorteile und Grundzüge des Stillens, Mythen, gängige Probleme und Lösungsmöglichkeiten angesprochen werden, in Kombination mit praktischen Übungen scheinen den größten Einzeleffekt zu haben. Es hat sich gezeigt, dass die üblichen Praktiken von hausarztbasierten Versorgungszentren und Krankenhäusern, den Müttern schriftliches Material und Entlassungspakete mitzugeben, nicht wirkungsvoll zum Stillen anregen.[19]

Um zu verstehen, was Eltern wissen sollten, basiert ein entwicklungsorientiertes Grundgerüst auf dem, was für eine einfühlsame Betreuung des Kindes wichtig ist, damit zwischen Eltern und Kind eine sichere und enge Bindung entsteht. Das Kennen und Verstehen der Verhaltensweisen des eigenen Kindes, seiner Stärken und Vorlieben, seines Zustands und der gesendeten Signale bilden dieses Grundgerüst. Der Begriff «Zustand» bezieht sich in diesem Zusammenhang auf die sechs Bewusstseinsgrade, die mit kohärenten Verhaltensmustern assoziiert sind. Ist das Kind vollständig wach und aufmerksam, kann es gestillt oder gespeist werden; es kann lernen, spielen und mit den Betreuungspersonen in Beziehung treten. Mit der Zeit halten Kinder diesen Zustand über einen längeren Zeitraum aufrecht. Eltern können von der Fülle an Möglichkeiten, wie sie die Aufmerksamkeit des Kindes erwecken oder wie sie es beruhigen, profitieren, wenn sie lernen, was bei ihrem Kind am besten wirkt. Das Vergnügen und das Gefühl der Effizienz, die durch eine harmonische Interaktion entstehen, bestärkt die Eltern sehr.[18]

Der Übergang von der Versorgung auf einer neonatologischen Intensivstation zur häuslichen Betreuung ist für Eltern belastend und erfordert eine intensive Anleitung, damit sie die Kompetenz erlangen und das Vertrauen entwickeln, ihr Kind versorgen zu können. Einer der Gründe für den Aufenthalt auf einer neonatologischen Intensivstation kann eine Frühgeburt sein. Frühgeborene Kinder reagieren oft schwächer und sind schwieriger zu versorgen als gesunde, zum regulären Geburtstermin geborene Kinder. Infolge der Unreife ihres Zentralnervensystems ist ihr Verhalten desorganisierter und unvorhersehbarer. Sie zeigen weniger deutlich, wenn sie etwas benötigen und schreien möglicherweise nicht, um etwas Bestimmtes zu signalisieren, was zu einer Disharmonie in der Zweierbeziehung zwischen Mutter (oder Vater) und Kind führt. Das Stillen oder Füttern dieser Kinder ist oft durch eine langsame Nahrungsaufnahme und über-

mäßige Körperbewegungen oder häufige Pausen gekennzeichnet. Zudem ist die Wahrscheinlichkeit höher, dass sie weitere medizinische Probleme haben werden, die eine Behandlung zuhause erforderlich machen.

Eltern müssen grundlegende Pflegetätigkeiten lernen und benötigen Informationen über Temperaturregulierung, Wachstum, Entwicklung und Stimulation ihres Kindes sowie über das Erkennen von Krankheitssymptomen und nicht normalen Atemmustern. Obwohl Einverneh-

---

Kasten 7-1: Techniken zur Lagerung und zum Handling von Säuglingen.

Lagerung

- hufeisenförmige Rollen (Decke zu einer Hufeisenform rollen und als Begrenzung um das Kind legen)
- Kopfrolle (zusammengerollte Decke ans Kopfende legen, damit eine Abgrenzung vorhanden ist, wenn das Kind mit den Beinen schiebt)
- ein kleines Kind in eine Decke oder T-Shirt wickeln (swaddling)
- medizinisches Schaffell
- Hände liegen in Kopfhöhe, um nicht nahrungsbezogenes Saugen zu ermöglichen

Umgang mit dem Kind

- Das Kind langsam mit sanfter Berührung oder Stimme aufwecken, bevor Sie es versorgen.
- Während der Versorgung sind Arme und Beine angezogen.
- Bieten Sie dem Kind einen Finger zum Greifen an.
- Bieten Sie dem Kind einen Schnuller zum Nuckeln an.
- Signalisiert das Kind Desinteresse, lassen Sie es ausruhen.

Aus Krebs TL: Clinical pathway for enhanced parent and preterm infant interaction through parent education. *J Perinat Neonatal Nurs* 12(2):38–49, 1998.

men darüber herrscht, dass Eltern auf die Krankenhausentlassung vorbereitet werden müssen, gibt es derzeit nur wenige Anhaltspunkte dafür, dass sie es auch wirklich sind. In **Kasten 7-1**, **7-2** und **7-3** werden bestimmte Fähigkeiten zur Lagerung und zum Umgang mit Säuglingen, zur besseren Gestaltung der Umgebung, und zum Erkennen kindlicher Signale vorgestellt, die Eltern erlernen müssen.[24] Um ihnen die Beziehung zu ihrem Kind zu erleichtern, werden sie dahin geführt, die Zeiten der Aufmerksamkeit ihres Kindes zu maximieren und sich in der Interaktion mit dem Kind auf eine bestimmte Art und Weise zu verhalten. Entwicklungsverzögerungen treten eher auf, wenn die Beziehung unausgeglichen ist – zum Beispiel dann, wenn der Elternteil weiter spielt, obwohl das Kind offensichtliche Verhaltenszeichen von Überstimulation zeigt. Ergebnisziele für Eltern sind: (1) Signale des Kindes wie Interesse und Desinteresse zu erkennen, (2) auf diese Signale in geeigneter Form zu reagieren und (3) Betreuungsaktivitäten nach den Signalen des Kindes auszurichten.[25] Selbsthilfegruppen für Eltern von frühgeborenen Kindern können dazu beitragen, dass diese ihre Erfahrungen als normal betrachten können. Zudem bieten sie viele erforderliche Informationen und familiäre Unterstützung.

Die meisten neonatologischen Intensivstationen schulen Eltern vor der Entlassung ihres Kindes in der kardiopulmonalen Reanimation (CPR). Diese Eltern berichten, dass sie weniger ängstlich sind und ein besseres Kontrollgefühl haben, ohne dabei mehr Verantwortung oder Belastung zu empfinden. Wichtig ist hierbei, an Untersuchungen zu erinnern, die gezeigt haben,

---

Kasten 7-2: Signale von Säuglingen.

Zeichen von Überforderung und Desinteresse (das Kind schaltet ab)

- Schluckauf
- Apnoe
- Bradykardie
- Veränderung der Körperfarbe
- Fingerspreizen
- sich krümmen
- Überdehnung
- Gesicht verziehen

Zeichen von Aufmerksamkeit und Interesse

- Hände zur Körpermittellinie
- saugen
- Lippenschürzen
- wacher Blick
- Flexion
- lächeln
- greifen

Aus Krebs TL: Clinical pathway for enhanced parent and preterm infant interaction through parent education. *J Perinat Neonatal Nurs* 12(2):38−49, 1998.

Kasten 7-3: Verbesserte Gestaltung der Umgebung.

- tagsüber Licht abdunkeln, nachts verdunkeln
- Inkubator abdecken, um das Licht zu dämpfen
- ruhige Atmosphäre in Bettnähe, wenn das Kind schläft
- Musik oder Kassetten/CDs mit den Stimmen der Eltern einsetzen, wenn das Kind entwicklungsmäßig dafür aufnahmefähig ist (ab etwa 33 bis 35 Wochen)
- Bilder der Familie am Bett aufstellen, die das Kind anschauen kann, wenn es entwicklungsmäßig dafür aufnahmefähig ist (ab etwa 33 bis 35 Wochen)
- Versorgungszeiten bündeln

Aus Krebs TL: Clinical pathway for enhanced parent and preterm infant interaction through parent education. *J Perinat Neonatal Nurs* 12(2):38−49, 1998.

dass innerhalb von sechs Monaten nur ein Drittel derjenigen, die vor der Krankenhausentlassung ihres Kindes geschult worden waren, die CPR zufriedenstellend durchführen konnte.[11, 30] Deshalb sind regelmäßige Neubeurteilungen und Nachschulungen wichtig.

Die Kampagne Back to Sleep zielt darauf, gesunde Kinder auf den Rücken oder auf die Seite zu legen, um das Risiko eines plötzlichen Kindstods zu verringern. Dieser tritt in der afroamerikanischen Bevölkerung zwei- bis dreimal häufiger auf als in der gesamten US-amerikanischen Bevölkerung. Zudem schlafen afroamerikanische Kinder doppelt so häufig in Bauchlage. Da das Back to Sleep Programm bei dieser Gruppe nicht so effektiv zu sein schien, demonstrierten Moon et al.[28], dass eine 15-minütige Schulung die Praxis der Schlafposition bei den Teilnehmern des Women, Children and Infants Program veränderte. Sechs Monate nach der Schulung legten diese Eltern ihre Kinder eher auf den Rücken (75 % im Vergleich zu 45 %).

Die traditionelle Kinderpflege geht von der Annahme aus, dass Eltern über ein Grundwissen und über Ressourcen verfügen, um ihren Kindern eine behütende und sichere Umgebung zu bieten. Kostenlose Hausbesuche sind in den meisten Industrienationen der Welt weit verbreitet und eine frühe Maßnahmenstrategie. In Großbritannien wird jede werdende Mutter mindestens einmal vor der Geburt zuhause besucht, und bis das Kind fünf Jahre alt ist finden weitere sechs Besuche statt. Besondere Aufmerksamkeit gilt denjenigen, die mehr Unterstützung benötigen. Dazu zählen auch Kinder mit einem niedrigen Geburtsgewicht, Frühgeborene mit chronischer Krankheit und Behinderung, jugendliche Mütter mit geringem Einkommen, Familien mit Drogenproblemen und Eltern mit einem niedrigen Intelligenzquotienten. Ziel dieser Besuche ist die aktive Förderung eines positiven Umgangs mit Gesundheit und Kinderversorgung und eine Verringerung von familiärer Belastung.[1] Schulungsprogramme für Eltern kleiner Kinder mit niedrigem Einkommen führen zu einem signifikanten Rückgang von verbaler und körperlicher Bestrafung und zu einem deutlich besseren umsorgenden Verhalten seitens der Eltern sowie zu einem wesentlich besse-

ren Verhalten der Kinder. Ein gewalttätiger Elternteil ist dadurch charakterisiert, dass er eine geringe Frustrationstoleranz und ungenügende Fähigkeiten zur Kindererziehung besitzt, sich inkompetent fühlt, unrealistische Erwartungen an die Kinder stellt, seinen Ärger inadäquat zum Ausdruck bringt und sozial isoliert ist.[13]

Regelmäßige und langfristige Hausbesuche von Pflegekräften (sieben Hausbesuche während der Schwangerschaft und 26 ab Geburt des Kindes bis zu seinem 2. Geburtstag) zeigten, dass diejenigen, die besucht wurden, im Vergleich zur Kontrollgruppe weniger nachfolgende Schwangerschaften hatten, dass längere Intervalle zwischen der Geburt des ersten und zweiten Kindes lagen und dass die öffentliche Unterstützung kürzere Zeit in Anspruch genommen wurde. Die Pflegekräfte folgten bei jedem Besuch detaillierten Richtlinien, um Frauen zu helfen, ihr Gesundheitsverhalten, die Versorgung ihrer Kinder und die Entwicklung ihres Lebensplans wie Schwangerschaftsplanung, Bildung und die Teilnahme am Beruf zu verbessern. Die Frauen setzten sich kleine, erreichbare Verhaltensziele, die, wenn sie erreicht wurden, ihr Vertrauen in die Fähigkeit, größere Herausforderungen zu bewältigen, steigerten.[24]

Geburts- und Stillberater können durch internationale Verbände zertifiziert werden. Auch andere Zertifizierungen sind möglich.

Fallbeispiel II

Das vierjährige Mädchen Rose wird in der Kinderklinik auf eine Operation zur Entfernung der Polypen vorbereitet. Sie klammert sich an ihre Mutter, verbirgt ihr Gesicht und gestattet der Krankenschwester nicht, ihre Vitalzeichen zu messen. Auch die Betreuerin, die sich in Krankenhäusern speziell um Kinder und ihre Familien kümmert (Child Life Specialist) und Rose erklären will, wie die Operation abläuft, kommt nicht an sie heran. Sie streicht über ihre Hand und gewinnt sie schließlich dafür, sich ein Video über die kleine Abenteurerin Dora anzuschauen. Zwanzig Minuten später ist Rose auf dem Flur und formt mit einem Modelliermesser ein Herz aus Knete. Bevor sie schließlich in die chirurgische Abteilung geht, spielt die Betreuerin zur direkten Vorbereitung auf die Operationserfahrung ein medizinisches Spiel mit ihr. Anschließend ruft sie den Arzt an und weist darauf hin, dass diese Patientin sehr ängstlich ist und eine präoperative Gabe von Midazolam empfehlenswert wäre. Sie richtet sich bei ihrer Arbeit nach folgenden Grundsätzen: dem Kind immer die Wahl lassen; Spiele einsetzen, um die Erfahrung als normal betrachten zu können; Hilfe bei der Bewältigung bieten.

Fallbeispiel III

Die elfjährige Angela mit einem Hydrocephalus ist über die Notfallambulanz ins Krankenhaus gekommen, um ihren Shunt zur Ableitung von Gehirnflüssigkeit überprüfen zu lassen. Obwohl die Familie möchte, dass der Shunt entfernt wird, wurde sie davon überzeugt, dass Angela diesen noch benötigt. In der Familie sind noch vier jüngere Kinder, der Vater kann nicht lesen. Die Krankenschwester bereitet Angela und ihre Familie auf die Entlassung vor und händigt der Mutter ein Buch zum Thema «Hydrocephalus» aus, das speziell für Familien herausgegeben wurde. Die Schwester erklärt teilnahmslos, wie lang der Shunt ist, damit das Kind wachsen kann; Symptome, auf die man achten muss, wenn der Shunt nicht in Ordnung ist; dass das Kind nicht mit einer Achterbahn fahren und eine bestimmte Zeit nicht baden darf. Die Mutter nickt dazu mit dem Kopf, der Vater fragt, ob Angela in den Urlaub fahren darf. Glauben Sie, dass diese Familie weiß, was sie tun muss? Angelas Familie hat den Shunt bisher, seit er gelegt wurde, erfolgreich versorgt und scheint jetzt Vertrauen in ihre Fähigkeiten zu haben.

7.2
Edukative Maßnahmen bei Kindern

Wie schon bei den Lernformen erwähnt, haben Kinder andere Fähigkeiten als Erwachsene. Sie lernen anders, weshalb für Kinder speziell zugeschnittene Schulungsmaßnahmen erforderlich sind. Auf diese wollen wir im Folgenden näher eingehen.

7.2.1
Allgemeiner Ansatz

In **Kapitel 2** wurden theoretische Modelle und Untersuchungen darüber vorgestellt, wie Kinder lernen. Außerdem beschrieben mehrere Kapitel Beispiele von Patientenedukation bei speziellen Gesundheitsproblemen wie Asthma, unter denen gerade Kinder häufig leiden. Bisher beschäftigte sich dieses Kapitel mit Schulungsmaßnahmen während der Schwangerschaft und nach Geburt des Kindes, bezog aber auch den erzieherischen Aspekt für Kinder ein. In diesem Abschnitt nun zeigen wir Beispiele von Edukationsprogrammen speziell für Kinder, die von Gemeinden und Gesundheitseinrichtungen angeboten werden. Ein besonderes Augenmerk richten wir dabei auf die Schulung von Kindern mit Asthma.

7.2.2
Edukative Ansätze und Forschungsgrundlage

Denken Sie an Kinder mit einer Myelomeningozele, die aufgrund einer neurogenen Harnblase lernen müssen, sich selbst zu katheterisieren. Ziel der Patientenedukation ist hierbei, die Kontinenz zu erhalten, eine Verschlechterung der Nierenfunktion zu verhindern und die Häufigkeit von Bakteriurien deutlich zu senken. Mädchen müssen dazu psychomotorisch in der Lage sein, sich die Hände zu waschen, das Material bereitzulegen, sich auszuziehen, sich im Intimbereich zu waschen, Gleitgel auf den Katheter aufzutragen, die Schamlippen zu spreizen, den Katheter einzuführen, die Blase zu drainieren, den Katheter wieder zu entfernen und die Hände zu waschen. Bei der Schulung erhält das Kind eine anatomisch korrekte Puppe, die es sich so auf den Schoß legt, dass der Kopf auf den Knien liegt und die Beine Richtung Körper zeigen. Das Kind lernt den geübten Umgang mit dem Katheter an der Puppe und dann an sich selbst. Adäquate wiederholte Schulungsmaßnahmen sind dabei wichtig.[33]

Oder denken Sie an die Situation, vier- bis achtjährige Kinder auf eine Magnetresonanztomographie (MRT) vorzubereiten, bei der das Kind für eine Zeit in einer engen Röhre liegen muss, in der es sehr laut ist. Da eine Sedierung bzw. Narkose genauso furchterregend wie die Untersuchung selbst sein kann, wurde eine alternative Spieltherapie zur Vorbereitung auf die MRT entwickelt. Dazu gehörte die Erklärung der Maßnahme in kindgerechten Begriffen. Fotos von Kindern oder eines Teddybärs, die diese während eines MRTs zeigen, verdeutlichen, wie die Untersuchung abläuft und was von dem Kind verlangt wird. Ein kleines MRT-Modell mit einem Schiebetisch, Licht und einem Tonband, welches die lauten Geräusche reproduziert, und mit Plastikfiguren, die es selbst, die Röntgenassistenten und Pflegekräfte darstellen, ermöglichen dem Kind, die Untersuchung durchzuspielen. Zudem kann sich das Kind ein farbiges Bilderbuch über einen Besuch in einer MRT-Einheit durch die Augen des Kindes betrachtet ansehen. Obwohl offenbar keine Untersuchungen von Kontrollgruppen vorliegen, sind die Autoren der Meinung, dass die Anzahl fehlgeschlagener MRT-Untersuchungen erheblich zurückgegangen ist.[31]

Asthma bietet ein gutes Beispiel für eine Krankheit, die gerade Kinder stark betrifft (4 Millionen bis zum 14. Lebensjahr), die lebensbedrohlich sein kann, chronisch verläuft und von der Familie und den Kindern über lange Zeit und viele Entwicklungsphasen hinweg selbst behandelt werden muss. Asthma betrifft überproportional viele Kinder von Minderheiten und aus armen Familien, bei denen die Krankheits- und Mortalitätsrate höher ist. Das National Asthma Education and Prevention Program (NAEP) gab 1997 Praxisleitlinien heraus, die auf damals durchgeführten Studien und der Zustimmung von Fachleuten basierten. Eine Untersuchung von Kindern mit Asthma in zwei Managed-Care-Organisationen zeigte, dass in vielen Bereichen der Versorgung Defizite hinsichtlich der NAEP-Leitlinien bestanden, besonders jedoch im Bereich der Patientenedukation (Anpassung der Medikamente vor Kontakt mit Allergenen, schriftliche Anweisungen zum Umgang mit Asthmaanfällen und regelmäßiger Gebrauch langfristiger Asthmamedikamente).[10] Asthmaedukationsprogramme haben Besuche

in Notambulanzen, Krankenhausaufenthalte und Fehlzeiten in der Schule verringert sowie die schulischen Leistungen verbessert.[3]

Bestimmte Problembereiche der Patientenedukation sind gut bekannt. Viele Kinder mit Asthma benutzen nur ungenügend ihre Dosieraerosole, sodass sie trotz richtiger Schulung keine ausreichende Medikamentendosis erhalten. Erforderlich sind hier verständliche Anweisungen zur richtigen Inhalation, die solange gegeben werden, bis die Schulungsperson mit der Durchführung zufrieden ist, und wiederholte Kontrollen. Die übliche Methode, nur eine einzige kurze Sitzung zum richtigen Gebrauch eines Dosieraerosols durchzuführen, ist wahrscheinlich nicht erfolgreich.[23] Erklärungsmodelle zum Thema «Asthma bei Schulkindern» konzentrieren sich häufig auf Kontaktallergene. Die Hälfte der Mütter von Kindern mit Asthma dachte, sämtliche Medikamente ihrer Kinder hätten die gleiche Funktion. Sie setzten einige ab, weil sie der Meinung waren, ihr Kind erhielte zu viele Medikamente. Außerdem nahmen sie an, das Asthma würde wieder weggehen. Diese Überzeugungen und Erklärungsmodelle müssen aufgedeckt und angesprochen werden, weil sie die Handlungen bestimmen.[20]

Kinder in abstrakten Konzepten zu unterrichten (z.B. Erklärungen dazu, was eine Entzündung ist) ist schwierig, weil ihr Denken durch konkrete Abläufe bestimmt wird. Meng und McConnell[27] beschreiben eine große lebensechte Puppe, deren offener Brustkorb die Rippen sichtbar macht. Diese können entfernt werden, sodass ein freier Blick auf die Oberfläche von Lunge, Luftröhre und Hauptbronchien möglich ist. Die offene rechte Lunge zeigt gesunde Bronchien, Bronchiolen und Alveolen. Die linke Thoraxhälfte zeigt Lungenareale und gerötete Atemwege, die um die glatten Muskeln herum anschwellen. Ein Fach beinhaltet eine Miniaturbronchiole, die anschwillt und einen Verschluss der Atemwege verursacht, wenn sie aufgeblasen wird. Gelbgrüner synthetischer Schleim wird in das Rohr gefüllt und ein Ballon eingesetzt, um pfeifende Atemgeräusche zu simulieren. Kinder sollen die Symptome identifizieren, die auftreten, wenn ihr Asthma aufflammt. Notfall- und Kontrollmedikamente werden direkt mit der glatten Muskulatur und mit offenen Atemwegen in Verbindung gebracht. Der Lehrer erklärt, dass die Puppe (Randy) gelernt hat, ihre Kontrollmedikamente jeden Tag zu nehmen und nun wieder ihren Freund mit seiner Katze besuchen kann.

Ortsnahe Einrichtungen, die Schulungen für Kinder mit Asthma anbieten, tragen dazu bei, dass diese zugänglich sind und in das tägliche Leben von Kindern eingebunden werden können. Brown et al.[3] beschreiben ein Edukationsprogramm für Kinder unter sieben Jahren, das zuhause stattfindet. Das Wee Wheezers at Home ist ein Programm, das aus acht 90-minütigen Schulungssitzungen besteht, die in wöchentlichen Intervallen für Familien mit niedrigem Einkommen durchgeführt werden. Die Familien erhalten in jeder Unterrichtsstunde schriftliche Lernmaterialien (Lesbarkeitsgrad 5) und Hausaufgaben.

Viel gängiger sind Programme, die über das Schulsystem vermittelt werden. Einen geschichtlichen Überblick über diese Programme bieten Christiansen und Zuraw.[5] Ein Beispiel dafür ist das Open Airways for Schools (OAS) Programm, welches die Fähigkeiten zum Selbstmanagement von Asthma und die Gesundheitsergebnisse bei Schülern mit Asthma Grad 3 bis 5 verbessert. Eine neuere Untersuchung zeigte, dass die Beteiligung von Kindern an dem OAS-Programm ein signifikanter Prädiktor für die Selbstmanagementkompetenzen der Eltern war, was bedeutet, dass Kinder ihre Eltern über Asthma schulen können. Die Eltern nahmen nicht direkt an den sechs einstündigen Sitzungen teil, in denen Gruppen von acht bis zwölf Kindern neue Fähigkeiten zum Selbstmanagement von Asthma erlernten. Der Unterricht bestand aus praktischen Übungen und Feedback in der Gruppe, Festigung der Kenntnisse, Geschichten, künstlerischen Aktivitäten und Rollenspielen zur Übung der Selbstmanagementkompetenzen. Hierbei kamen verschiedene Lehrmethoden zum Einsatz. Das Programm beteiligte die Eltern insofern, dass die Kinder Hausaufgaben erhielten, die sie gemeinsam mit den Eltern und Geschwistern bewältigen sollten. Dieses Programm zielt darauf, Kinder darin zu schulen, (1) den Beginn von Asthmasymptomen zu erkennen, (2) sofort Schritte zum Selbstmanagement einzuleiten und (3) Zeichen zu erkennen, die eine notfallmäßige Versorgung notwendig machen. Im Vergleich zu Kontrollgruppen verbesserten Kinder, die an dem Programm teilgenommen hatten, ihre Fähigkeiten zum Selbstmanagement, ihre Selbstwirksamkeit, Schulleistung und Lebensqualität und hatten deutlich seltener Asthmasymptome.[12]

Ein anderes hervorragendes Beispiel ist ein schulbasiertes Programm zum Management von Asthma des National Jewish Hospital in Denver, Colorado. Die Kinder wurden einmal im Monat in der Schule über Asthma unterrichtet und erhielten Zugang zu einem Online-Programm. Jedes Kind, das an dem Programm teilnahm, erhielt zwei Peak-Flow-Meter – einen für die Schule und einen für Zuhause – und ein Training zum Umgang damit. Es notierte Messwerte, Symptome, asthmabezogene Aktivitäten wie Arzt- oder Notambulanzbesuche und den Gebrauch von Notfallmedikamenten täglich in ein vertrauliches, computerbasiertes und interaktives Internettagebuch des Schulcomputers, wobei es Unterstützung von einer speziell dafür geschulten Pflegekraft (Respiratory Nurse) oder einem Atemtherapeuten erhielt. Care Manager des National Jewish Hospitals kontrollierten die Tagebücher täglich und warnten, wenn Gefahr bestand. Die Kinder konnten ihre E-Mails direkt an den Asthma Wizard senden, einen Zauberer des Krankenhauses, der den Kindern in kindgerechter Form Informationen über Asthma vermittelt. Ihre Eltern erhielten mehrmals telefonische Beratung zur Asthmaerkrankung ihrer Kinder und eine Notfallnummer, die sie zu jeder Tages- und Nachtzeit anrufen konnten, wenn Probleme auftraten. Nach sechs Monaten verringerten sich die Schulfehlzeiten und ungeplante Arztbesuche um zwei Drittel, tagsüber auftretende Symptome um 62 % und solche, die nachts auftraten, um 34 %.[34]

7.3 Fazit

Schwangerschaft, Elternschaft und Kindesentwicklung bieten reichlich Gelegenheit zu edukativen Maßnahmen, die das Leben von Menschen verändern können. Jedoch finden sich nur wenige Hinweise darauf, ob diese Möglichkeiten auch wirklich ausgeschöpft werden. Es bleibt noch viel Arbeit hinsichtlich der Entwicklung von Praxisstandards und geprüften Programmen.

Übungsfragen

1. Da Kinder, die schwer krank waren, ein erhöhtes Risiko für ein respiratorisches oder kardiales Ereignis zuhause tragen, ist es wichtig, dass ihre Eltern grundlegende lebensrettende Maßnahmen erlernen. Welche Lernbedingungen sind eine wesentliche Voraussetzung dafür, dass sie diese Kompetenzen erwerben und Vertrauen entwickeln, ihrem Kind diese Versorgung zukommen zu lassen?

2. Im **Kasten 7-4** beschreibt eine speziell in der Beobachtung und Förderung der Kindesentwicklung geschulte Krankenschwester (Developmental Specialist) ihre Arbeit mit einem frühgeborenen Säugling und seiner Mutter. Identifizieren Sie die Lernprinzipien, die diese Krankenschwester angewandt hat.

3. Die Kampagne «Back to Sleep» vermittelte die Botschaft, Säuglinge sollten in Rückenlage schlafen. Untersuchungen fanden heraus, dass das Schlafen in Bauchlage von 70 % im Jahr 1992 auf 24 % im Jahr 1996 gesunken und die Rate des plötzlichen Kindstods von 1,2 auf 0,74 pro 1000 Lebendgeburten zurückgegangen ist. Eine aktuellere Telefonbefragung afroamerikanischer, lateinamerikanischer, asiatischer und indigener Eltern aus Innenstädten der zentralen Nordstaaten zeigte, dass 40 % der Eltern immer noch die Bauchlage bevorzugten, obwohl 80 % von Empfehlungen zur Schlafposition von Kindern gehört hatten. Die Eltern fürchteten, ihre Kinder könnten in Rückenlage ersticken und meinten, sie schliefen besser auf dem Bauch. Die Autoren wiesen darauf hin, dass weitere Anstrengungen erforderlich sind, um die Eltern zu überzeugen, die mit den Empfehlungen nicht einverstanden sind oder diese nicht befolgen.[22] Wie würden Sie dies tun?

Kasten 7-4: Kindesentwicklung.

«Eine unserer Mütter war ängstlich und unsicher, wie sie ihr Baby halten sollte. Sie sagte, dass sie nicht wüsste, wie sie dies tun solle und Angst habe, es würde ersticken. Also versuchte die Mutter zwar, ihr Kind zu stillen, übergab es dann aber schnell einer Krankenschwester. Ich setzte mich mit der Mutter zusammen, lehnte es aber ab, das Kind zu übernehmen. Stattdessen ermutigte ich sie, auf den Mund ihres Kindes zu achten, seine Atemzüge zu zählen und es beim Saugen und Schlucken zu beobachten. Ich bemerkte plötzlich, dass ihr Baby aufgehört hatte zu saugen, in ihr Gesicht starrte und mit den Augen die äußeren Ränder ihres Kopfes zu erfassen suchte. Ich flüsterte ihr zu, sie solle in das Gesicht ihres Kindes schauen. Als sie den intensiven Blick und das deutliche Interesse in seinem Gesicht sah, schmolz sie und war beglückt. Als sie lächelte, schaute das Kind sie weiterhin an. Ich empfahl ihr, sich ruhig zu verhalten, damit das Kind ihr Gesicht mit den Augen erfassen kann. Von diesem Moment an änderte sich das Verhalten der Mutter. Sie begann, ihr Kind aufmerksam zu beobachten und zu fragen, ob es bereit sei zu trinken. Wenn sie den klaren, wachen Blick sah, wusste sie, dass dem so war. Sie lernte sogar, dass ihr Kind besser trinken konnte, wenn sie ihr Gesicht wegdrehte, und dass es sich, wenn sie es während der Trinkpausen zurückdrehte, ausruhte und entspannte, während es sie anschaute. Sie hatte keine Angst mehr.»

Lernprinzipien

_____
_____
_____
_____
_____
_____
_____
_____
_____
_____

Aus VandenBerg KA: What to tell parents about the developmental needs of their baby at discharge. _Neonatal Network_ 18:57–59, 1999.

Literaturhinweise

1. American Academy of Pediatrics: The role of home-visitation programs in improving health outcomes in children and families. *Pediatrics* 101:486–489, 1998.
2. Bowman KG: Postpartum learning needs. *JOGNN* 34:438–443, 2005.
3. Brown JV and others: A home visiting asthma education program: Challenges to program implementation. *Health Educ Behav* 32:42–56, 2005.
4. Chapman DJ, Damio G, Young S, Perez-Wscamilla R: Effectiveness of breastfeeding peer counseling in a low-income, predominantly Latina population. *Arch Pediatr Adolesc Med* 158:897–902, 2004.
5. Christiansen SC, Zuraw BL: Serving the underserved: School-based asthma intervention programs. *J Asthma* 39:463–472, 2002.
6. Corrarino JE, Walsh PJ, Anselmo D: A program to educate women who test positive for the hepatitis B virus during the perinatal period. *Am J Matern Child Nurs* 24:151–155, 1999.
7. DasEilen R, Reifman A: Effects of Brazelton demonstrations on later parenting: a meta-analysis. *J Pediatr Psychol* 21:857–868, 1996.
8. Dennis CL: Theoretical underpinnings of breastfeeding confidence: A self-efficacy framework. *J Hum Lact* 15:195–201, 1999.
9. DeWalle HEK and others: Effect of mass media campaign to reduce socioeconomic differences in women's awareness and behavior concerning use of folic acid: Cross sectional study. *BMJ* 319:291–292, 1999.
10. Diette GB and others: Consistency of care with national guidelines for children with asthma in managed care. *J Pediatr* 138:59–64, 2001.
11. Dracup K, Doering LV, Moser DK, Evangelista L: Retention and use of cardiopulmonary resuscitation skills in parents of infants at risk for cardiopulmonary arrest. *Pediatr Nurs* 24:219–225, 1998.
12. Evans D, Clark NM, Levinson MJ, Levin B, Mellins RB: Can children teach their parents about asthma? *Health Educ Behav* 28:500–511, 2001.
13. Fennell DC, Fishel AH: Parent education: an evaluation of STEP on abusive parents' perceptions and abuse potential. *J Child Adolesc Psychiatr Nurs* 11:107–120, 1998.
14. Fowles ER: The Brazelton Neonatal Behavioral Assessment Scale and maternal identity. *MCN Am J Matern Child Nurs* 24:287–293, 1999.
15. Gates EA: Communicating risk in prenatal genetic testing. *J Midwifery Womens Health* 49:220–227, 2004.
16. George L: Lack of preparedness: Experiences of first-time mothers. *MCN Am J Matern Child Nurs* 30:251–255, 2005.
17. Goldenberg RL, Rouse DJ: Prevention of premature birth. *N Engl J Med* 339:313–320, 1998.
18. Gottesman MM: Enabling parents to «read» their baby. *J Pediatr HealthCare* 13:148–151, 1999.
19. Guise J and others: The effectiveness of primary care-based interventions to promote breastfeeding: Systematic evidence review and meta-analysis for the US Preventive Services Task Force. *Ann Fam Med* 1:70–78, 2003.
20. Handelman L, Rich M, Bridgemohan CF, Schneider L: Understanding pediatric inner-city asthma: An explanatory model approach. *J Asthma* 41:166–177, 2004.
21. Hart S, Field T, Nearing G: Depressed mothers' neonates improve following the MABI and a Brazelton demonstration. *J Pediatr Psychol* 23:351–356, 1998.
22. Johnson CM and others: Infant sleep position: a telephone survey of inner-city parents of color. *Pediatrics* 104:1208–1211, 1999.
23. Kamps AWA, vanEwijk B, Roorda RJ, Brand PLP: Poor inhalation technique, even after inhalation instructions, in children with asthma. *Pediatr Pulmonol* 29:39–42, 2000.
24. Kitzman H and others: Enduring effects of nurse home visitation on maternal life course. *JAMA* 283:1983–1989, 2000.
25. Krebs TL: Clinical pathway for enhanced parent and preterm infant interaction through parent education. *J Perinat Neonat Nurs* 12:38–49, 1998.
26. Leitch DB: Mother-infant interaction: Achieving synchrony. *Nurs Res* 48:55–58, 1999.
27. Meng A, McConnell S: Asthma education: special applications for the school-age child. *Nurs Clin North Am* 38:653–664, 2003.
28. Moon RY, Oden RP, Grady KC: Back to sleep: An educational intervention with women, infants and children program clients. *Pediatrics* 113:542–547, 2004.
29. Moore ML, Freda MC: Reducing preterm and low birth-weight births: Still a nursing challenge. *Matern Child Nurs* 23:200–208, 1998.
30. Moser DK, Dracup K, Doering LV: Effect of cardiopulmonary resuscitation training for parents of high-risk neonates on perceived anxiety, control and burden. *Heart Lung* 28:326–333, 1999.
31. Pressdee D, May L, Eastman E, Grier D: The use of play therapy in the preparation of children undergoing MR imaging. *Clin Radiol* 52:945–947, 1997.
32. St. James PS, Shapiro E, Waisbren SE: The resource mothers program for maternal phenylketonuria. *Am J Public Health* 89:762–764, 1999.
33. Segal ES, Deatrich JA, Hagelgans NA: The determinants of self-catheterization programs in children with myelomeningoceles. *J Pediatr Nurs* 10:82–88, 1995.
34. Tinkelman D, Schwartz A: School-based asthma disease management. *J Asthma* 41:455–462, 2004.

8 Andere Bereiche der Patientenedukation

In diesem Kapitel werden verschiedene Bereiche der Praxis der Patientenedukation vorgestellt, die bisher unterschiedlich weit entwickelt sind.

8.1
Rheumatische Erkrankungen

Etwa 50 % bis 80 % der älteren Bevölkerung sind von Osteoarthritis und 1 % bis 3 % aller Erwachsenen von Rheumatoidarthritis betroffen. Hierbei handelt es sich um Erkrankungen, die für starke Schmerzen und Einschränkungen verantwortlich sind.

Das Arthritis Self-Management Program (ASMP) wurde seit seiner Erstentwicklung im Jahr 1978 unter Einsatz geschulter Laien und einem interaktiven partizipatorischen Edukationsstil ständig verbessert. Die Schulungsmaßnahme umfasst folgende Lerninhalte: (1) Kenntniserwerb hinsichtlich der wichtigsten Arthritisformen, Ernährung und Medikamente; (2) Verbesserung der Bewegungsfunktion, Verringerung der Schmerzen und negativen Gefühle durch die Anwendung neuer kognitiver Techniken und körperliche Aktivität; (3) Entwicklung von Lösungsstrategien für Gesundheitsprobleme und (4) Entwicklung von Techniken zur Verbesserung der Kommunikation mit Angehörigen und Ärzten. Randomisierte Studien machten deutlich, dass ASMP die Selbstwirksamkeit, das Selbstmanagementverhalten, die körperliche Aktivität und den Einsatz kognitiver Techniken zur Schmerzverringerung verbessert und weniger ambulante Arztbesuche erforderlich macht. Langzeitkohortenstudien zeigten Effekte, die ohne weitere formale Verstärkungen über vier Jahre hinweg erkennbar waren.[16]

Eine neuere Studie verglich eine per E-Mail versandte individuell zugeschnittene Selbstmanagementmaßnahme (SMART) mit dem klassischen ASMP und beurteilte beide Methoden als effektiv. Verglichen mit Patienten, die eine normale Versorgung erhielten, waren SMART-Teilnehmer bei der Verlaufskontrolle nach einem Jahr deutlich weniger eingeschränkt und zeigten eine bessere Rollenfunktion und Selbstwirksamkeit. Bei der Verlaufskontrolle nach zwei Jahren war ihre Erkrankung allgemein weniger schwer, sie gingen seltener zum Arzt und zeigten eine weiterhin verbesserte Selbstwirksamkeit. SMART ist speziell auf die exakte Diagnose, Probleme, Symptome, demografische Verteilung, Gesundheitsstatus, Medikamente, Selbstwirksamkeit und andere persönliche Merkmale des Patienten zugeschnitten. Da Kosten für Selbstmanagementprogramme nicht zurückerstattet werden und frühere Modelle arbeitsintensiv waren, hatten viele Patienten keinen Zugang dazu. Das ASMP ist leicht durchführbar, obwohl es eine lokale Managementstruktur und geschulte Trainer erfordert. SMART kann von einem zentralen Ort aus jederzeit weithin verbreitet werden, benötigt jedoch umfangreiche Computerunterstützung und kostet pro Patient im Jahr US$ 100.[15]

Das Spanish Arthritis Empowerment Program, ein kulturell angepasstes ASMP, wurde im Süden und Norden Kaliforniens in großen Immigrantengruppen getestet, in denen 55 % der Menschen die sechste Schulklasse oder weniger beendet und 60 % keine Krankenversicherung hatten. Von der Vorbefragung bis zur Verlaufskontrolle nach sechs Monaten konnten eine deutliche Verringerung der Schmerzen, eine Verbesserung von Selbstwirksamkeit, Selbstversorgungsverhalten, Wissen über Arthritis und ein allgemein besserer Gesundheitszustand festgestellt werden.[26]

Es gibt Belege dafür, dass Studien, die nur Patienten mit Rheumatoidarthritis einbezogen, einen geringeren Effekt zeigten als solche, die mit Patienten mit anderen rheumatischen Erkrankungen oder mit gemischten Studiengruppen arbeiteten. Patienten, bei denen die Krankheit noch nicht lange ausgebrochen war, profitierten am meisten von den Edukationsmaßnahmen, langfristig hingegen zeigte sich kein verbesserter Gesundheitszustand.[19] Ein Cochrane Review aus fünfzig Studien zeigte bei der ersten Verlaufskontrolle bescheidene statistisch bedeutsame Vorteile der Patientenedukation hinsichtlich der funktionellen Behinderung, da die Patienten dadurch Aufgaben leichter bewältigen konnten und weniger Schmerzen hatten. Bei der letzten Verlaufskontrolle nach 3 bis 14 Monaten waren keine signifikanten Verbesserungen nachweisbar. Ergebnisse hinsichtlich Erschöpfungszuständen und gesellschaftlicher Teilnahme sind, was den Nutzen von Patientenedukation anbelangt, bei diesen Erkrankungen vielleicht aussagekräftiger.[22]

Die Untersuchung eines Selbstmanagementprogramms zum Schutz der Gelenke für Patienten mit Rheumatoidarthritis, bei dem praktische Übung, Zielsetzung und Hausaufgaben im Vordergrund standen, zeigte deutliche Verbesserungen hinsichtlich Gelenkschutz und Funktionalität, da sich bei den Teilnehmern dieser Gruppe seltener Gelenkdeformierungen entwickelten. Bei diesem Ansatz lernten Patienten, wie sie Methoden und Bewegungsmuster der betroffenen Gelenke durch den Gebrauch von Gehhilfen und eine Schrittsteuerung verändern und auf diese Weise Schmerzen, Entzündungen und Belastungen der Gelenke bei den täglichen Aktivitäten verringern konnten.[9]

Eine Bewertung von 17 Studien zur Patientenedukation bei Osteoarthritis und Rheumatoidarthritis, die sich auf Schmerzen und Bewegungseinschränkungen konzentrierte, zeigte nur eine geringe Verbesserung dieser beiden Parameter.[24]

8.2
Geistige Gesundheit

Auf dem Gebiet der geistigen Gesundheit hat sich ein Bereich entwickelt, der als «Psychoedukation» bezeichnet wird. Der Name bezieht sich darauf, Menschen in psychologischen Kenntnissen und Fähigkeiten zu schulen und entspricht dem, was in anderen Bereichen «Patientenedukation» genannt wird. Dieses Modell, welches sich ursprünglich an Menschen mit Schizophrenie richtete, wird nun bei Depressionen und bipolaren Störungen, bei schweren psychischen Krankheiten und Zwangsneurosen eingesetzt.

Die Psychoedukation vermittelt Wissen, fördert die Entwicklung von Fähigkeiten und unterstützt Betroffene mit einer psychischen Erkrankung und deren Angehörige. Der Familie kommt hierbei eine besondere Bedeutung zu, weil die Umgebung, die sie schafft (z.B. starker oder negativer Ausdruck von Gefühlen), den Verlauf der Erkrankung und der Genesung des Patienten beeinflussen kann und weil sie selbst Hilfe benötigt, um mit den negativen Auswirkungen der Krankheit fertig zu werden. Der Zweck der Psychoedukation des Patienten und seiner Angehörigen ist: eine Verringerung von Krankheitssymptomen und familiärer Belastung, Unterstützung der Teilnehmer bei der Entwicklung neuer Bewältigungsstrategien sowie sozialer und kommunikativer Fähigkeiten, die zu einer besseren Lebensqualität führen, eine Verbesserung der Therapie-Compliance, die Vorbeugung von Rückfällen und das Erkennen von Warnsignalen.

Mehr als 30 randomisierte kontrollierte Studien haben gezeigt, dass die Psychoedukation der Familie die Rückfallquote senkt und die Genesung des Patienten und das Wohlbefinden der Familie verbessert. Diese Programme beinhalten häufig Schulungen zur Entwicklung von Problemlösungsstrategien und Kommunikationsfähigkeiten, kontinuierliche Unterstützungsmaßnahmen und klinische Hilfsmittel während Krisenzeiten. Wieder einmal wurde deutlich, dass die Informationsvermittlung allein die Rückfallquoten nicht senkt. Es geht vielmehr darum, die Familien zu schulen und zu überzeugen, dass ihr Verhalten gegenüber dem Patienten der Genesung zu- oder abträglich ist. Werden die Bedürfnisse der Angehörigen getroffen, verbessern sich auch die Ergebnisse für den Patienten erheblich. Obwohl die Psychoedukation von Familien auf einer ausreichend fundierten Forschungsbasis steht, um als evidenzbasierte Praxis zu gelten, wird sie doch selten angeboten.[17] Die Leitungsperson einer psychoedukativen Gruppe muss in der Lage sein, das langsame Tempo und die häufigen Wiederholungen des Inhalts genauso gut zu ertragen wie die depressiven Zustände der Patienten. Ein Beispiel für den Inhalt einer psychoedukativen Maßnahme für Menschen mit einer bipolaren Störung zeigt **Kasten 8-1**.[21]

Das primäre Ziel bei einer bipolaren Störung oder bei Schizophrenie ist die Vorbeugung eines Rückfalls. Perry et al.[20] schulten Patienten mit einer bipolaren Störung (manisch-depressive Erkrankung) darin, Frühsymptome eines Rückfalls, die bei ihnen oft typisch sind und in der Regel zwei bis vier Wochen vor dem vollständigen Rückfall auftreten, zu erkennen. Dieser Ansatz funktionierte bei depressiven Zyklen nicht, verlängerte im Vergleich zu einer Kontrollgruppe jedoch deutlich die Zeit zwischen einzelnen manischen Phasen. Schizophreniekranke lernen etwas über die Beziehung zwischen Krankheit und Stress und ihrer Verbindung zum Rückfall, über die Medikamenteneinnahme, rechtliche Probleme, Rechte des Patienten, das Erkennen von Frühsymptomen akuter Phasen, über Kommunikation, Problemlösungsstrategien und Kompetenzen zur Gesprächsführung.[14]

Menschen mit einer chronischen psychischen Erkrankung sind anfälliger für andere Krankheiten und weisen eine höhere Mortalitätsrate

---

Kasten 8-1: Inhalte einer psychoedukativen Maßnahme.

- Entwicklung von Verständnis für die Art der Erkrankung

- manische und hypomanische Episoden: Hauptsymptome und frühzeitiges Erkennen der erforderlichen Maßnahmen

- depressive und gemischte Episoden: Hauptsymptome und frühzeitiges Erkennen der Vorzeichen

- Erkennen auslösender Faktoren

- Behandlung mit Stimmungsstabilisatoren

- Familie und Behandlung: Neuroleptika und Antidepressiva

- Familie und Behandlung: Verbesserung der Kooperation

- Planung von Bewältigungsstrategien

- weitere wichtige Themen: suizidale Gedanken, Krankenhausaufenthalte, schnell wechselnde Zyklen, Schwangerschaft, genetische Beratung

- Vorbeugung von und Umgang mit familiärer Belastung: Kommunikationsfähigkeit

- Vorbeugung von und Umgang mit familiärer Belastung: Problemlösung

- rechtliche und soziale Mittel

Reinares M et al.: Impact of a psychoeducational family intervention on caregivers of stabilized bipolar patients. *Psychother Psychosom* 73:312–319, 2004. Mit Genehmigung der S. Karger AG, Basel.

---

auf als die allgemeine Bevölkerung. Von ihnen wird erwartet, dass sie ihre medizinische Versorgung selbst in die Hand nehmen, obwohl die Symptome ihrer Störungen (Halluzinationen, Wahnvorstellungen und Rückzug infolge von Depression) sie möglicherweise daran hindern, medizinische Hilfe in Anspruch zu nehmen und Ratschläge zu befolgen. Häufig stellen fehlendes Wissen, das häusliche Umfeld, die Familie oder der Freundeskreis Barrieren für die Selbstversorgung bei allgemeinen Gesundheitsproblemen dar.[5]

Der Bericht über ein achtwöchiges Patientenedukationsprogramm bei posttraumatischer Belastungsstörung scheint der erste dieser Art zu sein. Die posttraumatische Belastungsstörung ist eine Angststörung nach lebensbedrohlichen Unfällen oder Verletzungen, die zu intensiven Angstzuständen, Hilflosigkeit oder Grauen und einem ständigen Wiedererleben des Ereignisses führt. Es zeigte sich, dass diese Störung mit einer signifikanten medizinischen und psychischen Komorbidität in Zusammenhang steht. Die Behandlung verlangt von den Patienten, bisherige Bewältigungsstrategien wie Vermeidungsverhalten zu beseitigen. Diese sind zwar auf kurze Sicht tröstlich, tragen jedoch zu einer Erhaltung der Störung bei. Stattdessen sollten sie Verhaltensweisen entwickeln, die zwar vorübergehend schmerzhaft, jedoch notwendig sind, um auf lange Sicht die Angst zu verringern. Dies erfordert, dass die Patienten die Ursache für ihre Störung vollständig verstehen, den entsprechenden Grund für die Behandlung kennen, realistische Erwartungen haben (ein vollständiges Verschwinden der Symptome ist selten) und begreifen, dass Alkohol und illegale Substanzen als Bewältigungsstrategien ungeeignet sind. Gray et al.[8] entwickelten dieses Pilotprogramm für eine Gruppe von Kriegsveteranen.

8.3
Patientenedukation vor und nach chirurgischen Eingriffen

Fallbeispiel

Sie beobachten Carol bei der Schulung von Patienten, denen eine Operation mit Totalendoprothese des Kniegelenks bevorsteht. Carol besucht die Patienten zudem nach dem Eingriff im Krankenhaus und danach zuhause, um bestimmte Lerninhalte zu wiederholen, Unterstützung zu bieten und Mut zuzusprechen. Angehörige, die den Patienten betreuen, besuchen mit ihm gemeinsam die Gruppenschulung, an der insgesamt 90 % der Krankenhauspatienten, die eine solche Operation vor sich haben, teilnehmen. Die Teilnahme ist kostenlos, obwohl der Unterricht pro Gruppe etwa US$ 80 kostet

und dem Krankenhaus die Ausgaben nicht zurückerstattet werden. Carol vermittelt die Lerninhalte durch PowerPoint-Präsentation sowie Fotos des OP-Bereichs und des zuständigen Teams. Sie unterstützt die Patienten hauptsächlich dabei zu verstehen, was sie von der Operation erwarten und betreut sie dabei, realistische Ziele zu formulieren.

Das Augenmerk gilt der Erfahrung, die diese Patienten machen werden. Carol führt an ihrem eigenen Knie Bandagen, Drainagen und Eiskompressen vor, demonstriert das Treppenlaufen, Beinübungen und wie man sich auf die Toilette setzt und wieder aufsteht. Sie erklärt das Risiko für die Entstehung eines Blutgerinnsels im Bein und zeigt den Patienten, wie sie sich selbst spritzen können, um einer solchen Gefahr vorzubeugen. Sie zeigt Übungen, Körperhaltungen und den Transfer vom Bett auf den Stuhl, in die Badewanne und ins Auto. Jeder Patient erhält Unterlagen, in denen die Lerninhalte auch bildlich dargestellt sind.

Das war die beste Gruppenschulung, die ich jemals beobachtet habe!

Zwei randomisierte kontrollierte Studien zur Patientenedukation bei Hüftoperationen stützen die These, dass sich die Investition des Krankenhauses in eine Gruppenschulung wie im oben zitierten Fallbeispiel lohnt. Die erste Studie zeigte, dass geschulte Patienten deutlich weniger Angst vor der Operation und weniger Schmerzen hatten. Zudem konnten sie eher wieder aufstehen als diejenigen, die keine Schulung erhalten hatten.[6] Die zweite Studie kombinierte Schulung mit Rehabilitation und fand heraus, dass sich der Krankenhausaufenthalt der Versuchsgruppe um drei Tage verkürzte, die Patienten zufriedener waren und realistischere Erwartungen an die Operation stellten.[18] In einer weiteren Untersuchung wurde eine Internetseite eingerichtet, auf der Informationen und Fotos zur Vorbereitung auf die Operation bereitgestellt wurden. Der Zugang wurde dadurch erleichtert, dass diese Seite mit einem Lesezeichen markiert war. Die Patienten der Versuchsgruppe benutzten sie zusätzlich zur offiziellen Schulung und erzielten deutlich bessere Ergebnisse in den Lerntests.[11]

Prä- und postoperative Schulungen befassen sich mit einer ganzen Bandbreite an medizinischen Behandlungen, wozu auch die Operation selbst zählt. Durch Forschungsprojekte relativ gut belegt ist die positive Wirkung der Vermittlung von (1) sensorischen Informationen darüber, was der Patient während des Eingriffs sehen, hören, fühlen, riechen und tasten wird, und (2) von prozeduralen Informationen mit einer genauen Beschreibung des Operationsablaufs, um den Patienten dabei zu unterstützen, nicht zu emotional zu reagieren, bessere Bewältigungsstrategien zu entwickeln und das Operationsergebnis zu verbessern. Die optimale Informationsmenge wurde dabei nicht festgesetzt. Die Selbstregulierungstheorie, eine kognitive Theorie, die menschliches Verhalten als das Ergebnis von Informationsverarbeitung erklärt, bildet die Basis für Untersuchungen über vorbereitende Schulungsmaßnahmen. Ein Denkschema (geistige Vorstellung, die auf einer früheren Erfahrung beruht) dient als Rahmenwerk, um das, was im Laufe der erlebten Erfahrung eingegeben wird zu ordnen, sodass die Schulung von sensorischen und prozeduralen Informationen dem Patienten hilft, ein Denkschema zum Eingriff zu entwickeln.

Eine randomisierte kontrollierte Studie fand heraus, dass Patienten, die vor der Operation einen Film erhielten, zwei bis 16-mal eher in der Lage waren, ihr Wissen abzurufen als diejenigen mit der üblichen Versorgung. Der Film entlastet das medizinische Personal insofern, dass detaillierte Erklärungen zum Ablauf des Eingriffs nicht mehr nötig sind und es sich dadurch auf die individuellen Probleme und Bedürfnisse des Patienten konzentrieren kann.[3] In einer anderen randomisierten kontrollierten Studie konnten Bondy et al.[1] nachweisen, dass Filme und Broschüren zum Narkoseverfahren bei Totalendoprothesen des Hüft- und Kniegelenks, die von den Patienten zuhause gesehen und gelesen wurden, die Angst vor der Operation im Vergleich zu dem normalen klinischen Ablauf, das heißt Aufklärungsgespräch mit dem Anästhesisten, verringerte. Der Film zeigte eine Sequenz vor, während und nach der Narkose und erklärte die Vorteile und möglichen Nebenwirkungen. Ein solcher Erfolg kann den Bedarf an Sedativa zur Verringerung von Angst und Schmerzen senken.[1]

Die patientengesteuerte Analgesie (PCA) beginnt meistens im Aufwachraum, wenn der Patient aus der Vollnarkose erwacht. Möglicherweise war sie präoperativ nicht geplant. Das Problem könnte gelöst werden, indem man Informationen über die PCA in alle präoperativen Edukationsmaßnahmen einbeziehen würde. Die Patienten, die eine offizielle Schulung erhalten hatten, gaben auf der Schmerzskala weniger starke Schmerzen an.[12] Da es in der unmittelbar postoperativen Periode erwartungsgemäß zu einer vorübergehenden Abnahme der kognitiven Fähigkeiten kommt, weil einige der eingesetzten Medikamente speziell entwickelt wurden, um eine Amnesie über den intraoperativen Ablauf zu erzeugen, ist es wichtig, vorher schon über die PCA zu informieren. Studien haben gezeigt, dass die patientengesteuerte Analgesie zu einer höheren Patientenzufriedenheit, geringeren Sedativadosen, kürzeren Krankenhausaufenthalten und weniger Komplikationen führen kann.[25]

Da Operationen immer häufiger ambulant durchgeführt werden und die Verweildauer in Krankenhäusern immer kürzer wird, liegt die Last der Verantwortung für die prä- und postoperative Versorgung immer mehr auf den Patienten und ihren Angehörigen. Damit ein sicherer Umgang mit einer solchen Situation gewährleistet werden kann, müssen sie gut geschult werden.

8.4
Patientenedukation bei speziellen Gesundheitsproblemen von Frauen

Es hat sich gezeigt, dass für einige gesundheitliche Probleme, die vorwiegend ältere Frauen betreffen, Edukationsprogramme hilfreich sind. In den USA leiden 13 % bis 18 % aller hellhäutigen Frauen in der Postmenopause unter Osteoporose (bei Frauen und Männern der nicht-weißen Bevölkerung sind es weniger). Die Kombination aus Medikamenten, gesunder Ernährung mit kalzium- und Vitamin-D-reichen Nahrungsmitteln, Gewichtskontrolle, Muskeltraining und Kalziumzusätzen kann den Verlust an Knochenmasse verringern und die Entwicklung von normalem Knochengewebe begünstigen. Davis und White[2] beschreiben ein vierwöchiges Edukationsprogramm für ältere Menschen mit Osteoporose, die in einer Einrichtung für Senioren leben. Zur Schulung gehörten Informationen über den Kalziumgehalt verschiedener Nahrungsmittel, individuelle Aufgaben zur Abschätzung der Nahrungsmenge, das Benennen von Zielen, Gelegenheit zur Besprechung von Fortschritten, die der Einzelne zur Erlangung seiner Ziele gemacht hat und die Verstärkung von vorher vermittelten Inhalten durch spielerische Fragen, die auf großen Plakatkarton mit darunter versteckten Antworten geschrieben waren.

Eine Osteoporoseschulung kann auf unterschiedliche Art und Weise stattfinden. Eine randomisierte kontrollierte Studie, in der vor dem Besuch im hausarztbasierten Versorgungszentrum ein zehnminütiger Film über die Vorbeugung von Knochenverlust gezeigt wurde, machte deutlich, dass bedeutend mehr Betroffene, die diesen Film gesehen hatten, eine Kalzium- und Hormontherapie begannen als in der Kontrollgruppe, die zum routinemäßigen Arztbesuch ging.[13] Wichtig zu bemerken ist, dass sich heute viele Frauen aufgrund der Nebenwirkungen gegen eine Hormonersatztherapie entscheiden. Eine randomisierte kontrollierte Studie, die Frauen mit Hüftfrakturen während ihres Krankenhausaufenthalts darin schulte, ihrem Arzt Fragen zu stellen, zeigte, dass diejenigen, die an der Schulung teilgenommen hatten, bessere Chancen auf eine geeignete Therapie hatten als die Kontrollgruppe. Trotz der bekannten Beziehung zwischen Osteoporose und Hüftfrakturen werden Patientinnen mit einer Hüftfraktur häufig nicht ausreichend untersucht und erhalten daher keine adäquate Osteoporosebehandlung.[4]

Ein anderes wichtiges Gesundheitsthema ist die Harninkontinenz, von der 30 % bis 50 % der älteren Frauen betroffen sind. Hierbei ist die Verhaltenstherapie mit Unterstützung beim Toilettengang und einem Blasen- und Beckenbodentraining eine gängige Therapiemethode, die möglicherweise die Blasenfunktion verbessert. Den Patientinnen wird gezeigt, wie sie die physiologischen Reaktionen ihrer Harnblase und Beckenbodenmuskeln zur Wiederherstellung der Kontinenz kontrollieren können. Ein Viertel bis die Hälfte der Frauen erhält durch die Verhaltenstherapie die Kontrolle über die Blasenfunktion fast vollständig zurück. Somit kommt die Wirksamkeit dieser Methode einer medikamentösen Therapie gleich. Eine randomisierte kontrollierte Studie, bei der Frauen sechs Wochen lang geschult wurden, ihre Blase zu trainieren und nach individuell gestalteten Zeitplänen Wasser zu lassen, zeigte einen Rückgang von 50 % des unwillkürlichen Harnabgangs im Vergleich zu einem Rückgang von 15 % in der Kontrollgruppe, die keine Schulung erhalten hatte, jedoch ein Miktionstagebuch führte. Inkontinenz wird oft vom Hausarzt diagnostiziert, der sofort mit einer leichteren Verhaltenstherapie beginnen könnte.[23]

Neue Informationen gibt es auch zum Selbstmanagement für Frauen mit Reizdarmsyndrom, unter dem 10 % bis 17 % der Frauen in Industrieländern leiden. Heitkemper et al.[10] führten eine dreiarmige randomisierte kontrollierte Studie durch, die (1) aus einer umfangreichen Unterrichtseinheit mit acht Sitzungen und den Inhalten Edukation, Bestärkung, Ernährung, Entspannung und kognitive Verhaltenstherapie, (2) aus einer gekürzten Version in Form einer 90-minütigen Sitzung und (3) aus einer Kontrollgruppe mit normaler Versorgung bestand. Die umfangreiche Maßnahme beinhaltete Hausaufgaben, Verstärkung der Lerninhalte und das Üben von Aufgaben, wobei man mit den Themen begann, bei denen die Teilnehmerinnen erfolgreich sein konnten. Den Frauen wurde vermittelt, bei welchen Anzeichen und Symptomen sie einen Arzt aufsuchen sollten und wie sie Nahrungsmittel erkennen konnten, die mit ihren Symptomen in Zusammenhang standen. Sie wurden darin trainiert, sich durchsetzen zu können, soziale Fähigkeiten aufzubauen, sich kognitiv neu zu strukturieren, indem sie «automatische» Gedanken aufschrieben und versuchten, diese durch andere zu ersetzen. Die kognitive Verhaltenstherapie basiert auf der Annahme, dass die Symptome eines Reizdarmsyndroms zumindest zum Teil mit ungeeigneten Wahrnehmungen hinsichtlich von Empfindungen in der Magen-Darm-Region in Zusammenhang stehen. Verglichen mit der normalen Versorgung

Kasten 8-2: Lernziele zur Versorgung von Heimbeatmungspatienten.

1. Atemwege freihalten

Schulung zu den Themen:

- Tracheostomapflege, Absaugen, Tubuswechsel
- Infektionszeichen
- ausreichende Flüssigkeitszufuhr zum Erhalt von dünnflüssigem klarem Sekret
- Atemtherapie und verstärktes Abhusten
- Medikamentengabe: Bronchodilatatoren und Antibiotika

2. ausreichende Sauerstoffzufuhr und Beatmung aufrechterhalten

Schulung zu den Themen:

- richtiger Gebrauch und Pflege des Beatmungsgeräts
- Umgang mit Beatmungsbeutel
- Inhalation von Medikamenten über das Tracheostoma

3. Körperpflege, Muskelkraft und Bewegung

Schulung zu den Themen:

- Baden, Haare waschen, Rasieren
- Mundpflege
- Darmentleerung und Urinausscheidung
- Beweglichkeit, Kraft und Bewegungstraining

4. Prophylaxe von Irritationen, Infektionen und Hautschäden

Schulung zu den Themen:

- Drehen und Lagern des Patienten
- Transfer, Laufen
- Tracheostoma- und PEG-Versorgung*

5. Ernährung und Flüssigkeit

Schulung zu den Themen:

- Nahrungszufuhr
- PEG durchspülen, Pfropfen lösen
- Beurteilung des Flüssigkeitshaushalts
- Erkennen von und Umgang mit Durchfall und Obstipation

6. effektive Kooperation von Patient und Betreuer mit der häuslichen Versorgung aufrechterhalten

Schulung zu den Themen:

- Erkennen von Bewältigungsstrategien, die sich in früheren Erfahrungen als nützlich erwiesen haben
- Kommunikation
- Beratungsstellen, Netzwerke mit anderen
- Verfügbarkeit anderer Versorgungsmöglichkeiten

Aus Glass C, Grap MJ, Battle G: Preparing the patient and family for home mechanical ventilation. *Med Surg Nurs* 8:99–107, 1999.

* *PEG*: perkutane endoskopische Gastrostomie

litten die Frauen, die an dem umfangreichen Programm teilgenommen hatten, weniger an Magen-Darm-Symptomen und psychischen Problemen, sie mussten seltener ihre Tätigkeiten aufgrund von Symptomen unterbrechen und hatten eine höhere Lebensqualität. Die kurze 90-minütige Maßnahme zeigte hingegen keinerlei Wirkung. Wichtig zu bemerken ist hierbei, dass die Patientenedukation nur eine von mehreren psychosozialen Therapien war und dass praktische Übung, Kompetenztraining und die voraussichtliche Entwicklung von Selbstvertrauen eine große Bedeutung für die Kontrolle der Symptome hatten.

8.5
Fazit

Dieses Kapitel beschreibt Bereiche aus der Praxis der Patientenedukation, die sich gerade erst entwickeln und solche mit einer stabilen Forschungsgrundlage. Die Ergebnisse letzterer sollten in der Praxis weithin Anwendung finden.

Übungsfrage

Die Heimbeatmung entstand als Methode zur Behandlung der stabilen chronischen Ateminsuffizienz, und hierbei insbesondere der Ateminsuffizienz infolge einer neuromuskulären Erkrankung. Angehörige verbringen durchschnittlich elf Stunden täglich mit der Versorgung dieser Patienten. Sie sorgen für eine ausreichende Kalorienzufuhr, ein praktikables Schema zur Darmentleerung, reagieren auf Alarmsignale des Beatmungsgeräts, reinigen dieses, sind in der Lage, bei einem Geräteausfall notfallmäßig manuell zu reanimieren, sorgen für eine Aspirationsprophylaxe und verrichten viele andere Tätigkeiten. In **Kasten 8-2** werden Lernziele zur Versorgung von Heimbeatmungspatienten aufgeführt.[17] Beurteilen Sie diesen Lehrplan.

Literaturhinweise

1. Bondy LR and others: The effect of patient education on preoperative patient anxiety. *Regl Anesth Pain Med* 24:158–164, 1999.
2. Davis GC, White TL: Planning an osteoporosis education program for older adults in a residential setting. *J Gerontol Nurs* 26:16–23, 2000.
3. Done ML, Lee A: The use of a video to convey preanesthetic information to patients undergoing ambulatory surgery. *Anesth Analg* 87:531–536, 1998.
4. Gardner MJ and others: Interventions to improve osteoporosis treatment following hip fracture: A prospective randomized trial. *J Bone Joint Surg* 87:3–7, 2005.
5. Getty C, Perese E, Knaub S: Capacity for self-care of persons with mental illnesses living in community residences and the ability of their surrogate families to perform health care functions. *Issues Ment Health Nurs* 19:53–70, 1998.
6. Giraudet-LeQuintrec JS and others: Positive effect of patient education for hip surgery. *Clin Orthopaed Rel Res* 414:112–120, 2003.
7. Glass C, Grap MJ, Battle G: Preparing the patient and family for home mechanical ventilation. *Med Surg Nurs* 8:99–107, 1999.
8. Gray MJ, Elhai JD, Frueh BC: Enhancing patient satisfaction and increasing treatment compliance: patient education as a fundamental component of PTSD treatment. *Psychiatr Q* 75:321–332, 2004.
9. Hammond A, Freeman K: The long-term outcomes from a randomized controlled trial of an educational-behavioural joint protection programme for people with rheumatoid arthritis. *Clin Rehabil* 18:520–528, 2004.
10. Heitkemper MM and others: Self-management for women with irritable bowel syndrome. *Clin Gastroenterol Hepatol* 2:585–596, 2004.
11. Hering K, Harvan J, D'Angelo M, Jasinski D: The use of a computer website prior to scheduled surgery (a pilot study): Impact on patient information, acquisition, anxiety level, and overall satisfaction with anesthesia care. *AANA J* 73:29–33, 2005.
12. Knoerl D and others: Preoperative PCA teaching program to manage postoperative pain. *Med Surg Nurs* 8:25–33, 36, 1999.
13. Kulp JL, Rane S, Bachmann G: Impact of preventive osteoporosis education on patient behavior: Immediate and 3-month follow-up. *Menopause* 11:116–119, 2004.
14. Landsvert SS, Kane CR: Antonovsky's sense of coherence: theoretical basis of psychoeducation in schizophrenia. *Issues Ment Health Nurs* 19:419–431, 1998.
15. Lorig KR, Ritter PL, Laurent DD, Fries JF: Long-term randomized controlled trials of tailored-print and small-group arthritis self-management interventions. *Med Care* 42:346–354, 2004.
16. Lorig K and others: Arthritis self-management program variations: three studies. *Arthritis Care Res* 11:448–454, 1998.
17. McFarlane WR, Dixon L, Lukens E, Lucksted A: Family psychoeducation and schizophrenia: a review of the literature. *J Marital Fam Ther* 29:223–245, 2003.
18. McGregor AH, Rylands H, Owen A, Dore CJ, Hughes SPF: Does preoperative hip rehabilitation advice improve recovery and patient satisfaction? *J Arthroplasty* 19:464–468, 2004.

19. Niedermann K, Fransen J, Knols R, Uebelhart D: Gap between short- and long-term effects of patients education in rheumatoid arthritis patients: A systematic review. *Arthritis Care Res* 51:388–398, 2004.

20. Perry A and others: Randomised controlled trial of efficacy of teaching patients with bipolar disorder to identify early symptoms of relapse and obtain treatment. *BMJ* 318:149–153, 1999.

21. Reinares M and others: Impact of a psychoeducational family intervention on caregivers of stabilized bipolar patients. *Psychother Psychosom* 73:312–319, 2004.

22. Riemsma RP, Taal E, Kirwan JR, Rasker JJ: Systematic review of rheumatoid arthritis patient education. *Arthritis Care Res* 51:1045–1059, 2004.

23. Subak LL, Quesenberry CP, Posner SF, Cattolica E, Soghikian K: The effect of behavioral therapy on urinary incontinence: A randomized controlled trial. *Obstet Gynecol* 100:72–78, 2002.

24. Warsi A, LaVelley MP, Wang PS, Avorn J, Solomon DH: Arthritis self-management education programs. *Arthritis Rheum* 48:2207–2213, 2003.

25. Wholihan D: A patient education tool for patient-controlled analgesia. *Oncol Nurs Forum* 24:1801–1804, 1997.

26. Wong AL, Harker JO, Lau VP, Shatzel S, Port LH: Spanish arthritis empowerment program: A dissemination and effectiveness study. *Arthritis Care Res* 51:332–336, 2004.

9 Patientenedukation – Angebot, Gesundheitspolitik und neue Wege

Das letzte Kapitel dieses Buches widmet sich aktuellen Angeboten von Patientenedukation und damit in Zusammenhang stehenden relevanten politischen Themen. Abschnitt 9.3 schließlich zeigt mögliche neue Wege und Gebiete der Patientenedukation auf.

9.1 Angebote edukativer Maßnahmen

Die Patientenedukation ist heute als wesentlicher Praxisbestandteil der meisten medizinischen Berufe in Landesgesetzen, in verschiedenen Bestimmungen auf Bundes- oder Länderebene und in Zulassungskriterien definiert. Da sie bisher in der Regel keine Dienstleistung ist, deren Kosten rückerstattet werden und somit keine Gewinne einbringt, waren die Strukturen zur Vermittlung dieser Dienstleistung wohl über die Zeit hinweg mal mehr und mal weniger formal geregelt und sind heute möglicherweise weniger formalisiert als in den 1980er Jahren.

Für den Bereich der Diabetikerschulung analysierte Nettles[19] die Veränderungen, die hier über die Jahre hinweg stattfanden. Von 1950 bis 1970 wurden Diabetiker (vorwiegend mit Diabetes Typ I) im Krankenhaus behandelt. Da man davon ausging, dass sie lange Zeit dort bleiben müssen, wurden sie von Pflegekräften und Ernährungsberatern einzeln geschult und erhielten

so ausreichend Gelegenheit ihre Fähigkeiten zu üben. Gruppenschulungen waren selten und ambulante Programme standen nicht regulär zu Verfügung. Heute, wenn Patienten mit einem neu diagnostizierten Diabetes stationär aufgenommen werden, bleiben sie in der Regel nur kurz. Somit steht nur begrenzt Zeit für Anleitungen zur Verfügung. Die Patienten werden daher zu weiteren Edukationsmaßnahmen häufiger an ambulante Dienste überwiesen. Die Diabetesschulung beinhaltet heute auch Themen wie Begleiterkrankungen und Komplikationen der Zuckerkrankheit.

Das Gesundheitssystem der USA bietet heute immer noch bedeutende Managed-Care-Programme und individuelle Einzelschulungen an. Die gegenwärtige Situation schafft jedoch mehr positive Anreize, Patienten zum eigenständigen Umgang mit ihrer Erkrankung und zur Vermeidung der Inanspruchnahme von teuren institutionellen Dienstleistungen zu erziehen. Trotzdem ist unklar, wie viele Patienten, die einer adäquaten Schulung und Beratung bedürfen, diese auch wirklich erhalten. Offensichtlich existieren keine Daten über die Verfügbarkeit von Dienstleistungen auf dem Gebiet der Patientenedukation im Nicht-Klinik-Sektor der Gesundheitsindustrie.

Überhaupt liegen nur begrenzt Informationen über Dienstleistungen im Bereich der Patientenedukation vor. Die American Hospital Association berichtete 1999, dass 52 % der Krankenhäuser in den USA über ein Schulungszentrum für Patienten und 40 % über ein Gesundheitsinformationszentrum verfügen[1], wobei die Edukationsmaßnahmen wahrscheinlich eher in Einrichtungen angeboten werden, die nicht der staatlichen Kontrolle unterliegen und nicht auf Profit ausgerichtet sind. Es sind wohl die größeren oder städtischen Krankenhäuser und Netzwerke, die solche Schulungen durchführen.[20]

Zahlreiche Befragungen von Patienten hinsichtlich ihrer Krankenhauserfahrungen zeigen eine signifikante Unzufriedenheit mit den pädagogischen und unterstützenden Aspekten der Versorgung. Viele Patienten waren der Meinung, dass Krankenhäuser die Patienten nicht ausreichend emotional unterstützen, Ängste nicht genügend abbauen und sie auch nicht adäquat auf die Entlassung vorbereiten. Sie sahen eine verwirrende, teure, unverlässliche und häufig unpersönliche und zerstückelte Informationsaufteilung zwischen verschiedenen Mitarbeitern und Institutionen im Gesundheitssektor. Sie berichteten darüber, wie durchsetzungsfähig sie sein mussten, um Antworten zu erhalten, und über ihre Frustration in dem Versuch, ihre Versorgung unter vielen verschiedenen Spezialisten zu koordinieren. Etwa ein Drittel der Krankenhauspatienten gab an, dass ihnen nichts über die Warnsignale mitgeteilt worden war, auf die sie zuhause achten sollten, nichts über die Nebenwirkungen von Medikamenten, die sie einnehmen sollten oder dazu, wann sie erwartungsgemäß ihre normalen Aktivitäten wiederaufnehmen konnten. Zudem empfanden sie häufig, dass sie kein Mitspracherecht hinsichtlich ihrer Behandlung hatten und äußerten die Befürchtung, Informationen über ihre Krankheit oder Prognose würden vor ihnen zurückgehalten.[2]

Im Folgenden werden mehrere Initiativen vorgestellt, bei denen die Patientenedukation eine zentrale Rolle spielt:

- Einige Gesundheitseinrichtungen verfügen über Schulungszentren, die eine Umgebung zum Lernen, Üben und Demonstrieren von Fertigkeiten hinsichtlich des eigenständigen Umgangs mit bestimmten Tätigkeiten wie Blutdruck- und Pulsmessung, Selbstgabe von Insulin, Blutzuckerkontrolle, Stillen, Neugeborenenpflege, Versorgung eines Patienten in häuslicher Umgebung etc. bieten. Viele Zentren konzentrieren sich auch auf die Bestärkung der Selbstwirksamkeit von Patienten und Angehörigen hinsichtlich des Selbstmanagements von Gesundheit bzw. Krankheit. Eventuell werden die Kosten für eine solche Schulung von den Versicherungsgesellschaften übernommen.[10,16]

- Kliniken, die von Pflegefachkräften geführt werden und die Schulungsmaßnahmen zur Selbstversorgung anbieten, sind bei vielen Erkrankungen hilfreich. Lorig et al.[18] haben gezeigt, dass es möglich ist, Patienten mit unterschiedlichen chronischen Erkrankungen (Herz- oder Lungenerkrankung, Schlaganfall, Arthritis) gemeinsam in einer Gruppe zu unterrichten. Gängige Fähigkeiten, die dabei erlernt werden sollen, sind: das Erkennen und Reagieren auf Symptome, richtiger Umgang mit Medikamenten und Notfällen, gute Ernährung, das Einhalten von Diätplänen, ausreichende körperliche Betätigung, Entspannungstechniken, effektive Interaktion mit medizinischen Einrichtungen, Umgang mit zwischenmenschlichen Beziehungen, mit Umstellungen im Beruf und psychischen Reaktionen auf die Krankheit (Depressionen).

- Neue Berufsbilder wie «Fachkräfte zur Schulung und Beratung von Nierenkranken» entstehen, um Patienten entsprechend ihrer Krankheitsphase geeignete Schulungsmaßnahmen anzubieten, Behandlungsmöglichkeiten aufzuzeigen und auf Stellen hinzuweisen, die diese Behandlungen anbieten. Beispielsweise setzte eine Klinik in Zentral-Missouri auf einen Berater für Dialysepatienten, da sie mit 280 neuen Nierenpatienten aus sechs Krankenhäusern in der Umgebung plus Privatpraxen konfrontiert war. Dieser sollte die Patienten zu den Behandlungsmodalitäten beraten und sie in zehn ihrer eigenen plus andere Dialyseeinrichtungen aufteilen. Die Rolle eines solchen Beraters umfasst die Kontaktierung und Einschätzung neuer Nierenpatienten und ihrer Angehörigen sowie das Angebot von Einzelunterricht, Unterricht in Kleingruppen über das Endstadium der Nierenkrankheit und die neutrale Vermittlung von Behandlungsmöglichkeiten. Der Schwerpunkt liegt nicht nur auf technischen Aspekten, sondern auch auf den Vor- und Nachteilen der Lebensweise des Einzelnen, auf seiner medizinischen Vorgeschichte und seinen Bedürfnissen. Die Schulungen dauern in der Regel dreißig bis neunzig Minuten pro Sitzung. Auch das Dialyse- und Transplantationspersonal kann sich an den Berater wenden, wenn Patienten hinsichtlich einer Behandlungsänderung Schulungsbedarf haben.[5]

- Manchmal bieten Fachkräfte in derartigen Funktionen sowohl Patientenschulungen, klinische Empfehlungen für Allgemeinmediziner und Pflegepersonal als auch direkte klinische Unterstützung für Patienten an (häufig als Liaisondienst bezeichnet). Mit dem Einsatz einer solchen Fachkraft wurden in armen Bevölkerungsschichten außerplanmäßige Versorgungsmaßnahmen bei akutem Asthma verringert. Damit wurden bessere Ergebnisse erzielt als in der Kontrollgruppe, obwohl auch diese edukative Unterstützung erhielt, was generell schon die Situation verbessert.[11] In einer ähnlichen Funktion schlugen speziell für Patienten mit Asthma geschulte Pflegekräfte, die sowohl mit Gesundheitseinrichtungen als auch mit dort häufig anwesenden Patienten zusammenarbeiteten, Hausärzten eine mögliche Vereinfachung oder Verbesserung der Therapie vor. Sie boten Asthmaschulungen an, die dem Bildungsniveau, der Motivation und den kulturellen Überzeugungen der Patienten angemessen waren, gaben psychosoziale Unterstützung und ermittelten den Bedarf an professioneller Beratung. Sie entwickelten individuelle Pläne zum Selbstmanagement, vereinfachten die Entlassungsplanung, boten ambulante Kontakte über Telefon, Hausbesuche und Zusammentreffen mit dem Hausarzt an, falls dies erforderlich war. In dieser randomisierten kontrollierten Studie wurden teure Krankenhausaufenthalte um 54 % verringert (gegenüber 42 % in der Kontrollgruppe).[6]

Andere Krankenhaus- oder Gemeindestrukturen können ebenfalls zur Schulung und Beratung von Patienten genutzt werden. Manchmal ist es das Krankenhauspflegepersonal, das die Patienten der Abteilung instruiert und berät, manchmal sind es gebührenfreie TV-Schulungsprogramme, Fachbücher mit Patienteneduktionsplänen, die in jeder Abteilung verfügbar sind, ein interdisziplinäres Komitee zur Schulung von Patient und Familie oder eine Internetseite mit Schulungsmaterialien für Patienten mit geringer Lesefähigkeit.[7] Ein anderes Beispiel ist eine nachbarschaftliche Vereinigung, die eine Förder- und Schulungskampagne für Asthmatiker ins Leben rief, um Anwohner an der Planung und Umsetzung von Asthmamanagementgruppen zu beteiligen und Eltern und Kinder mit Asthma sozial zu unterstützen. Obwohl bei denjenigen, die regelmäßig teilnahmen, die Notwendigkeit für eine akute Asthmaversorgung deutlich nachließ, fand nur bei 19 % der Interventionsgruppe eine ebenso effektive Interaktion mit den Organisatoren des Programms statt.[9]

In anderen Fällen schlossen sich etablierte Gesundheitseinrichtungen mit spezialisierten Schulungszentren zusammen. So hat beispielsweise eine Managed-Care-Organisation Diabetesschulungen an ein freies kommunales Zentrum für Diabetes-Management abgegeben, welches von praktizierenden zertifizierten Diabetesberatern geführt wird, die Patienten hinsichtlich ihrer Behandlung umfassend beraten und schulen. Es zeigte sich, dass Hausärzte in Managed-Care-Organisationen meistens keine Zeit haben, Patienten zum Selbstmanagement ihrer Erkrankung zu führen. Das spezialisierte Schulungszentrum erreichte einen Rückgang der Krankenhausaufenthalte um 72 %, von Besuchen in Notambulanzen um 71 % und von Fehltagen am Arbeitsplatz um 63 %.[12] In den 1990er-Jahren gründete die Provinz Quebec mehr als 100 Schulungszentren für Patienten mit Asthma. Da nur ein geringer Anteil der Patienten an diese Zentren vermittelt wurde, bot ein Krankenhaus, das eine hohe Anzahl an asthmabedingten Notambulanzbesuchen zu verzeichnen hatte, eine kurze Unterrichtseinheit zum richtigen Gebrauch von Dosieraerosolen sowie zum Umgang mit Behandlungsplänen an. Dann überwies es diese Patienten automatisch an ein Schulungszentrum für Asthmatiker. In nur vier Monaten verzehnfachte sich die Anzahl der Patienten, die zu einer offiziellen Asthmaschulung überwiesen wurden und die Besuche in Notambulanzen gingen zurück.[22]

9.2
Wichtige politische Themen

Politische Entscheidungen darüber, wer Patienten schulen sollte und ob dafür – und wenn ja, wie – bezahlt wird, haben eine große Bedeutung. Ein 1990 in den USA verabschiedetes Bundesgesetz und nachfolgende Landesgesetze fordern von Apothekern die Patientenberatung zu verschreibungspflichtigen Medikamenten. Eine kürzlich durchgeführte Studie von 306 Apotheken in acht Staaten zeigte, dass als Patienten agierende geschulte Käufer sehr unterschiedlich beraten wurden. Die Häufigkeit der Beratung stieg mit der Zunahme staatlicher Regelungen von 40 % auf 94 % an. Wie viel in den Apotheken zu tun war und wie lange das Training zur Patientenberatung zurücklag, sagte ebenfalls etwas darüber aus, wie viel Beratung stattfand. Einige Staaten bestehen darauf, dass alle Patienten vom Apotheker selbst in einem persönlichen Gespräch beraten werden. Andere wiederum fordern nur ein «Angebot zur Beratung», wobei diese dann von lizensierten oder nicht lizensierten Mitarbeitern durchgeführt werden kann. In dieser Studie erhielten 47 % aller Käufer beim Vorlegen von drei Rezepten nie Informationen hinsichtlich der Einnahme oraler Medikamente vom Apothekenpersonal.[23]

Lange Zeit galt die fehlende Kostenübernahme von Patientenschulungsmaßnahmen durch die Versicherungen als Barriere dafür, dass sie überhaupt angeboten werden. Dienstleistungen zur Fehlerminimierung, wie sie in von Pflegekräften geführten Antikoagulationskliniken angeboten werden, oder Patientenberatung durch Einzelhandelsapotheker werden vielfach nicht rückerstattet, wohingegen für eine nicht sichere Versorgung bezahlt wird und Ärzte sowie Krankenhäuser zusätzliche Dienstleistungen für durch ihre Fehler verletzte Patienten abrechnen

können.[17] In über dreißig Bundesstaaten gelten mittlerweile Regelungen zur Kostenübernahme von Diabetesschulungen und erforderlichem Zubehör sowie zur Medicare-Kostenrückerstattung für edukative Dienstleistungen außerhalb von Krankenhäusern und für Zubehör zur Blutzuckerkontrolle.[12] Jährlich werden schätzungsweise etwa US$ 28 bis US$ 49 Millionen Kosten für Schulungsmaßnahmen, die von Pflegekräften einer großen ärztlichen Gemeinschaftspraxis und dazugehörigen Krankenhäusern durchgeführt werden, nicht zurückerstattet. Und doch glaubt man, dass Patientenedukation wichtig ist.[25] Einschätzungen darüber, wie intensiv und wie lange Patientenschulungen für verschiedene Gruppen durchgeführt werden sollten – um damit auch eine Aussage über die Kosten machen zu können – sind im Allgemeinen nicht verfügbar. Die von Brown et al.[4] durchgeführte Studie über Diabetesschulungen für arme mexikanischstämmige US-Amerikaner mit sehr hohem Blutzuckerspiegel zeigte einen eindeutigen «Dosiseffekt», denn entscheidend für eine eindeutige Verbesserung der Stoffwechsellage war die Teilnahme an mehreren Sitzungen. Typische Edukationsprogramme für Diabetiker variieren zwischen vier und 15 Stunden über zwei bis drei Monate und kosten zwischen US$ 95 und US$ 125 pro Unterrichtsstunde. Gruppenschulungen sind etwas kostengünstiger. Effektiv war in der von Brown et al.[4] durchgeführten Studie eine edukative Maßnahme, die über ein Jahr hinweg stattfand und 52 Stunden umfasste. Die Ausgaben wurden durch das Angebot von Gruppenschulungen in kostenlosen Einrichtungen der Gemeinde reduziert.

Im Allgemeinen ist die Wirkung von Medikamenten eher anerkannt als die von Patientenschulungen und deshalb werden die Kosten für Medikamente auch eher zurückerstattet. Es hat sich gezeigt, dass Maßnahmen, die von Pflegefachkräften ambulant durchgeführt werden und wozu auch Gruppenschulungen zu Asthma bei Kindern zählen, kostengünstiger sind als die Versorgung durch einen Kinderarzt. Diese stellvertretenden Leistungen bieten eine kosteneffiziente Möglichkeit, um Ergebnisse zu erreichen, die mithilfe der Patientenschulung möglich sind und die ebenfalls zu den schon oft demonstrier-

Kasten 9-1: Leitlinien zur Patientenberatung nach den Theorien zur Verhaltensänderung.

1. Kognition und Modelle der Informationsverarbeitung

- Beurteilen Sie, inwieweit der Patient schon über die Probleme nachgedacht hat und wie viele Informationen er zu diesem Thema bereits erhalten hat.
- Geben Sie ihm Informationen, die auf seiner früheren Erfahrung mit Verhaltensänderung basieren.
- Vermitteln Sie zuerst wichtige Informationen.
- Vermitteln Sie sowohl sensorische als auch prozedurale Informationen.
- Stellen Sie schriftliche Informationen zur Verfügung, die dem Bildungsniveau des Patienten entsprechen.
- Kontrollieren Sie, ob der Patient die Informationen versteht und gleichen Sie diese an vorhergehende Schemata an.

2. Health-Belief-Modell

- Beurteilen Sie die vom Patienten wahrgenommene Anfälligkeit und Schwere des Gesundheits- bzw. Krankheitszustands und richten Sie die zu vermittelnde Botschaft nach diesen Wahrnehmungen aus.
- Decken Sie wahrgenommene Barrieren bezüglich der in Frage stehenden Verhaltensänderungen auf und diskutieren Sie, wie diese Barrieren überwunden werden können.
- Beurteilen Sie wahrgenommene Vorteile einer Verhaltensänderung und bauen Sie diese als Verhaltensverstärker ein.

3. Theory of Reasoned Action

- Erfassen Sie, ob der Patient glaubt, Familie und Freunde billigten sein Verhalten.
- Stellen Sie den sozialen Druck hinsichtlich einer Verhaltensänderung heraus, wenn er existiert.
- Zeigen Sie Beispiele von Menschen in einer ähnlichen Situation auf, die ihr Verhalten derzeit ändern.
- Führen Sie bestimmte Verhaltensbeispiele auf, um die Verhaltensabsichten einzuschätzen.

4. Sozial-kognitive Theorie

- Verbessern Sie die Selbstwirksamkeit hinsichtlich des Verhaltens.
- Bieten Sie dem Patienten Gelegenheiten, die erforderlichen Kompetenzen zu erlangen.
- Demonstrieren Sie das Zielverhalten oder bieten Sie Modelle, die dieses Verhalten zeigen.
- Lassen Sie das Verhalten üben und geben Sie Rückmeldung.
- Sprechen Sie frühere Fehlversuche an und ergründen Sie individuelle und umgebungsbedingte Faktoren, die zu diesen erfolglosen Versuchen beigetragen haben.
- Erkunden Sie Erfolge bei früheren Verhaltensänderungen und verwendeten Techniken, die in der jetzigen Situation auch hilfreich sein können.
- Verbessern Sie die Erfolgserwartungen an die Verhaltensänderung.
- Informieren Sie den Patienten über die Wirksamkeit des veränderten Verhaltens.
- Arrangieren Sie Treffen mit anderen Menschen in ähnlichen Situationen, die Erfahrungen mit dem veränderten Verhalten haben und die Effektivität bekräftigen.

5. Verhaltensänderung

- Stellen Sie fest, ob Defizite hinsichtlich der Fähigkeiten bestehen.
- Schulen Sie den Patienten in den erforderlichen Fähigkeiten, um eine Verhaltensänderung zu bewirken.

Kasten 9-1: (Fortsetzung).

- Belohnen Sie gesundheitsförderndes Verhalten (positive Verstärker).
- «Strafen» Sie gesundheitsschädigendes Verhalten (negative Verstärker).
- Verständigen Sie sich auf einzusetzende positive Verstärker bei Verhaltensänderung.
- Verständigen Sie sich auf einzusetzende negative Verstärker bei nicht eintretender Verhaltensänderung.
- Verstärken Sie das Verhalten durch Fragen nach dem Handlungsvollzug.

6. Selbstmanagement

- Zeigen Sie dem Patienten auf, wie er sein eigenes Verhalten kontrollieren kann.
- Helfen Sie ihm, bewusst auf innere Signale zu achten, die das Verhalten anzeigen, welches verändert werden soll.
- Entscheiden Sie über alternative Verhaltensweisen, die sich der Patient aneignen kann.
- Erkennen Sie mit dem Patienten gemeinsam äußere Signale für das Verhalten.
- Zeigen Sie dem Patienten auf, wie er äußere Signale einsetzen kann, um geeignete Verhaltensweisen oder Strategien zu verstärken und so die Wahrscheinlichkeit für ungeeignetes Verhalten zu verringern.

7. Theorien über zwischenmenschliche Kontakte und soziale Unterstützung

- Zeigen Sie Einfühlungsvermögen dafür, wie schwierig eine Verhaltensänderung ist.
- Bieten Sie einen privaten Raum, in dem Anleitungen wiederholt und geklärt werden können und beurteilen Sie Widerstände gegen die Veränderung.
- Planen Sie Verlaufskontrollen zur Bewertung des Fortschritts und bieten Sie aktiv Unterstützung während des Veränderungsprozesses.
- Beziehen Sie die Familie in den Veränderungsprozess ein.
- Sprechen Sie die gesamte Familie an, um von allen Mitgliedern Unterstützung zu erhalten.

8. Transtheoretisches Modell

- Beurteilen Sie das Stadium der Veränderung, in dem sich der Patient gegenwärtig befindet. Verändert er sein Verhalten oder hat er über mögliche Veränderungen zur Verbesserung seines Gesundheitszustands nachgedacht? Verwenden Sie motivierende Gesprächstechniken (Ausdruck von Empathie, Angebot von Alternativen) und vermeiden Sie Auseinandersetzungen.
- Menschen im Absichtslosigkeitsstadium sollten dafür sensibilisiert werden, welche Folgen es hat, wenn sie ihr Verhalten nicht ändern. Sie sollten Gelegenheit erhalten, Gefühle hinsichtlich ihres Zustands mitzuteilen und darüber zu sprechen, inwieweit ihr Verhalten die Familie betrifft.
- Menschen im Absichtsbildungsstadium sollten darin geschult werden, ihre Motivation hinsichtlich einer Verhaltensänderung häufig zu überprüfen und ihre Ambivalenz bzw. die Gründe dafür zu erforschen. Warum glauben sie, eine Verhaltensänderung wäre gut für sie?
- Menschen im Vorbereitungsstadium sollten ihren Einsatz für eine Verhaltensänderung sich selbst und ihren Angehörigen gegenüber verbalisieren.
- Menschen im Handlungs- und im Aufrechterhaltungsstadium sollten mit Ihnen zusammenarbeiten, um Belohnungen für ein geeignetes Verhalten und Techniken zum Umgang mit Stress festzulegen und um unterstützende Beziehungen aufzubauen.

Aus Elder JP, Ayala GX, Harris S: Theories and intervention approaches to health-behavior change in primary care. *Am J Prev Med* 17:275–284, 1999.

ten Einsparungen hinsichtlich Krankenhausaufenthalten und Notambulanzbesuchen führen.[15]

9.3
Neue Wege in der Patientenedukation

Bei den meisten Patientenschulungen ist es erforderlich bekannte Methoden heranzuziehen, die zu einer Änderung des Gesundheitsverhaltens führen. Mehrere Modelle stehen hierfür zur Verfügung. Klare Richtlinien zu ihrer Anwendung sind in **Kasten 9-1** aufgeführt.[18] Die meisten von ihnen wurden schon in den vergangenen Kapiteln besprochen.

Ganz eindeutig ist die Entwicklung von Selbstmanagementfähigkeiten der Bereich innerhalb der Patientenedukation, der sich am schnellsten entwickelt und sowohl die ökonomische Situation als auch die theoretische Betrachtungsweise verändert.

- Patienten führen heute immer mehr Tests eigenständig durch. **Abbildung 9-1** zeigt ein Beispiel für einen Chlamydien-Selbsttest mit kurzen Informationen dazu, wie die Probe aus der Vagina entnommen wird. Als Anleitung dient nur eine Informationsbroschüre.[21]

- In einer Pilotstudie berichten onkologische Patienten und Teilnehmer klinischer Studien direkt über ein internetbasiertes Patienteninformationssystem über die Toxizität ihrer Behandlung. Da die Patienten unter Nebenwirkungen leiden, ändern sich ihre Bedürfnisse hinsichtlich Therapieanpassung, unterstützender Pflege und Schulung häufig.

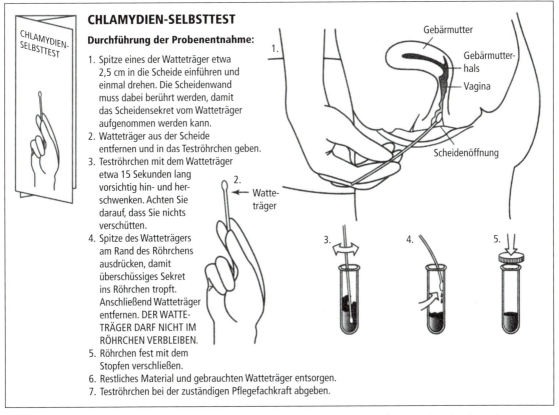

CHLAMYDIEN-SELBSTTEST

Durchführung der Probenentnahme:

1. Spitze eines der Watteträger etwa 2,5 cm in die Scheide einführen und einmal drehen. Die Scheidenwand muss dabei berührt werden, damit das Scheidensekret vom Watteträger aufgenommen werden kann.
2. Watteträger aus der Scheide entfernen und in das Teströhrchen geben.
3. Teströhrchen mit dem Watteträger etwa 15 Sekunden lang vorsichtig hin- und herschwenken. Achten Sie darauf, dass Sie nichts verschütten.
4. Spitze des Watteträgers am Rand des Röhrchens ausdrücken, damit überschüssiges Sekret ins Röhrchen tropft. Anschließend Watteträger entfernen. DER WATTETRÄGER DARF NICHT IM RÖHRCHEN VERBLEIBEN.
5. Röhrchen fest mit dem Stopfen verschließen.
6. Restliches Material und gebrauchten Watteträger entsorgen.
7. Teströhrchen bei der zuständigen Pflegefachkraft abgeben.

Gebärmutter
Gebärmutterhals
Vagina
Scheidenöffnung
Watteträger

Abbildung 9-1: In dieser Studie verwendete Anleitungsbroschüre zur selbständigen Probenentnahme für eine Polymerase-Kettenreaktion.

Regelmäßige Patientenberichte, die vom medizinischen Personal gelesen werden, machen es möglich, rechtzeitig zu reagieren. Bis dahin galten Patienten als nicht in der Lage, sofort über ihre Symptome zu berichten. Nun entstand ein Modell, in dem Patientenerfahrungen von medizinischen Einrichtungen eruiert, gefiltert und erfasst wurden.[3]

■ Eine neue Art Informationsbroschüre zum Thema chronische Arthritis wird von den Betroffenen selbst erstellt und beinhaltet Krankheitsberichte von Patienten mit drei verschiedenen Formen von Arthritis. Die Broschüre zieht das Wissen von Patienten heran, die sich trotz ihres Gesundheitszustands gut fühlen. Die aufschlussreichen Berichte geben Erfahrungen wieder, setzen auf Reflexion, sind ein-

prägsam, fördern Empathie und geben dem Leben mit der Krankheit einen Sinn. Das Lesen über die Gefühle anderer kann einem Menschen «erlauben», die gleichen Gefühle zu haben und denjenigen, denen soziale Unterstützung fehlt, ein Gefühl von Rückhalt vermitteln. Der staatliche Gesundheitsdienst Großbritanniens definiert fachkundige Patienten als «Menschen, die mit einem langfristigen Gesundheitsproblem leben und in der Lage sind, ihre Gesundheit besser zu kontrollieren, indem sie ihren Zustand verstehen, damit umgehen können und so eine bessere Lebensqualität erhalten.»[24]

■ Vorsorgeuntersuchungen gelten als nützliche Maßnahmen zur Vorbeugung und Früherkennung von Krankheiten. Alle Menschen,

Tabelle 9-1: Vorlage zur Entscheidungsfindung hinsichtlich verschiedener Behandlungsmöglichkeiten.

Parameter	Schlüsselfragen des Patienten	vermittelte Informationen
berichteter klinischer Zustand	Was sind die Merkmale meiner Diagnose/Erkrankung/Störung?	Details klinisch wichtiger Untergruppen
Entscheidungssituation des Patienten	Welche verschiedenen Möglichkeiten gibt es, um diese Störung/Erkrankung zu behandeln?	verschiedene chirurgische Eingriffe, medizinische Behandlungen, Watchful Waiting (beobachtendes Zuwarten), ergänzende Behandlungen
für jede Behandlungsoption:		
Behandlungsprozesse	Was ist das für eine Behandlung? Wie viel Zeit nimmt sie in Anspruch? Was muss ich für diese Behandlung tun?	Verfahren und Dauer der Behandlung, Art der Patientenbeteiligung
Ergebnisse und Wahrscheinlichkeiten	Wie sehen die Chancen auf Besserung für die nächsten x Tage/Wochen/Monate/Jahre oder für mein restliches Leben aus?	Zahlen hinsichtlich verschiedener Ergebnisse über unterschiedlich lange Zeiträume, absolute Zahlen hinsichtlich eines verbesserten Gesundheitszustands, Häufigkeit eines verbesserten Gesundheitszustands
	Welche Nebenwirkungen oder Unverträglichkeiten können auftreten und wie hoch ist die Wahrscheinlichkeit, dass sie auftreten?	Häufigkeit verschiedener Nebenwirkungen
Abwägung der Werte	Welche Beziehung besteht zwischen Lebenslänge und Lebensqualität? Wenn die Länge des Lebens nicht betroffen ist, welche Unpässlichkeiten, Kosten, Nebenwirkungen etc. muss ich in Kauf nehmen, um Vorteile wie z. B. eine Linderung von Symptomen zu erhalten? Wo erhalte ich Erfahrungsberichte von anderen Patienten?	Material zur Klärung der Werte

Aus Holmes-Rovner M et al.: Patient choice modules for summaries of clinical effectiveness: A proposal. *Br Med J* 322:664–667, 2001. Mit Genehmigung der BMJ Publishing Group.

die von einer solchen Krankheit betroffen sein könnten, sollten an einer solchen Untersuchung teilnehmen. Die Vorteile werden immer wieder herausgestellt, obwohl einige Menschen unvermeidlicherweise auch Schaden nehmen. Großbritannien vertritt nun eine Politik, die von Gesundheitsdienstleistern die Zusage verlangt, dass Menschen eine individuelle informierte Entscheidung darüber fällen, ob sie an einer Vorsorgeuntersuchung teilnehmen möchten oder nicht – ein Wechsel von einer vorwiegend utilitaristischen hin zu einer liberalen Philosophie.[14] Tatsächlich wird die evidenzbasierte Patien-

tenentscheidung als Angebot forschungsbasierter Informationen an die Patienten und als Gelegenheit, Entscheidungen über ihre Behandlung und Versorgung zu beeinflussen, definiert. Die **Tabellen 9-1** und **9-2** zeigen Vorlagen zur Entscheidungsfindung für alternative Behandlungsmöglichkeiten und Vorsorgeuntersuchungen. Es wird weitgehend angenommen, dass die klinische Begegnung von einem paternalistischen zu einem partnerschaftlichen Stil übergegangen ist, der von den Patienten verlangt, gut informiert und in der Lage zu sein, eigene Entscheidungen zu treffen.[13]

Tabelle 9-2: Vorlage zur Entscheidungsfindung hinsichtlich verschiedener Vorsorgeuntersuchungen.

Parameter	Schlüsselfragen des Patienten	vermittelte Informationen
klinischer Zustand, der verhindert werden soll	Was sind die Merkmale dieser Diagnose/Erkrankung/Störung?	erwartete Krankheitshäufigkeit in 1, 5, 10 und 20 Jahren bei nicht behandelten Patienten Identifikation klinisch relevanter Risikountergruppen Wahrscheinlichkeit wichtiger patientenorientierter Ergebnisse (Vor- und Nachteile) infolge einer unbehandelten Krankheit
Entscheidungssituation des Patienten	Welche verschiedenen Möglichkeiten gibt es, um diese Krankheit/Störung zu erkennen oder zu verhindern?	verschiedene Vorsorgeuntersuchungen, Watchful Waiting (beobachtendes Zuwarten), medizinische Präventionsmaßnahmen und präventive Änderung der Lebensweise
Effektivität der Behandlung einer bei der Vorsorgeuntersuchung entdeckten Krankheit oder Störung	Wie effektiv ist die nachfolgende Behandlung, wenn die Krankheit/Störung bei einer Vorsorgeuntersuchung festgestellt wurde?	Wahrscheinlichkeit von wichtigen patientenorientierten Vor- und Nachteilen im Vergleich zum Anteil der nicht untersuchten Bevölkerung absolute Risikominimierung relative Risikominimierung
Vor- und Nachteile verschiedener Vorsorgeuntersuchungen	Welche Nebenwirkungen hat die Untersuchung?	Häufigkeit von Nebenwirkungen
	Wie genau ist die Untersuchung?	Häufigkeit von falsch-positiven und negativen Ergebnissen
	Was passiert nach der Untersuchung?	Verlaufskontrollen
Abwägung der Werte	Bin ich bereit, mich zu diesem Zeitpunkt einer Vorsorgeuntersuchung zu unterziehen, die eventuell Ängste auslöst, um eine in der Zukunft auftretende Krankheit zu vermeiden? Welche Auswirkungen hat diese Untersuchung auf meine Familie und meinen Beruf?	Material zur Klärung der Werte

Aus Holmes-Rovner M et al.: Patient choice modules for summaries of clinical effectiveness: A proposal. *Br Med J* 322:664–667, 2001. Mit Genehmigung der BMJ Publishing Group.

9.4
Fazit

Obwohl es eine ganze Reihe von innovativen Angeboten zur Patientenedukation gibt, sind diese
nicht umfassend genug oder werden finanziell
nicht hinreichend von der Politik unterstützt,
um überhaupt annähernd ausreichend verfügbar zu sein. Eine starke Bewegung hin zu einem
Selbstmanagement von Krankheit ist offensichtlich.

Literaturhinweise

1. American Hospital Association: *Hospital statistics.*
   Chicago, 1999, The Association.
2. American Hospital Association, Picker Institute: Eye
   on patients: Excerpts from a report on patients' con-
   cerns and experiences about the health care system.
   J Health Care Finance 2:2–11, 1997.
3. Basch E and others: Patient online self-reporting of
   toxicity symptoms during chemotherapy. *J Clin Oncol* 23:3552–3561, 2005.
4. Brown S and others: Dosage effects of diabetes self-
   management education for Mexican-Americans.
   Diabetes Care 28:527–532, 2005.
5. Campbell A: Improvement of patient care through a
   collaborative approach to patient education and tri-
   age. *AdvRenal Replac Ther* 6:347–350, 1999.
6. Castro M and others: Asthma intervention program
   prevents readmissions in high healthcare users. *Am
   J Respir Crit Care Med* 168:1095–1099, 2003.
7. Duffy ML: Designing a comprehensive hospital-wide
   patient education program. *Adv Renal Replac Ther*
   6:289–293, 1999.
8. Elder JP, Ayala GX, Harris S: Theories and intervention approaches to health-behavior change in primary care. *Am J Prev Med* 17:275–284, 1999.
9. Fisher ED and others: Community organization to
   reduce the need for acute care for asthma among African American children in low-income neighbor-
   hoods: The Neighborhood Asthma Coalition. *Pediatrics* 114:116–123, 2004.
10. Goldstein NL and others: Comparison of two tea-
    ching strategies. *Clin Nurs Res* 5:150–166, 1996.
11. Griffiths S and others: Specialist nurse intervention
    to reduce unscheduled asthma care in a deprived
    multiethnic area: The east London randomised con-
    trolled trial for high risk asthma (ELECTRA). *BMJ*
    328:144–147, 2004.
12. Hendricks LE, Hendricks RT: Making a case for the
    CDE's role in outsourcing diabetes services to a free-
    standing outpatient diabetes disease state manage-
    ment center. *Diabetes Educ* 25:766–773, 1999.
13. Holmes-Rovner M and others: Patient choice mo-
    dules for summaries of clinical effectiveness: A pro-
    posal. *BMJ* 322:664–667, 2001.
14. Jepson RG, Hewison J, Thompson AGH, Weller D:
    How should we measure informed choice? The case
    of cancer screening. *J Med Ethics* 31:192–196, 2005.
15. Kamps AWA and others: Impact of nurse-led outpa-
    tient management of children with asthma on health-
    care resource utilisation and costs. *Eur Respir J*
    23:304–309, 2004.
16. Kantz B and others: Developing patient and family
    education services. *J Nurs Adm* 28:11–18, 1998.
17. Leape LL, Berwick DM: Five years after To Err Is Hu-
    man: What have we learned? *JAMA* 293:2384–2390,
    2005.
18. Lorig KR and others: Evidence suggesting that a
    chronic disease self-management program can im-
    prove health status while reducing hospitalization.
    Med Care 37:5–14, 1999.
19. Nettles AT: Patient education in the hospital. *Diabetes
    Spectrum* 18:44–48, 2005.
20. Olden PC, Clement DG: The prevalence of hospital
    health promotion and disease prevention services:
    Good news, bad news and policy implications. *Mil-
    bank Q* 78:115–146, 2000.
21. Polaneczky M and others: Use of self-collected vagi-
    nal specimens for detection of *Chlamydia trachoma-
    tis* infection. *Obstet Gynecol* 91:375–378, 1998.
22. Robichaud P and others: Evaluation of a program ai-
    med at increasing referrals for asthma education of
    patients consulting at the emergency department for
    acute care. *Chest* 126:1495–1501, 2004.
23. Svarstad BL, Bultman DC, Mount JK: Patient coun-
    seling provided in community pharmacies: Effects of
    state regulation, pharmacist age, and busyness. *J Am
    Pharm Assoc* 44:22–29, 2004.
24. Swift TL, Dieppe PA: Using expert patients' narratives
    as an educational resource. *Patient Educ Couns* 57:
    115–121, 2005.
25. Williams AR and others: Estimation of unreimbur-
    sed patient education costs at a large group practice. *J
    Contin Educ Health Prof* 24:12–19, 2004.

10 Anhänge

A Mögliche Antworten auf Übungsfragen

Kapitel 1:
Praxis der Patientenedukation: Überblick, Motivation und Lernen

1. Für medizinische Einrichtungen bedeutet dies, dass sie sich darum bemühen müssen, dem Patienten gesundheitliche Belange verständlich zu machen, damit dieser besser für seine eigene Gesundheit sorgen kann.

2. Wichtig sowohl für a) als auch für b) ist die Demonstration von Lernbereitschaft.
   a) Ihre Fragen sollten ermitteln, wie viel die Frauen über Brustkrebs wissen, wie sie gefühlsmäßig dazu stehen und was sie über Krankheitsprävention im Allgemeinen, über die Selbstuntersuchung der Brust und über die Bedeutung eines möglichen positiven Befunds denken. Einige Frauen sind eventuell schon in der Brustselbstuntersuchung geschult worden und führen sie zum Teil bereits richtig durch.
   b) Einige Ihrer Fragen sollten den Behinderungsgrad des Jungen ermitteln. Kann er Sprache verstehen und wenn ja, welche Worte? Wie gut kann er greifen und seine Arme bewegen? Andere Fragen beschäftigen sich mit der Unabhängigkeit des Jungen und damit, ob seine Betreuerin bei dem Trainingsprogramm kooperieren wird. Will jeder in der Familie (auch der Junge selbst), dass das Kind selbstständig wird? Kann die Be-

treuerin schon ein Trainingsprogramm durchführen? Kann sie das Verhalten des Jungen hinsichtlich seiner Fortschritte Richtung Ziel richtig interpretieren?

3. Diese Ergebnisse sollten Sie nicht überraschen. Sie sind das, was Sie aufgrund der Lerntheorien erwarten können, vorausgesetzt, dass diese verstanden wurden. Hier zum Einsatz kommende Lernprinzipien sind: (1) Praxis verbessert das Erinnerungsvermögen, (2) direktes Üben ist effektiver als eine abstrakte Besprechung und (3) erfolgreiche Erfahrung und Feedback erhöhen die Selbstwirksamkeit hinsichtlich der Bewältigung dieser Aufgabe.

4. Behavioristische Ansätze:
   a) Ausgangssituation ermitteln
   b) Rollenmodelle
   c) Verstärker aufbauen. Es wäre jedoch sinnvoll zu wissen, ob die Belohnung in Form von Geld für Spielzeug das Verhalten des Kindes stärkt.
   d) Verhalten formen (Shaping)
   e) zufällige Verstärker

Kapitel 2:
Edukative Ziele und Anleitung

1. Nein, das Ergebnis ist nicht verwunderlich, da die edukativen Ziele hinsichtlich der Patientenentlassung beinhalten, die Wunde auf

Komplikationshinweise beobachten zu können, was wiederum die Fähigkeit voraussetzt, derartige Symptome und Zeichen zu erkennen.

2. Die Pflegekraft kann der Mutter vorschlagen, Erbsen, Getreide, Apfelscheiben und ähnliches auf das Tablett des Kindes zu legen, um Fingerfertigkeiten zu üben, die das Kind entwickeln muss. Sie sollte der Mutter zudem Wege aufzeigen, wie sie die Entwicklung ihres Kindes fördern kann. Das US Department of Agriculture hat einfache, in Großdruck gehaltene Broschüren zu diesem Thema veröffentlicht, die auch von Müttern mit geringer Lesekompetenz gelesen werden können. Die Pflegekraft kann bei ihren Besuchen das Lernen unterstützen, indem sie mit dem Kind gemeinsam Knet- und Stimmspiele macht und dabei ihr eigenes Vergnügen zum Ausdruck bringt. Die drei aufgeführten Strategien eignen sich zur Anregung dieses Kindes. Benötigen mehrere Mütter eine solche Unterstützung, kann eventuell eine Gruppensitzung entwickelt werden.

Kapitel 3:
Evaluation der Patientenedukation

1. Das untergeordnete Ziel ist, dem Patienten die Methode einer Injektion unter aseptischen Bedingungen verständlich zu machen.

2. Ein Lerntransfer ist immer dann beteiligt, wenn das, was evaluiert wird, nicht der ursprünglichen Lernaufgabe entspricht. Dies trifft auf unterschiedlichste Komplexitätsgrade von Aufgaben zu (Wissen bildet hierbei eine mögliche Ausnahme, da kognitiv). Es ist möglich, den maximalen Grad, bis zu dem der Lernende einen Transfer vollziehen kann, durch systematische Überprüfung einer Reihe von Situationen, die einen unterschiedlich hohen Grad von Lerntransfer erfordern, zu dokumentieren (auf der Basis von Aufgaben, die der ursprünglichen Lernaufgabe sehr ähnlich sind bis zu Aufgaben, die sich stark von ihr unterscheiden).

3. Mögliche Faktoren und Reaktionen siehe Kasten auf S. 177.

4. Analyse der Fragen bzw. Bemerkungen:
   a) Dieser Patient versteht vielleicht nicht, dass der Blutzucker mithilfe einer bestimmten Standardmenge an Blut gemessen wird. Überprüfen Sie, ob dem so ist.
   b) Diese Reaktion ist wahrscheinlich eher ein Zeichen für affektives als für kognitives Lernen. Da sich die Patientin in einer doch irgendwie uneindeutigen Situation befindet (sie ist nicht insulinpflichtig), ist sie nicht motiviert, über die unteren Bereiche des affektiven Lernens hinauszugelangen. Es ist auch möglich, dass sie immer noch im Stadium der Verleugnung und des Zweifels verharrt und sich psychisch noch nicht auf die Krankheit eingestellt hat.
   c) Diese Bemerkung kann sowohl etwas hinsichtlich der kognitiven als auch der affektiven Ziele oder etwas zu beidem aussagen. Beobachten Sie, ob der Rest des Gesprächs spezifischere Hinweise liefert und, ist dies nicht der Fall, fragen Sie den Vater. Die Äußerung deutet vielleicht darauf hin, dass der Mann nicht verstanden hat, wie sich Diabetiker auf Aktivitäten wie Jagdausflüge einstellen können. Vielleicht zeigt sie auch die Suche nach der Bestätigung einer erfahrenen Person, die ihm versichert, dass Diabetiker wirklich zur Jagd gehen können und auch sein Sohn an solchen körperlich anstrengenden Aktivitäten teilnehmen kann.

5. Dieser Evaluationsansatz ist sehr geeignet, da hierbei richtiges Verhalten und klinisches Denken wichtig für das Wohlbefinden des Patienten sind. Der Grund, warum diese Methode sehr selten zum Einsatz kommt, liegt darin, dass sie sehr zeit- und materialintensiv ist. Das Evaluationsergebnis dieser objektiven und strukturierten klinischen Überprüfung ist wahrscheinlich sehr genau.

Kapitel 4:
Patientenedukation
bei Krebserkrankungen

1. Ihre kritische Beurteilung sollte folgende Elemente erfassen: (1) Überprüfen die einzelnen Richtig-Falsch-Aussagen die Kenntnis we-

Mögliche Faktoren, die zu Unaufmerksamkeit und Aufsässigkeit führen	Reaktionen der Pflegekraft
Die gestellte Aufgabe war zu komplex für die Fähigkeiten des Jugendlichen, was zu einem Versagen oder sogar zu mangelnder Lernbereitschaft führt.	Analysieren Sie sorgfältiger, welche Grundvoraussetzungen der Jugendliche mitbringt. Sind die Lernziele zu komplex, brechen Sie die zu erlernenden Fähigkeiten in kleinere Lerneinheiten auf oder unterrichten Sie den letzten Teil zuerst, damit der Jugendliche ein Erfolgserlebnis hat.
Der Jugendliche ist mit anderen Lebensproblemen beschäftigt und deshalb nicht motiviert, das neue Verhalten zu erlernen.	Beurteilen Sie, ob diese Hypothese stimmt. Sprechen Sie mit dem Jugendlichen und mit anderen, die ihn kennen. Beobachten Sie sein Verhalten. Sie können ihn eventuell motivieren, indem Sie ihn überzeugen, dass das Erlernen dieser Fähigkeit (sich selbstständig anzuziehen) bei der Lösung des anderen Problems hilfreich ist. Alternativ dazu können Sie auch einige Wochen warten und es dann wieder versuchen.
Der Jugendliche reagiert immer so.	Überprüfen Sie, ob diese Aussage stimmt. Wenn ja, ist es vielleicht trotz der Unaufmerksamkeit und Aufsässigkeit möglich, ihm etwas zu vermitteln. Bei einem Lernerfolg verändert sich die Reaktion vielleicht etwas. Alternativ dazu konzentrieren Sie sich darauf, zunächst sein Verhalten zu ändern.

Aus McCloskey Dochterman JC, Bulechek GM, Herausgeber: *Nursing interventions classifications (NIC)*, 4. Auflage, St Louis, 2004, Mosby.

sentlicher Inhalte und hierbei insbesondere solche, die häufig von Frauen missverstanden werden? (2) Ist der Lesbarkeitsgrad zu hoch, sodass die Frauen die Aussagen nicht verstehen? (3) Repräsentieren diese Aussagen wirkliches Wissen zum Thema Brustkrebs? (4) Trägt das Ziel einer Verbesserung von Kenntnissen über Brustkrebsvorsorge wirklich zu einem klinisch relevanten Ziel bei? Mein Urteil lautet: Der Test ist in jedem der vier Punkte mangelhaft.

2. Wohl eher nicht. Wahrscheinlich will man in Erfahrung bringen, wie Frauen ihre Brust untersuchen (die Demonstration ist hier aussa-

gekräftiger) und ob Männer beschreiben oder aufzeichnen können, wo ihre Prostata liegt. Die so formulierten Fragen werden diese wichtigen Informationen nicht geben.

3. Von der medizinischen Seite her betrachtet scheint dies ein sorgfältiger Lehrplan zu sein. Jedoch beinhaltet er keine Verhaltensergebnisse, sondern nur Inhalte, die vermittelt werden sollen. Zudem gibt es keinen Beleg dafür, dass er das wiedergibt, was Patienten wissen sollten.

4. Die Beschreibung der Untersuchung ist wahrscheinlich zu verbal ausgerichtet. Zudem wird

der Ablauf nicht ausreichend durch Abbildungen verdeutlicht. Bestenfalls kann diese Darstellung während der Demonstration als Erinnerungshilfe und als Blickpunkt bei praktischen Übungen an Silikonmodellen und an der eigenen Brust fungieren.

5. Es gibt Hinweise darauf, dass die Chemotherapie in Verbindung mit diesen Problemen steht.

Kapitel 7:
Edukative Maßnahmen bei
Schwangeren, Eltern und Kindern

1. Die Eltern sollten Gelegenheit bekommen, ihre Fähigkeiten wiederholt zu üben, vom Trainer beurteilt zu werden, Feedback zu erhalten und weiterhin angeleitet zu werden, wenn dies erforderlich ist. Sie sollten mit Eltern sprechen, die diese Kompetenzen erfolgreich angewendet haben (Vorbilder). Empfehlenswert ist eine mindestens einmal jährlich stattfindende Nachschulung zum Erhalt der erworbenen Kompetenzen.

2. Ganz deutlich steht hier die Entwicklung von Selbstwirksamkeit im Vordergrund. Sie bildet das Rahmenwerk, innerhalb dessen diese Interaktion zu betrachten ist. Am Anfang der Kurzdarstellung hatte die Mutter kein Selbstvertrauen. Sie machte erst während der Betreuung und Anleitung reale Erfahrungen mit ihrem Kind. Denken Sie daran, wie bestärkend Selbstwirksamkeit sein kann. Sie fokussiert und motiviert Verhalten. Als Rahmenwerk könnten hier auch Lernprinzipien fungieren, die die körperliche Entwicklung des Kindes oder die Eltern-Kind-Bindung in den Vordergrund stellen.

3. Nützlich wären Hinweise, die auf Beobachtung beruhen. Ist das, was Eltern berichten, auch das, was sie wirklich tun? Zudem wäre sinnvoll, den Grund für die Ablehnung näher zu kennen, bevor man diese Bevölkerungsgruppen als nicht kooperativ abstempelt. Eine weitere Maßnahme wäre, die empfundene Selbstwirksamkeit der Eltern hinsichtlich der Umsetzung dieser Empfehlungen zu prüfen. Von der Gemeinschaft organisierte Gespräche mit Eltern, die Erfahrung mit diesem Problem haben, sind wahrscheinlich überzeugend. Am Ende aber treffen Eltern ihre Entscheidungen allein.

Mögliche Antworten auf Fragen zu Fallbeispielen

Nicht alle Fallbeispiele beinhalten Fragen.

Kapitel 4:
Patientenedukation
bei Krebserkrankungen

Fallbeispiel I:
Zwei Ziele sollen hier wohl erreicht werden: (1) Beschreibung des Ablaufs der Katheterpflege und (2) sichere Katheterpflege in häuslicher Umgebung mit niedriger Infektionsrate. Sie müssen die Fähigkeiten von Patienten und Angehörigen testen, um zu überprüfen, ob diese Ziele erreicht wurden – sehr zweifelhaft. Also ist die Demonstration der korrekte Lehransatz für das zweite Ziel. Dies wurde jedoch nicht richtig durchgeführt, da viele Patienten das Modell nicht sehen und, noch wichtiger: den Ablauf nicht vorführen konnten und kein Feedback erhielten. Korrekt ist, jeden Patienten die Aufgabe demonstrieren zu lassen, bis sie richtig ausgeführt ist und der Patient Sicherheit gewonnen hat. Außerdem – wissen die Patienten, wie eine Infektion aussieht?

Fallbeispiel II:
Wenn zur Erstellung einer Patienteninformationsbroschüre Frauen mit Brustkrebs die Bedürfnisse der Patientinnen formulieren und andere Betroffene anschließend eine Rückmeldung dazu geben, besteht eine hohe Wahrscheinlichkeit dafür, dass sie die Bedürfnisse dieser Frauen auch tatsächlich trifft. Jedoch kann man davon ausgehen, dass für Frauen mit geringer Lesefähigkeit einige andere Methoden zum Einsatz kommen müssen. Die drei Hauptziele sind unkorrekt formuliert, da sie das ansprechen, was Lehrende tun sollten und nicht das, was die Patientinnen tun sollten. Das lässt die Frage unbeantwortet, auf welchen Kriterien die Evaluation der Patientenbroschüre basieren wird.

Kapitel 5:
Patientenedukation bei kardiovaskulären und pulmonalen Erkrankungen

Fallbeispiel I:
Diese Ergebnisse könnten durch das Fehlen von Geldern und Anreizen erklärt werden und dadurch, dass man Gesundheitsdienstleistern nicht die Verantwortung überträgt, Patientenedukation zu gewährleisten. Unglücklicherweise ist dieses Beispiel bezeichnend dafür, wie es weithin um die Patientenedukation und das Selbstmanagement chronischer Krankheiten in den USA bestellt ist.

Fallbeispiel II:
A) Diese Resultate überraschen nicht, was die akademischen Krankenhäuser anbelangt, da sie die stärksten Bastionen für die Praxis des medizinischen Modells bilden.
B) Der schnellste Weg, dieses Problem zu lösen, wäre, nicht für die Versorgung dieser Patienten zu zahlen, bis eine adäquate und standardmäßige Entlassungsschulung stattgefunden hat. Eine solche Haltung ist damit zu rechtfertigen, dass Patienten durch diese nicht dem Standard entsprechende Praxis geschädigt werden, was einer klaren Verletzung professioneller ethischer Grundsätze gleichkommt.

Kapitel 6:
Schulung zum Selbstmanagement von Diabetes

Fallbeispiel:
Lassen Sie den Teilnehmer nicht während des gesamten Unterrichts schweigend dasitzen. In einer Vorbeurteilung (vor der offiziellen Schulung) sollten die Lese- und Schreibfähigkeit und die Bereitschaft zum Lernen überprüft werden. Ein Hinweis auf fehlende Lesekompetenz ist, dass der Teilnehmer nie die richtige Seite findet.

Kapitel 7:
Edukative Maßnahmen bei Schwangeren, Eltern und Kindern

Fallbeispiel I:

Feministinnen würden sagen, dass diese Ergebnisse die einseitige Sichtweise der Medizin und Gesellschaft auf die Mutterschaft als etwas Positives und die vorwiegende Rolle der Frau als Gebärende verdeutlicht. Was die persönlichen Bedürfnisse der Mütter und ihr fehlendes Vertrauen in die Versorgung ihres Kindes anbelangt, so würden Feministinnen sagen, dass dies ein Beispiel für eine unethische Schulungsform ist. Wieder anders betrachtet könnte man feststellen, wie schwierig es nach der Geburt ist, brauchbare Informationen und Anleitungen zu erhalten, da die Frauen in ihrer häuslichen Umgebung isoliert sind. Geburtsvorbereitungskurse könnten auch für angemessene Erwartungen und Bewältigungsstrategien für die Zeit nach der Geburt des Kindes Sorge tragen und Hinweise auf Selbsthilfegruppen, Schulungen und telefonische Anlaufstellen für Fragen zur Pflege des Kindes geben.

B Weitere Übungen

Ergänzende Übungsfragen

1. Eine radiologische Abteilung hatte das Problem, Röntgenaufnahmen überdurchschnittlich häufig wiederholen zu müssen, weil die Patienten ungenügend auf die Untersuchung vorbereitet waren (ungenügende Darmentleerung). Wie würden Sie die Entwicklung eines Patientenedukationsprogramms zur Vorbereitung auf eine solche Untersuchung rechtfertigen? Wie erfolgreich könnte ein solches Programm sein?

2. Untersuchungen über Patienten mit Diabetes haben gezeigt, dass ihr Verhalten bezüglich des Selbstmanagements der Erkrankung nur mäßig mit der Kontrolle des Blutzuckerspiegels korreliert.[6] Inwieweit hat dieses Ergebnis einen Einfluss auf das Lernen dieser Patienten?

3. In verschiedenen Studien wurde deutlich, wie wichtig das Gefühl von Kontrolle für die psychosoziale Genesung nach einem kardialen Ereignis ist[10], wobei die Schwere der Erkrankung kein verlässlicher Prädiktor dafür ist, inwieweit sich ein Patient psychisch und sozial von ihr erholt. Dies gilt auch für Menschen mit anderen Erkrankungen wie Krebs und Rheumatoidarthritis. Das Gefühl von Kontrolle steht bei Diabetikern, Herzpatienten in Rehabilitationsmaßnahmen und bei Menschen mit Bluthochdruck in Zusammenhang mit einer erhöhten Therapiemotivation. Wie kann Patientenedukation gestaltet werden, damit sie den Patienten ein Gefühl von Kontrolle vermittelt?

4. Ein Ziel der Patientenedukation ist, Menschen mehr Entscheidungskompetenzen zur Wahl ihrer Behandlung zu geben. In einem sehr systematisch aufgebauten Programm konnten Männer die Behandlung ihrer gutartigen Prostatahypertrophie frei wählen. In Kasten 1 werden Fragen zu Symptomen und Werten aufgeführt, die die Perspektive der Betroffenen widerspiegeln und ihnen helfen, die richtige Entscheidung zu treffen.[1] Formulieren Sie eine Reihe ähnlicher Fragen zu Symptomen und Werten, um Patienten mit anderen Problemen bei der Entscheidungsfindung hinsichtlich der Wahl ihrer Behandlung zu helfen.

5. Betrachten Sie die in Kasten 2 aufgeführten Lerntheorien und ordnen Sie die jeweils passende Lerntheorie den aufgeführten Lernansätzen zu. Mehrfachnennungen sind möglich.
   Aktuelle Untersuchungen, die sich qualitativer Methoden bedient haben, zeigen, dass Menschen medizinische Informationen selektiv verwenden und sie in ihre eigenen Erfahrungen und Informationsquellen einbauen, um sie «zu ihren eigenen» zu machen.
   a) Welche Lerntheorie beschreibt diesen Prozess am besten?
   b) Was sagt diese Lerntheorie über die Lernqualität aus, die durch einen solchen Prozess erreicht wird?
   c) Wie sollten Mitarbeiter von Gesundheitseinrichtungen auf solches Wissen reagieren?

6. Piette et al.[11] beschrieben eine Untersuchung über eine automatisierte Telefonbefragung und Schulung zum Selbstmanagement für Diabetiker mit anschließenden Verlaufskontrollen durch Pflegekräfte. Während der vierzehntägig stattfindenden fünf- bis achtminütigen Telefonbefragung interagierten die Patienten über ihre Telefontastatur mit dem System. Die Antworten wurden gespeichert und bestimmten den nachfolgenden Inhalt der Botschaft. Während jeder Befragung gaben die Patienten Informationen über ihre selbst gemessenen Blutzuckerwerte, ihre eigenständige Versorgung, wahrgenom-

Kasten 1: Fragen zu Symptomen und Werten.

Fragen zu Symptomen in den letzten Monaten
1. Hatten Sie Brennen beim Wasserlassen?
2. Wie oft mussten Sie pressen, um den Urinstrahl in Gang zu setzen?
3. Wie oft mussten Sie schon nach kurzer Zeit wieder Wasser lassen?
4. Wie oft wurde der Urinstrahl unterbrochen und setzte mehrmals wieder ein?
5. Wie oft tröpfelte Urin nach, obwohl Sie dachten, Sie wären fertig?

Beantworten Sie die Fragen anhand folgender Zahlen: (1) gar nicht, (2) einige Male, (3) relativ häufig, (4) häufig, (5) immer

Fragen zu Werten
1. Angenommen, Ihre Harnwegssymptome blieben den Rest Ihres Lebens so, wie sie jetzt sind, wie würden Sie sich damit fühlen?
2. Angenommen, Sie könnten die Symptome durch eine Behandlung beheben, es käme danach jedoch bei jedem Orgasmus zu einer retrograden Ejakulation (Samenerguss in die Harnblase), wie denken Sie darüber?
3. Angenommen, eine Behandlung würde die Symptome beheben, Sie könnten jedoch keine Erektion mehr bekommen, wie denken Sie darüber?
4. Angenommen, eine Behandlung würde die Symptome beheben, es würde jedoch gelegentlich Urin tröpfeln oder Ihre Unterhose wäre leicht feucht, wie denken Sie darüber?

Beantworten Sie die Fragen anhand folgender Zahlen: (1) erfreut, (2) zufrieden, (3) meistens zufrieden, (4) gemischte Gefühle, (5) meistens unzufrieden, (6) unglücklich, (7) es wäre schrecklich

Aus Barry MJ et al.: Patient reactions to a program designed to facilitate patient participation in treatment decisions for benign prostatic hyperplasia. *Med Care* 33:771–782, 1995.

Kasten 2: Lernansätze und Lerntheorien.

Lernansätze
1. Betonung der Schwere der Erkrankung und der daraus resultierenden Folgen, wenn der Patient nichts verändert
2. Sensibilisierung des Bewusstseins
3. Umdeutung von körperlichen Zeichen und Symptomen
4. Vorbeugung von Rückfällen
5. Rollenmodelle
6. Aufzeigen von Signalen, um eine Handlung zu erreichen

Lerntheorien
a) Theorie der Selbstwirksamkeit
b) transtheoretisches Modell der Verhaltensänderung
c) Health-Belief-Modell

Kreisen Sie die richtige Antwort ein:
7. richtig/falsch: Ein Mitarbeiter einer medizinischen Einrichtung kann wegen eines für den Patienten nachteiligen Geschehens verklagt werden, wenn dieser die Anweisungen bei der Krankenhausentlassung nicht verstanden hat.
8. richtig/falsch: Traditionell war die Therapie-Compliance das Ziel von Patientenedukation.

mene Blutzuckerkontrolle, Symptome, Fuß-
probleme, Brustschmerzen und über Atemprobleme. Sie erhielten auch edukative
Botschaften zur selbstständigen Blutzuckerkontrolle, Fußpflege und das Einhalten der
medikamentösen Therapie. Die Patienten
berichteten über spezielle Barrieren bei der
Selbstversorgung und erhielten individuell
zugeschnittene Antworten und Ratschläge.
Jede Woche wurden automatisch Berichte
über diese Befragung erstellt, die nach Dring-
lichkeit der berichteten Probleme geordnet
waren. Die Berichte wurden anschließend
von der Pflegekraft verwendet und gaben ihr
die Möglichkeit, während des telefonischen
Kontakts mit dem Patienten Prioritäten zu
setzen. Die Patienten hatten im Monat
durchschnittlich sechs Minuten Telefonkontakt mit der Pflegekraft. Im Vergleich zur
Gruppe mit normaler Versorgung zeigten
diese Patienten ein besseres Selbstmanagement der Erkrankung, hatten bessere Blutzuckerwerte und geringere Symptome.
Benennen Sie zwei Elemente dieser Maßnahme, die das Lernen und eine Verhaltensänderung begünstigen.

7. Schätzungen zufolge besitzen 21 % der erwachsenen US-Amerikaner nur rudimentäre
Lese- und Schreibkenntnisse. Eine kürzlich
durchgeführte Studie über Patienten mit
einer Antikoagulanzientherapie mit Warfarin
ergab, dass bei denjenigen mit geringen Re-
chenfähigkeiten der Warfarinspiegel häufiger
oberhalb des therapeutischen Bereichs lag,
was in direktem Zusammenhang mit Blu-
tungskomplikationen steht. Die Warfarinthe-
rapie erfordert häufige Gerinnungskontrol-
len, Dosisanpassungen und die Fähigkeit,
Anleitungen engmaschig zu befolgen. Die
Patienten werden häufig angewiesen, ihre Ta-
bletten zu halbieren, eine unterschiedliche
Tagedosis oder unterschiedliche Tabletten-
stärke einzunehmen.[5] Überraschen Sie diese
Studienergebnisse? Was können Sie tun, um
die Sicherheit dieser Patienten zu verbessern?

8. Eine randomisierte kontrollierte Studie hat
gezeigt, dass Diabetiker, die frühzeitig aus
dem Krankenhaus entlassen und anschließend telefonisch von einer Pflegekraft betreut wurden, nach sechs Monaten nied-
rigere HbA1c-Werte hatten als diejenigen,
die weiterhin routinemäßig im Krankenhaus
versorgt wurden.[12] Was könnte eine Erklärung für diese Ergebnisse sein?

9. Das Young Teen Asthma Camp (für Jugendliche von 12 – 15 Jahren) hatte folgende
Ziele:
«den Jugendlichen mit Asthma die Möglichkeit zu geben Camperfahrungen zu machen,
die sie im Aufbau einer positiven Identität
unterstützen, ihnen Gelegenheit bietet neue
Fähigkeiten zu erlernen, ihnen Rückhalt gibt
und ihre Entwicklung fördert;
den Jugendlichen die Möglichkeit zur Schulung im Selbstmanagement von Asthma und
der Nutzung von unterstützenden Institutionen zu bieten;
Gelegenheit für soziale Entwicklung und
Freundschaften unter jungen Leuten gleichen Alters zu geben, um ihre Widerstands-
fähigkeit und effektive Bewältigung von
Asthma zu verbessern.»[3]
Das Camp fand in einer Umgebung statt, die
mögliche Gefahren wie vermehrte körperliche Bewegung in Kombination mit potenziell asthmaauslösenden Stoffen (Pferde-
haare oder Tierhautschuppen) birgt. Power
Breathing ist ein Asthmaprogramm, das speziell mit jungen Menschen entwickelt und
vorgetestet wurde. Vor und nach dem Camp
wurden Kenntnisse, Belastbarkeit und Effektivität zum Selbstmanagement von Asthma
gemessen. Alle Teilnehmer nahmen ein
Peak-Flow-Tagebuch mit den Einträgen aus
dem Camp, ein Mundstück und einen Peak-
Flow-Meter mit nach Hause.[3] Wie bewerten
Sie dieses Programm?

10. Eine britische Studie über Broschüren mit
Informationen zur Operation des Grauen
Stars deckte folgende Mängel auf: In keiner
Broschüre wurde erwähnt, dass der Graue
Star, auch wenn er nicht behandelt wird,
normalerweise harmlos ist und dass bei der
Operation das Risiko besteht, ein Auge zu
verlieren. Der durchschnittliche Lesbar-
keitsgrad lag bei 10 (Bandbreite von 7 bis

12). Der häufigste Fehler in diesen Broschüren war die Betonung der Vorteile und wenig Beachtung der Risiken und Nebenwirkungen.[2] Sind dies schwerwiegende Fehler?

11. Eine Untersuchung über ein Netzwerk für Patienten mit einer Nierenkrankheit im Endstadium zeigte, dass die Mehrzahl der Patienten nicht über die Behandlungsmöglichkeiten Peritonealdialyse, Heimdialyse oder Nierentransplantation informiert wurden. In den USA gehen mehr als 90 % dieser Patienten zur Dialyse in eine Einrichtung.[9] Obwohl verständliche Patienteneduktionsprogramme in Zusammenhang mit einer wesentlich höheren Entscheidungsrate für eine Heimdialyse stehen und die Kosten dafür durchweg geringer sind, werden derartige Programme nicht bezahlt. Warum könnte es so sein, dass es weniger edukative Maßnahmen für Patienten mit einer Nierenkrankheit im Endstadium gibt als für Patienten mit anderen chronischen Krankheiten?

12. Achtzig Prozent der Patienten mit Herzinsuffizienz haben Gedächtnisprobleme oder andere kognitive Funktionsstörungen, die zumindest zum Teil durch die geringere Sauerstoff- und Nährstoffzufuhr zum Gehirn als Folge der geringeren kardialen Auswurfleistung bedingt sind. In einer Studie zur Bereitstellung von Versorgungsmaßnahmen für diese Patienten durch eine von Pflegekräften geführte ambulante Klinik oder durch konventionelle medizinische Primärversorgungseinrichtungen wurde der in **Kasten 3** aufgeführte Fragebogen verwendet. Er wurde von Fachleuten zur Validität seines Inhalts beurteilt.[7] Wie lautet Ihre Kritik an dem Fragebogen?

Capron[4] bemerkt, dass «hirntote» Patienten traditionelle Lebenszeichen wie warmfeuchte Haut, Puls und Atmung zeigen und es deshalb nicht überraschend ist, wie viele Menschen denken, der «Hirntod» sei eine andere Art von Tod vor dem «wirklichen» Tod. Diese Verwirrung wird noch verstärkt, wenn Krankenhauspersonal davon spricht, diese Patienten sollten keine «lebenserhaltenden Maßnahmen» mehr erhalten. Ist es ein Wunder, dass Angehörige verwirrt sind?

Ergänzendes Fallbeispiel

1. Patienten mit Mukoviszidose leiden unter einer chronischen Infektion der Atemwege. In der Regel gehört zur Therapie die Verwendung von Medikamentenverneblern. In letzter Zeit häufen sich Belege dafür, dass in häuslicher Umgebung angewendete Vernebler durch Bakterien verschmutzt werden und möglicherweise eine Quelle für bakterielle Infektionen in den unteren Atemwegen darstellen, die noch durch die erheblichen Mengen an Atemwegssekret dieser Patienten begünstigt werden. Regelmäßiges Reinigen, Trocknen und Ersetzen dieser Geräte kann die bakterielle Kontamination verringern. Obwohl die Centers for Disease Control and Prevention vorschlagen, Vernebler für 3 Minuten in einer Mischung von einem Teil Bleiche auf fünfzig Teile Wasser, für 5 Minuten in 70-prozentigem Isopropylalkohol oder für dreißig Minuten in 3-prozentigem Wasserstoffperoxid zu reinigen, werden sie meistens (und wie häufig von den Herstellern empfohlen) in einer Lösung aus Essig und Wasser gereinigt.

Nun zeigt eine Untersuchung Ihres Krankenhauses, dass 15 % der Patienten mindestens einmal pro Woche ihr Gerät desinfizieren, Atemtherapeuten jedoch im Allgemeinen Leitungswasser oder Wasser und Seife empfehlen und nur 41 % ihre Patienten darin schulen, ein Desinfektionsmittel zu verwenden.[8] Sie sind nicht sicher, ob diese Praxis Infektionen bei den Patienten verursacht. Was tun Sie?

Mögliche Antworten auf die ergänzenden Übungsfragen

1. Zunächst einmal sollten Sie herausfinden, wer Geld verliert, wenn die Untersuchung wiederholt werden muss, da Geld immer als Verstärker fungiert. Sind die Patienten verärgert darüber, mehrmals wiederkommen zu müssen? Sind andere Abteilungen im Krankenhaus betroffen?

Kasten 3: Fragebogen zur Ermittlung von Wissen über Herzinsuffizienz.

A.1. Krankheitsspezifische Fragen:

1. Wissen Sie, was Herzinsuffizienz bedeutet?
2. Wissen Sie, welche Menschen gefährdet sind, an Herzinsuffizienz zu erkranken?
3. Wissen Sie, ob Patienten mit Herzinsuffizienz gegen Grippe geimpft werden sollten?
4. Sollten sich Patienten mit Herzinsuffizienz ausruhen, wenn sie sich müde fühlen?

A.2. Fragen zur Selbstversorgung:

5. Wissen Sie, ob eine Gewichtsabnahme bei Übergewicht Einfluss auf die Herzinsuffizienz hat?
6. Warum ist es gut, bei Herzinsuffizienz das Rauchen einzustellen?
7. Gibt es eine einfache Methode, Zeichen einer Verschlechterung der Herzinsuffizienz festzustellen?
8. Dürfen Sie bei Herzinsuffizienz so viel trinken wie Sie wollen?
9. Was sind die häufigsten Symptome bei Herzinsuffizienz?
10. Was sollte ein Patient mit Herzinsuffizienz bei geschwollenen Beinen tun?
11. Was ist mit dem Wort «Flüssigkeiten» gemeint?
12. Warum sollten Sie Natrium bei Herzinsuffizienz meiden?
13. Sollten Sie Menschen mit Infektionen meiden?
14. Was sollten Sie tun, wenn Sie mehr als zwei Kilogramm zugenommen haben und merken, dass sich Ihr Zustand verschlechtert?
15. Welche Art von körperlicher Aktivität ist bei Herzinsuffizienz am besten?
16. Was sollten Sie bei Fieber tun?
17. Vermindert Alkohol die Arbeitsleistung des Herzens?
18. Ist es wichtig, Diuretika jeden Tag zur gleichen Zeit einzunehmen?
19. Welche Analgetika sollten Sie einnehmen, wenn Sie Schmerzen haben?

Aus Karlsson et al.: A nurse-based management program in heart failure patients affects females and persons with cognitive dysfunction most. *Patient Educ Couns* 58:146–153, 2005. Mit Genehmigung.

Wahrscheinlich würde ein gutes Patientenedukationsprogramm die Darmvorbereitung verbessern. Möglicherweise wird es im Laufe der Zeit immer erfolgreicher, da es ständig weiterentwickelt wird.

2. Dieses Ergebnis deutet eventuell darauf hin, dass Patienten unabhängig davon, wie sehr sie sich auch gemäß dem verhalten, was sie gelernt haben, ihren Blutzuckerspiegel nicht unter Kontrolle haben – möglicherweise ein Zeichen für eine nicht besonders effektive medizinische Behandlung. Unter solchen Umständen wird weder das Lernen noch das Selbstmanagement verstärkt, da sich der Patient immer schlechter fühlt. Vielleicht deutet dieses Ergebnis aber auch auf fehlerhafte Selbstberichte seitens der Patienten hin.

3. Die Patientenedukation kann so gestaltet sein, dass sie ein Gefühl von Kontrolle vermittelt, indem sie den Patienten mehr Kompetenzen bei der Entscheidung zur Wahl ihrer Behandlung zuspricht und sich auf die Entwicklung von Selbstwirksamkeit in diesem Bereich konzentriert.

4. Hier ist eigene Kreativität gefragt.

5. (1) c, (2) b, (3) a, (4) b, (5) a, (6) c, (7) richtig, (8) richtig.

6. a) Die konstruktivistische Lerntheorie.
b) Diese Theorie besagt, dass auf diese Art Erlerntes erhalten bleibt, da ihm der Mensch seinen individuellen Sinn gegeben hat.
c) Zuhören, anerkennen und verwenden, solange es nicht gefährlich ist.

7. Die folgenden Elemente begünstigen das Lernen und eine Verhaltensänderung: (1) eine beurteilende Befragung mit gleichzeitiger Schulung, die auf die Bedürfnisse des einzelnen Patienten zugeschnitten ist; (2) eine edukative Maßnahme, die über einen bestimmten Zeitraum hinweg stattfindet und jedes Mal nur wenige Lerninhalte vermittelt. Diese können anschließend in die täglichen Selbstpflegeaktivitäten eingebaut werden.

8. Diese Ergebnisse sollten nicht überraschen, da Patienten mit geringer Rechenfähigkeit nicht leicht verstehen können, wie sie bei neuen Anweisungen die Dosis verändern müssen. Die Patientenedukation beschäftigt sich in der Regel nicht damit, die Rechenfähigkeit (oder Lese- und Schreibfähigkeit) zu verbessern. Eventuell ist hier die einzige Möglichkeit, verschiedene Dosierungen in standardisierter Tablettenform bereitzustellen und dem Patienten zu vermitteln, welche Tablette er einnehmen muss. Es ist anzuzweifeln, dass diese Menschen ihre Therapie selbst organisieren können.

9. Das Krankenhaus ist nicht der beste Ort, um den Blutzuckerspiegel von Diabetikern zu kontrollieren, da er eine unnatürliche Umgebung darstellt, in der die Diät geplant und die körperliche Aktivität gering ist.[12] Die Patienten, die frühzeitig entlassen und weiterhin von Pflegekräften betreut wurden, lernten die Blutzuckerkontrolle in einer Umgebung, in der sie sich normalerweise aufhielten. Sie erlangten mithilfe der Betreuung eine bessere Selbstwirksamkeit, was ihren Erfolg gewährleistete.

10. Die Ziele sind nicht so formuliert, dass sie die Ergebnisse der Lernenden beschreiben. Dies macht es schwierig festzustellen, ob die Teilnehmer gelernt haben und ob sich die Investition in das Camp gelohnt hat. Lernen findet hier in einer altersgerechten Umgebung statt. Die Teilnehmer erhalten Materialien, verwenden sie und interpretieren die Ergebnisse mit Unterstützung und in Gesellschaft Gleichaltriger, was in dieser Entwick-

lungsphase sehr wichtig ist. Das nach Standard vorgetestete Programm wurde auf Effektivität in dieser Bevölkerungsgruppe geprüft. Die Messungen vor und nach dem Camp wären für eine richtige Forschungsstudie zu wenig aussagekräftig, sind jedoch akzeptabel für die Evaluation des Programms.

11. Dies sind sicherlich schwere Fehler, da der implizierte Zweck der Broschüren darin bestand, die für eine informierte Einwilligung in die Operation am Grauen Star notwendigen Erklärungen zu geben. Bevor ein Patient einer Behandlung zustimmt, hat er das Recht, die Prognose, Behandlungsoptionen (Nichtbehandlung mit eingeschlossen), Risiken und Vorteile und die auf ihn zukommenden Kosten zu erfahren.

12. Obwohl es mehr Edukationsmaßnahmen für Diabetiker als für Patienten mit einer Nierenkrankheit im Endstadium gibt, stehen deutlich weniger Schulungen für Menschen mit chronischen Erkrankungen zur Verfügung, als dies zur Optimierung von Lebensqualität und Kosten berechtigt zu sein scheint. Traditionell wurde die Patientenedukation nicht als medizinische Maßnahme und sicherlich nicht als eine, die bezahlt wird, betrachtet. Vergütungssysteme reflektieren häufig herkömmliche Gepflogenheiten und den Vorrang von Ärzten, nicht das Wohl der Patienten.

13. Die Fragen 1 bis 5 und bis zu einem gewissen Grad auch 7, 13 und 18 können mit «ja» oder «nein» beantwortet werden und testen nicht das Wissen des Patienten. Der Lesbarkeitsgrad sollte überprüft werden. Verstehen die Patienten bei Ihnen Worte wie «Flüssigkeiten», «Natrium», «Diuretika» und «Analgetika»? Frage 14 erfordert Patientenwissen über «Zeichen einer Krankheitsverschlechterung». Dieser Fragebogen prüft keine höheren kognitiven Bereiche wie die Integration und Evaluation von Wissen – Fähigkeiten, die für das Selbstmanagement von Herzinsuffizienz erforderlich sind.

14. Die Antwort ist klar.

Mögliche Antwort auf das Fallbeispiel

Ein wichtiger erster Schritt ist die systematische Informationssammlung über Patienten und Atemtherapeuten Ihres Krankenhauses. Wie viele dieser Patienten haben Infektionen? Der neue Standard der staatlichen Centers for Disease Control and Prevention muss sich auf erhebliche Beweise für eine Infektionsgefahr stützen. Wenn Sie nicht sicherstellen, dass Ihre Einrichtung diesen Standard befolgt, werden hier Pflegestandards nicht eingehalten. Diese verlässlichen und geprüften Desinfektionsmethoden sollten sowohl im Krankenhaus als auch zuhause angewendet werden und Informationen dazu in einem schriftlich fixierten, standardisierten Anleitungsheft festgehalten sein, das immer greifbar ist und immer wieder verteilt wird.[8] Sie müssen ständige Kontrollen durchführen, um die Einhaltung der neuen Standards zu gewährleisten und Korrekturen vornehmen, wenn dies nicht der Fall ist.

Literaturhinweise

1. Barry MJ and others: Patient reactions to a program designed to facilitate patient participation in treatment decisions for benign prostatic hyperplasia. *Med Care* 33:771–782, 1995.
2. Brown H, Ramchandani M, Gillow JT, Tsaloumas MD: Are patient information leaflets contributing to informed consent for cataract surgery? *J Med Ethics* 30:218–220, 2004.
3. Buckner EB and others: Knowledge, resilience, and effectiveness of education in a young teen asthma camp. *Pediatr Nurs* 31:201–208, 2005.
4. Capron AM: Brain death – well settled yet still unresolved. *N Engl J Med* 344:1244–1246, 2001.
5. Estrada CA and others: Literacy and numeracy skills and anticoagulation control. *Am J Med Sci* 328:88–93, 2004.
6. Glasgow RE and others: Behavioral research on diabetes at the Oregon Research Institute. *Ann Behav Med* 17:32–40, 1995.
7. Karlsson MR and others: A nurse-based management program in heart failure patients affects females and persons with cognitive dysfunction most. *Patient Educ Couns* 58:146–153, 2005.
8. Lester MK and others: Nebulizer use and maintenance by cystic fibrosis patients: A survey study. *Respir Care* 49:1504–1508, 2004.
9. Mehrotra R and others: Patient education and access of ESRD patients to renal replacement therapies beyond in-center hemodialysis. *Kidney Int* 68:378–390, 2005.
10. Moser DK, Dracup K: Psychosocial recovery from a cardiac event: The influence of perceived control. *Heart Lung* 24:273–280, 1995.
11. Piette JD and others: Do automated calls with nurse follow-up improve self-care and glycemic control among vulnerable patients with diabetes? *Am J Med* 108:20–27, 2000.
12. Wong FKY, Mok MPH, Chan T, Tsang MW: Nurse follow-up of patients with diabetes: Randomized controlled trial. *J Adv Nurs* 50:391–402, 2005.

C Patientenedukation: Literatur und Links

Dieser Serviceteil zum Thema Patientenedukation verfolgt verschiedene Ziele. Pflegende und Mitglieder anderer Gesundheitsberufe können hier weiterführende bzw. vertiefende Literaturangaben finden, um sich Wissen zum Thema Patientenedukation anzueignen oder bestehendes Wissen zu vertiefen. Außerdem finden sie Angaben über ausgewählte Schulungsprogramme, die bereits auf ihre Wirksamkeit hin wissenschaftlich untersucht wurden und seit Jahren zum Einsatz kommen.

Ein weiterer Schwerpunkt ist die Auflistung von Medien, die Sie selbst zur Patientenedukation nutzen können. Dies sind sowohl Verlage, die ein breites Angebot an gut verständlicher Literatur herausgeben, als auch Internet-Seiten, die den Betroffenen Hilfestellungen geben können in der alltäglichen Auseinandersetzung mit ihrer Erkrankung oder Lebenssituation.

In diesen Bereichen wurde eine Auswahl an Beispielen getroffen. Sie erhebt keinen Anspruch auf Vollständigkeit. Weitergehende Informationen finden sich im Internet.

Literatur zum Thema Patientenedukation

Bücher (deutsch)

Allgemeine Literatur zur Patientenedukation

- Fitzgerald Miller, J.: Coping fördern – Machtlosigkeit überwinden. Huber, Bern 2003.

- Hurrelmann, K.; Leppin, A. (Hrsg.): Moderne Gesundheitskommunikation. Huber, Bern 2001.

- London, F.: Informieren, Schulen, Beraten. Praxishandbuch zur pflegebezogenen Patientenedukation. 2. Auflage. Huber, Bern 2003.

- Petermann, F.: Patientenschulung und Patientenberatung. 2. vollständig überarbeitete und erweiterte Auflage. Hogrefe, Göttingen 1997.

- Petermann, F.: Compliance und Selbstmanagement. Hogrefe, Göttingen 1998.

- Poser, M.; Schneider, K. (Hrsg.): Leiten, Lehren, Beraten. Huber, Bern 2005.

- Reibnitz von, C.; Schnabel, P.E.; Hurrelmann, K. (Hrsg.): Der mündige Patient. Juventa, Weinheim/ München 2001.

- Sailer, M.: Praxishandbuch Patientenedukation. Schulung – Anleitung – Beratung. WK-Fachbücher, Elchingen 2004.

- Schaeffer. D; Dierks, M.L.; Hurrelmann, K.; Krause, H.; Keller, A.; Schmidt-Kaehler, S.; Seidel, G.: Evaluation der Modellprojekte zur unabhängigen Patientenberatung und Nutzerinformation. Huber, Bern 2005.

- Schmidt-Kaehler, S.: Patienteninformation Online – Theoretische Grundlagen, Planung und Entwicklung eines Konzeptes für die Patientenschulung im Internet. Huber, Bern 2004.

- Schröck, R.; Drerup, E.: Der informierte Patient – Beraten, Bilden, Anleiten als pflegerisches Handlungsfeld. Lambertus, Freiburg 2002.

- Steimel, R.: Individuelle Angehörigenschulung. Eine effektive Alternative zu Pflegekursen. 2. aktualisierte Auflage. Schlütersche, Hannover 2004.

- Tampl, M.: Pflegekurse planen und leiten. Hans Weinberger Akademie, Fürth 1996.

- Waldmüller, B.: Gemeinsam entscheiden. Deutscher Ärzteverlag, Köln 2008.

- Weinberger, S.: Klientenzentrierte Gesprächsführung: Lern- und Praxisanleitung für psychosoziale Berufe. Juventa, Weinheim/München 2008.

Allgemeine Literatur zur Patientenberatung

- Bamberger, G.: Lösungsorientierte Beratung. 3. überarbeitete Auflage. Beltz PVU, Weinheim 2005.

- Buijssen, H.: Die Beratung von pflegenden Angehörigen. Beltz, Weinheim 1997.

- Canobbio, M.M.: Praxishandbuch Patientenschulung und -beratung. Ullstein-Medical, Wiesbaden 1998 [vergr.].

- Culley, S.: Beratung als Prozess. Lehrbuch kommunikativer Fertigkeiten. Beltz, Weinheim/Basel 1996.

- Emmerich, D.; Hotze, E.; Moers, M.: Beratung in der ambulanten Pflege. Kallmeyer, Seelze 2005.

- Gittler-Hebestreit, N.: Pflegeberatung im Entlassungsmanagement. Grundlagen – Inhalte – Entwicklungen. Schlütersche, Hannover 2006.

- Koch-Straube, U. (Hrsg.): Beratung in der Pflege. 2. Auflage. Huber, Bern 2008.

- Schaeffer D.; Schmidt-Kaehler S. (Hrsg.): Lehrbuch Patientenberatung. Huber, Bern 2006.

- Schmidt-Kaehler, S.: Praxisleitfaden Patientenberatung – Planung, Umsetzung und Evaluation. Bertelsmann Stiftung, Gütersloh 2007.

AIDS/HIV

- Deutsche AIDS-Stiftung (Hrsg.): Positiv leben. Hilfe für Menschen mit HIV und AIDS. Deutsche AIDS-Stiftung, Bonn 2003.

- Dybowski, S.: Soweit nicht anders verordnet … – HIV-positive Frauen im Spannungsfeld zwischen Compliance und Lebensgestaltung. Mabuse, Frankfurt 2005.

- Feid, A.; Wegner, N.: Trotzdem hab ich meine Träume – Die Geschichte von einer, die leben will. 19. Auflage. Rowohlt, Reinbek 2007.

- Ford, M.T.: Viren sind nicht wählerisch. Aids – Fragen, Antworten, Erfahrungen. DTV, München 1999.

- Hammer, A.: Als Positiver leben. AIDS-Ratgeber für Betroffene und Helfer. Verlag der Jugendwerkstatt Östringen 1988.

- Keikawus, A.; Weiß, R.: Buch gegen die Panik – Leben mit der HIV-Infektion. Rosa Winkel, Berlin 2001. [verg.]

- Polizzi, V.: Ich lebe weiter – Valeria, HIV-positiv. Fischer, Frankfurt 2000.

Asthma/Lungenerkrankungen

- Deutscher Allergie- und Asthmabund: Antworten auf die 111 häufigsten Fragen zu Allergie und Asthma. Trias, Stuttgart 2004.

- Deutsche Lungenstiftung: Weißbuch der Selbsthilfegruppen Lunge und Atemwege. Thieme, Stuttgart 2005.

- Dhein, Y.; Worth, H.: Mit Asthma komm ich klar. Trias, Stuttgart 2002.

- Geisler, L.: Leben mit Asthma, Bronchitis, Emphysem. 7. Auflage. Jopp bei Oesch, Zürich 2001.

- Maier, K.F.: Aufatmen bei Asthma. Selbsthilfe, Medikamente, Naturheilmittel, Lebensstil. Kneipp, Bad Wörishofen 2005.

- Petermann, F.: Ratgeber Asthma bronchiale. Hogrefe, Göttingen 2004.

- Prittwitz, M., Hirschbichler, A., Lauber, J.: Luft ist Leben, Asthma, Bronchitis, Emphysem und COPD – geben Sie der Krankheit keine Chance! Curamont-Verlag, Berchtesgaden 2004.

- Richter, B.; Götzinger, R.: Asthma ohne Angst. 2. Auflage. Kirchheim, Mainz 1998.

- Schmölcke, S.: Leben mit Asthma, Schlütersche, Hannover 2003.

- Sweilem, G.H.: Patientenedukation und obstruktive Atemwegserkrankungen. Books on Demand, Norderstedt 2000.

Chronische Erkrankungen

- Corbin, J.M.; Strauss, L.: Weiterleben lernen. Verlauf und Bewältigung chronischer Krankheiten. Huber, Bern 2004.

- Haslbeck, J.: Bewältigung komplexer Medikamentenregime bei chronischen Erkrankungen – Herausforderungen aus der Sicht chronisch Kranker. IPW, Bielefeld 2007.

- Hüper, C.; Hellige, B.: Professionelle Pflegeberatung und Gesundheitsförderung für chronisch Kranke. Rahmenbedingungen – Grundlagen – Konzepte – Methoden. Mabuse, Frankfurt 2007.

- Klug-Redmann, B.: Selbstmanagement chronisch Kranker – Chronisch Kranke gekonnt einschätzen, informieren, beraten und befähigen. Huber, Bern 2008.

- Lamparter-Lang, R. (Hrsg.): Patientenschulung bei chronischen Erkrankungen. Huber, Bern 1997. [vergr.]

- Ludwig, A: Herausforderungen komplexer Medikamentenregime bei chronischen Erkrankungen. IPW, Bielefeld 2005.

- Schaeffer, D.: Der Patient als Nutzer. Krankheitsbewältigung und Versorgungsnutzung im Verlauf chronischer Krankheit. Huber, Bern 2004.

- Stark, A.: Leben mit chronischer Erkrankung des Zentralnervensystems. dgvt, Tübingen 1998.

Depressionen

- Bock, T.: Achterbahn der Gefühle. Psychiatrie-Verlag, Bonn 2004.

- Borri, A.: Schritte aus der Depression. 3. Auflage. Herder, Freiburg 2005.

- Bräunig, P.: Zwischen den Polen von Manie und Depression. Books on Demand, Norderstedt 2003.

- Broichhagen, D.: Irrfahrt durch die Depression! Books on Demand. Norderstedt 2005.

- Burns, D.D.: Feeling Good: Depressionen überwinden, Selbstachtung gewinnen. Junfermann, Paderborn 2006.

■ Cleve, J.; Wengenroth, M.: Licht am Ende des Tunnels. 2. Auflage. Huber, Bern 2000.

■ Giger-Bütler, J.: Endlich frei. Schritte aus der Depression. 2. Auflage. Beltz, Weinheim 2008.

■ Greist, J.H.; Jefferson, J.W.: Depression. C.H. Beck, München 1999.

■ Hell, D.; Hoehne, V.; Josuran, R.: Mittendrin und nicht dabei. Mit Depressionen leben lernen. Econ, Berlin 2002.

■ Helmchen, H.; Rafaelsen, O.J.; Bauer, M.: Depression und Manie: Wege zurück in ein normales Leben. Trias, Stuttgart 2001.

■ Hirsch, H.: Depressionen. Hilfe zur Selbsthilfe. Südwest, München 2006.

■ Kaplan, B.: Schluss mit Depression! Books on Demand, Norderstedt 2006.

■ Kaufmann-Mall, K.; Mall, G.: Wege aus der Depression. Hilfe zur Selbsthilfe. Beltz, Weinheim 2004.

■ Köster, R.: Depression – nicht alles ist Schicksal. Vorsorge und Selbsthilfe – Chancen und Heilung. Centaurus, Herbolzheim 2003.

■ Merkle, R.: Wenn das Leben zur Last wird: Ein praktischer Ratgeber zur Überwindung seelischer Tiefs und depressiver Verstimmungen. Pal, Mannheim 2004.

■ Merkle, R.: Nie mehr deprimiert. Selbsthilfeprogramm zur Überwindung negativer Gefühle. 9. Auflage. mvg, München 2004.

■ Peseschkian, N.; Boessmann, U.: Angst und Depression im Alltag. Fischer, Frankfurt 1998.

■ Schaub, A.; Roth, E.; Goldmann, U.: Kognitiv – psychoedukative Therapie zur Bewältigung von Depressionen. Mit CD-ROM. Hogrefe, Göttingen 2006.

■ Sienaert P.; Dahl, E.: Extreme Gefühle. Manisch-depressiv: Leben mit einer bipolaren Störung. Hilfen für Betroffene und Angehörige. Kösel, München 2006.

■ Trickett, S.; Tom, E.: Endlich wieder angstfrei leben: Selbsthilferatgeber gegen Angst, Depressionen und Panikattacken. 4. Auflage. Piper, München 2008.

■ Vasak, G.; Katschnig, H.: Sturzfliegen. Leben in Depressionen und Manien. Rüffer & Rub, Zürich 2001.

■ Wagner-Neuhaus, D.: Depressionen. Ein Ratgeber für Angehörige. 2. Auflage. Psychiatrie-Verlag, Bonn 2003.

■ Wolf, D.; Merkle, R.: Gefühle verstehen, Probleme bewältigen. Ein praktischer Ratgeber zur Bewältigung von Ängsten, Unsicherheiten, Minderwertigkeits-

und Schuldgefühlen, Eifersucht, depressiven Verstimmungen … 20. Auflage. Pal, Mannheim 2003.

■ Yapko M.D.: S.O.S. Depression. Schnelle und wirksame Hilfe für Betroffene. 70 Fragen und Antworten. 2. Auflage. Carl-Auer-Systeme, Heidelberg 2003.

Diabetes

■ Bopp, A.: Diabetes. 2. Auflage. Stiftung Warentest, Berlin 2007.

■ Conrad, R.: Selbstbestimmte Pflege für Menschen mit Diabetes Mellitus. Huber, Bern 1999.

■ Farr, I.; Watkinson, M.: Diabetesschulung und Diabetesberatung für Pflegeberufe und Arzthelferinnen. Ullstein Medical, Wiesbaden 1997.

■ Grillmayr, H.: Zufrieden leben mit Diabetes. Hubert Krenn, Wien 2004.

■ Hirsch, A.: Diabetes ist meine Sache. 2. Auflage. Kirchheim, Mainz 2001.

■ Howorka, K.: Insulinabhängig? 7. Auflage. Kirchheim, Mainz 2008.

■ Jörgens, V.; Grüßer, M.; Kronsbein, P.: Wie behandele ich meinen Diabetes. 22. Auflage. Kirchheim, Mainz 2007.

■ Lange, K.; Hirsch, A.: Psycho-Diabetologie: Personenzentriert beraten und behandeln. Kirchheim, Mainz 2002.

■ Lohmüller-Wiegelmann, G.: Die Insulinpumpentherapie im Alltag. Ein Handbuch für Anwender und Berater. 2. Auflage. Kirchheim, Mainz 2006.

■ Paust, R.; Ellebracht, H.: Selbstbewusst mit Diabetes. Motivation, Selbstvertrauen, Kraftquellen. Kirchheim, Mainz 2004.

■ Peseschkian, N.; Sachse, G.: Mit Diabetes komm' ich klar. Trias, Stuttgart 2001.

■ Petersen-Lehmann, J.: Diabetes heute. 2. vollständig überarbeitete Auflage. Govi, Eschborn 2003.

■ Rupp, M.: Mein bewegtes Leben mit der bitter-süssen Krankheit. Selbstverlag 2005.

■ Scheer, H.-D.: Raus aus der Diabetes-Falle!: Erkennen. Handeln. Genießen. Books on Demand, Norderstedt 2005.

■ Standl, E.; Mehnert, H.: Das große Trias-Handbuch für Diabetiker. 7. Auflage. Trias, Stuttgart 2005.

■ Ziegelasch, H.J.: Diabetes – Selbst aktiv werden: Ratgeber für Typ2-Diabetiker. Kirchheim, Mainz 2006.

Dialyse/Nierentransplantation

■ Dreikorn, K.: Leben mit der neuen Niere. Pabst, Lengerich 1994.

- Eismann R.; Konert, J.; Schabel, J.: Nierentransplantation. Ein Ratgeber für Patienten und Angehörige. 4. Auflage. Trias, Stuttgart 2004.

- Sperschneider, H.: Dialyse – Ein Ratgeber für Patienten und Angehörige. 2. Auflage. Hüthig, Stuttgart 1997.

- Sperschneider H.: Der Dialyseratgeber: Wie Sie sich auf ein verändertes Leben leichter einstellen. 4. Auflage. Trias, Stuttgart 2008.

- Welling, U.; Schulte, F.: Leben mit der Dialyse. Ratgeber für Patienten und Angehörige. Pabst Science Publishers, Lengerich 2002.

Edukation älterer Menschen

- Dapp, U.; Anders, J.; Meier-Baumgärtner, H. P.: Aktive Gesundheitsförderung im Alter. 2. Auflage. Kohlhammer, Stuttgart 2006.

- Weakland, J. H.; Herr, J. J.: Beratung älterer Menschen und ihrer Familien: die Praxis der angewandten Gerontologie. Huber, Bern 1992.

- Werle, J.; Woll, A.; Tittlbach, S.: Gesundheitsförderung – Körperliche Aktivität und Leistungsfähigkeit im Alter. Kohlhammer, Stuttgart 2005.

Epilepsie

- Elger, C. E.; Brockhaus, A.; Grunwald, T.: Epilepsie und Flugreisen. Deutscher Universitätsverlag, Wiesbaden 1996. [vergr.]

- Heiner, S.; Meyer-Brauns, M.; Habermann-Horstmeier, L. (Hrsg.): Anfälle – Erfahrungen mit Epilepsie. Mabuse, Frankfurt 2002.

- Krämer, G.: Epilepsie: Antworten auf die häufigsten Fragen. Trias, Stuttgart 2000.

- Pohlmann-Eden, B.; Steinhoff, B. J.; Blankenhorn, V.; Zahner, B.: Wirkungen und Nebenwirkungen von Medikamenten gegen Epilepsie. Blackwell, Berlin 2000.

- Strehl, U.: Epilepsie und Verhalten. Entwicklung und Prüfung eines psychophysiologischen Behandlungsprogramms zur Selbstkontrolle epileptischer Anfälle. Pabst Science Publishers, Lengerich 1998.

- Wohlfahrt, R.; Schneider, D.: Psychoedukatives Training für Menschen mit Epilepsie. dgvt, Tübingen 1999.

Gelenkerkrankungen (Rheuma, Arthrose, Gicht, Fibromyalgie)

- Bolten, W.; Weiden von der, G.: Rheuma: Schmerzen lindern – Beweglichkeit steigern. Trias, Stuttgart 2003.

- Brieden, G.: Rheuma. Lernen, mit der Krankheit gut zu leben. Springer, Heidelberg 1999.

- Brückle, W.: Fibromyalgie endlich richtig erkennen und behandeln! Trias, Stuttgart 2005.

- Döll, M.: Arthrose. Herbig, München 2003.

- Drebing, V.: Hilfe! Rheuma. vgs, Köln 2003.

- Feldweg, T.: Arthrose heilbar. 14. Auflage. Naglschmid, Stuttgart 2002.

- Fischer, J.: Das Arthrose-Stopp-Programm. 2. Auflage. Trias, Stuttgart 2008.

- Holst, S.; Meiser, U.: Kursbuch Rheuma. Neue Wege zur Schmerzlinderung und Heilung. Südwest, München 2005.

- Jessel, C.: Aktiv gegen Arthrose. BLV Buchverlag, München 2004.

- Loisl, D.; Puchner, R.: Diagnose Rheuma – Lebensqualität mit einer entzündlichen Gelenkerkrankung. 2. Auflage. Springer, Heidelberg 2008.

- Miehle, W.: Mit Rheumamedikamenten leben: eine Patienteninformation. 2. Auflage. Rheumamed, Samerberg 2006.

- Miehle, W.: Entzündliches Gelenkrheuma. 5. Auflage. Rheumamed, Samerberg 2007.

- Rebouillon-Schilling, A.-M.: Zwischen Schmerz und Hoffnung – Mein Weg, mit Arthrose zu leben. Books on Demand, Norderstedt 2004.

- Reisky, P.: Arthrose richtig behandeln. Sinnvoll vorbeugen – beweglich bleiben. 3. Auflage. Ehrenwirth, München 1997.

- Sievers, I.: Rheumatoide Arthritis – alles was hilft. Govi, Eschborn 2003.

- Stern, J.: Rheuma besucht mich heute: Mit chronischer Polyarthritis leben, lieben und leiden. ASUG Verlag Uwe Hesse, Mühlhausen 2007.

- Thomann, K.-D.: Wirksame Hilfe bei Arthrose. Neuauflage. Trias, Stuttgart 2003.

- Toft, J.: Knie-Arthrose – von wegen da kann man nichts machen. 14. Auflage. Herbig, München 1999.

- Weingart, J. R.: So stärken wir unsere Gelenke: Strategien für ein besseres Leben. Neue Programme bei: Arthrose, Gicht, Rheuma. Zabert Sandmann, München 2005.

Gerinnungsstörungen

- Bernardo, A.; Halhuber, C.: Gerinnungs-Selbstbestimmung leicht gemacht. 5. überarbeitete Auflage. Trias, Stuttgart 2006.

- Diehm, C.; Wilhelm, C.: Gut leben mit Gerinnungshemmern. Trias, Stuttgart 2005.

Gesundheitsförderung allgemein

- Altgeld, T.; Bächlein, B.; Deneke, Ch. (Hrsg.): Diversity Management in der Gesundheitsförderung. Mabuse, Frankfurt 2006.

- Brieskorn-Zinke, M.: Gesundheitsförderung in der Pflege – Ein Lehr- und Lernbuch zur Gesundheit. 3. Auflage. Kohlhammer, Stuttgart 2006.

- Bundeszentrale für gesundheitliche Aufklärung (Hrsg.): Was erhält Menschen gesund? Antonovskys Modell der Salutogenese – Diskussionsstand und Stellenwert. Forschung und Praxis der Gesundheitsförderung, Band 6. Köln 2001.

- Bundeszentrale für gesundheitliche Aufklärung (Hrsg.): Leitbegriffe der Gesundheitsförderung – Glossar zu Konzepten, Strategien und Methoden in der Gesundheitsförderung. 4. Auflage. Sabo, Berlin 2003.

- Bundeszentrale für gesundheitliche Aufklärung (Hrsg.): Lehrbuch der Gesundheitsförderung. Verlag für Gesundheitsförderung, Gamberg 2003.

- Dunkley, J.: Gesundheitsförderung und Hebammenpraxis. Huber, Bern 2003.

- Hasseler, M.; Meyer, M.: Prävention und Gesundheitsförderung – Neue Aufgaben für die Pflege. Grundlagen und Beispiele. Schlütersche, Hannover 2006.

- Jerusalem, M.; Weber, H. (Hrsg.): Psychologische Gesundheitsförderung – Diagnostik und Prävention. Hogrefe, Göttingen 2003.

- Hurrelmann, K.; Klotz, T.; Haisch, J. (Hrsg.): Lehrbuch Prävention und Gesundheitsförderung. 2. Auflage. Huber, Bern 2007.

- Kaluza, G.: Stressbewältigung – Trainingsmanual zur psychologischen Gesundheitsförderung. Springer, Berlin 2004.

- Kerr, J.; Weitkunat, R.; Moretti, M. (Hrsg.): ABC der Verhaltensänderung – Der Leitfaden für erfolgreiche Prävention und Gesundheitsförderung. Elsevier, München 2006.

- Knoll, N.; Scholz, U.; Rieckmann, N.: Einführung in die Gesundheitspsychologie. UTB, München 2005.

- Mathias, D.: Professionelle Prävention – Gesundheitsförderung durch richtige Ernährung und mehr Bewegung. Elsevier, München 2005.

- Mauch, W.: Nehmen Sie Ihre Gesundheit selbst in die Hand! Was können Sie zu Hause tun? Band 3. Books on Demand, Norderstedt 2002.

- Nutbeam, D.; Harris, E.: Theorien und Modelle der Gesundheitsförderung – Eine Einführung für Praktiker zur Veränderung des Gesundheitsverhaltens von Individuen und Gemeinschaften. Verlag für Gesundheitsförderung, Gamberg 2001.

- Steinbach, H.: Gesundheitsförderung – Ein Lehrbuch für die Pflege- und Gesundheitsberufe. 2. Auflage. Facultas, Wien 2007.

- Stolte, K. M.: Pflegediagnosen in der Gesundheitsförderung und Patientenedukation. Huber, Bern 2009. (Plan)

- Wulfhorst, B.; Hurrelmann, K. (Hrsg.): Handbuch Gesundheitserziehung. Huber, Bern 2009.

Gesundheitsförderung Rücken

- Batmanghelidj, F.: Rückenschmerzen und Arthritis. VAK, Kirchzarten 2004.

- Kempf, H.-D.: Die Rückenschule. Das ganzheitliche Programm für einen gesunden Rücken. Rowohlt, Reinbek 2008.

- Kempf, H.-D.; Schmelcher, F.; Ziegler, C.: Trainingsbuch Rückenschule. Rowohlt, Reinbek 2004.

- Kempf, H.-D.; Fischer, J.: Rückenschule für Kinder. Rowohlt, Reinbek 2004.

- Krause, D.; Freyer-Krause, H.: Was für den Rücken gut ist. Verlag im Kilian, Marburg 2002.

Herz-/Gefäßerkrankungen

- Bopp, A.: Von Herzinfarkt bis Schlaganfall. Stiftung Warentest, Berlin 2003.

- Didjurgeit, U.; Hemmann D.; Sternenberg, U.: Herzinsuffizienz Patientenratgeber – Leben mit der Erkrankung. Deutscher Ärzte-Verlag, Köln 2005.

- Ennker, J.; Bauer, K.: Herzkranzgefäße. Steinkopff, Darmstadt 2003.

- Geesing, H.: Herz – Fit. Nie mehr Herzinfarkt. 7. Auflage. Herbig, München 2005.

- Gehring, J.; Klein, G.: Leben mit der koronaren Herzkrankheit. 2. Auflage. Urban & Vogel, München 2004.

- Halhuber, C.; Bernardo, A. (Hrsg.): Gut leben mit der neuen Herzklappe. 6. Auflage. Trias, Stuttgart 2003.

- Klepzig, H; Klepzig, E.-B.: Der große TRIAS-Ratgeber Herzerkrankungen. Trias, Stuttgart 2002.

- Ornish, D.: Revolution in der Herztherapie. 8. Auflage. Kreuz-Verlag. Stuttgart 2006.

- Peseschkian, N.: Was haben sie auf dem Herzen?. Trias, Stuttgart 2005 .

- Schwarz, L.; Schwarz, M.: Herz-Kreislauf-Training. BLV, München 2003.

- Sroka, K.: Herzinfarkt vermeiden: Neue Wege zur Vorbeugung und Heilung. Psychosozial-Verlag, Gießen 2002.

- Strian, F.: Das Herz. Beck, München 1998.

■ Trappe, H.-J.: Herzkrank: Koronare Herzkrankheit, Herzinfarkt und Herzschwäche. Diagnose, Alltag, Therapie. Trias, Stuttgart 2004.

■ Undeutsch, K.: Wirksame Hilfe bei koronarer Herzkrankheit und Angina pectoris. Trias, Stuttgart 2003.

■ Wollschläger, H.; Ruch, J.: Aktiv gegen Herzinfarkt und Schlaganfall. Hirzel, Stuttgart 2001.

Krebs

■ Delbrück, H.: Bauchspeicheldrüsenkrebs. Rat und Hilfe für Betroffene und Angehörige. Kohlhammer, Stuttgart 2002.

■ Delbrück, H.: Magenkrebs. Rat und Hilfe für Betroffene und Angehörige. Kohlhammer, Stuttgart 2005.

■ Delbrück, H.: Plasmozytom, Multiples Myelom. Rat und Hilfe für Betroffene. 2. Auflage. Kohlhammer, Stuttgart 2002.

■ Delbrück, H.: Prostatakrebs. Rat und Hilfe für Betroffene und Angehörige. Kohlhammer, Stuttgart 2004.

■ Hirneise, L.: Chemotherapie heilt Krebs und die Erde ist eine Scheibe. Enzyklopädie der unkonventionellen Krebstherapien. 6. Auflage. Sensei, Kernen 2007.

■ International Myeloma Foundation (Hrsg.): Patientenhandbuch Multiples Myelom. 2005.

■ Nagel, G.; Bopp, A.: Krebs – was man für sich selber tun kann. 2. Auflage. Herder, Freiburg 2008.

■ Oehlrich, M.; Stroh, N.: Internetkompass Krebs. Springer, Heidelberg 2001.

■ Sanders, E.-M.: Leben! Ich hatte Krebs und wurde gesund. Heyne, München 1999.

■ Stamatiadis-Smidt, H.; zur Hausen, H.; Wiestler, O.D.; Gebest, H.-J. (Hrsg.): Thema Krebs: Umfassend informiert sein, Hintergründe verstehen, Antworten auf Ihre Fragen. Springer, Heidelberg 2006.

Multiple Sklerose

■ Beer, S.; Bischoff, K.: Auch kleine Schritte führen weiter. Multiple Sklerose, die unfassbare Krankheit. Haffmans, Frankfurt 1999.

■ Eble, v.G. (Hrsg.): Leben mit MS. Lebensläufe, Geschichten und Erlebnisse von MS-Betroffenen und ihrem Umfeld. dieverleger.de 2006.

■ Frommhold, R.: In Bewegung kommen. Erfahrungsbericht einer Multiple-Sklerose-Patientin. Pala, Köln 2005.

■ Haas, J.; Kugler, J.; Nippert, I.: Lebensqualität bei Multipler Sklerose. Berliner DMSG-Studie. Walter de Gruyter, Berlin 2002.

■ Hellige, B.: Balanceakt Multiple Sklerose. Leben und Pflege bei chronischer Krankheit. Kohlhammer, Stuttgart 2002.

■ Huffmann, J.-F.: Multiple Sklerose – Schock und Chance. Frieling & Huffmann, Berlin 2006.

■ Lenk, G.: Lerne mit Deiner Krankheit zu gehen. 80 alternative Therapien und begleitende Maßnahmen bei der Multiplen Sklerose. Books on Demand, Norderstedt 2007.

■ Lürssen, P.-M.; Ruscheweih, C.: Zwischen allen Stühlen. Leben mit Multipler Sklerose. Mabuse, Frankfurt 2002.

■ Schäfer, U.; Kitze, B.; Poser, S.: Multiple Sklerose – mehr wissen, besser verstehen. Neuauflage. Trias, Stuttgart 2005.

■ Schapiro, R.T.: Multiple Sklerose: Symptome aktiv lindern. Trias, Stuttgart 2004.

■ Wagener-Thiele, C.: Natürliche MS-Therapien. Sanfte und wirksame Behandlung von Multipler Sklerose. Ullstein, Berlin 2005.

■ Zaruba, B.: Diagnose MS: Wie ich meine Hoffnung wiederfand. 3. Auflage. Nymphenburger, München 2000.

Psychische Erkrankungen (ohne Depressionen)

■ Bäuml, J.: Psychosen aus dem schizophrenen Formenkreis. Springer, Heidelberg 2007.

■ Behrendt, B.: Meine persönlichen Warnsignale. Arbeitsbuch. dgvt, Tübingen 2001.

■ Berger, H.; Friedrich, J.; Gunia, H.: Psychoedukative Familienintervention. Schattauer, Stuttgart 2004.

■ Campo, C., Linares, C.: Hinter der ehrenwerten Fassade. Auer-System, München 2003.

■ D'Amelio, R.; Behrendt, B.; Wobrock, T.: Psychoedukation bei Schizophrenie und Sucht. Manual zur Leitung von Patienten- und Angehörigengruppen. Elsevier, München 2006.

■ Dose, M.: Ratgeber Schizophrenie. Hogrefe, Göttingen 2005.

■ Hansch, D.: Erste Hilfe für die Psyche. Springer, Stuttgart 2003.

■ Hell, D.; Schüpbach, D.: Schizophrenien: Ein Ratgeber für Patienten und Angehörige. 4. Auflage. Springer, Heidelberg 2007.

■ Kanfer, F.H.; Reinecker, H.; Schmelzer, D.: Selbstmanagement-Therapie. 4. Auflage. Springer, Heidelberg 2006.

■ Kingma, R.: Mit gebrochenen Flügeln fliegen…: Menschen berichten über bipolare Störungen. 2. Auflage. Books on Demand, Norderstedt 2003.

- Klingberg, S.; Mayenberger, M.; Blaumann, G.: Schizophren? Beltz DVU, Weinheim 2005.

- Knuf, A.; Gartelmann, A. (Hrsg.): Bevor die Stimmen wiederkommen. 5. Auflage. Psychiatrie-Verlag, Bonn 2006.

- Ochel, B.: Psychosen und Stress. VDM, Saarbrücken 2007.

- Pitschel-Walz, G.; Bäuml, J.; Berger, H.; Gunia, H.; Heinz, A.; Juckel, G.: Arbeitsbuch Psycho-Edukation bei Schizophrenie (APES). Schattauer, Stuttgart 2005.

- Schmitz, M.; Schmitz, M.: Seelenfraß: Wie Sie den inneren Terror der Angst besiegen. 2. Auflage. Piper, München 2005.

- Schmitz-Niehuses, B.; Erim, Y.: Problemlösetraining für schizophrene Patienten. dgvt, Tübingen 2000.

- Schünemann-Wurmthaler, S.; Sibum, B.: Schizophrenie zum Thema machen. PEGASUS-Manual: Psychedukative Gruppenarbeit mit schizophren und schizoaffektiv erkrankten Menschen. 5. Auflage. Psychiatrie-Verlag, Bonn 2005.

- Simon, F.-B.: Meine Psychose, mein Fahrrad und ich. Zur Selbstorganisation der Verrücktheit. 12. Auflage. Carl-Auer-Systeme, Heidelberg 2004.

- Stark F.-M.; Esterer, I.; Bremer, F.: Wege aus dem Wahnsinn. 3. erw. Auflage. Psychiatrie-Verlag, Bonn 2002.

- Steininger, G.: Paradoxon und Gegenparadoxon: Ein neues Therapiemodell für die Familie mit schizophrener Störung. 11. Auflage. Klett Cotta, Stuttgart 2003.

- Wienberg, G. (Hrsg.): Schizophrenie zum Thema machen. Psychedukative Gruppenarbeit mit schizophren und schizoaffektiv erkrankten Menschen. 3. Auflage. Psychiatrie-Verlag, Bonn 2003.

Schmerz

- Basler, H.-D.; Franz, C.; Kröner-Herwig, B.; Rehfisch, H. P.; Seemann, H. (Hrsg.): Psychologische Schmerztherapie. Grundlagen – Diagnostik – Krankheitsbilder – Schmerzpsychotherapie. 5. Auflage. Springer, Berlin 2003.

- Jansen, J.-P.: Endlich schmerzfrei. Wie sich jeder gegen Kopfschmerzen und Migräne selbst helfen kann. Herbig, München 2001.

- Jansen, J.-P.: Machen Sie sich den Kopf frei! Die besten Methoden gegen Kopfschmerzen. Verlag im Kilian, Marburg 2005.

- Jansen, J.-P.: Schmerzfrei! Aktive Hilfe für chronische Schmerzpatienten. Verlag im Kilian, Marburg 2001.

- Müller-Mundt, G.: Chronischer Schmerz – Herausforderungen für die Versorgungsgestaltung und Patientenedukation. Huber, Bern 2005.

- Peikert, A.: Frei von Kopfschmerzen und Migräne. Gondrom, Bayreuth 2004.

Sonstiges

- Abt-Zegelin, A. (Hrsg.): Patienteninformationszentren als pflegerisches Handlungsfeld. Aufbau und Gestaltung. Schlütersche, Hannover 2007.

- Gärtner, D.: Die Knochen-Fibel. 3. Auflage. Zuckschwerdt, München 2004.

- Härter, M.; Loh, A.; Spies C. (Hrsg.): Gemeinsam entscheiden – erfolgreich behandeln. Neue Wege für Ärzte und Patienten im Gesundheitswesen. Deutscher Ärzteverlag, Köln 2005.

- Jähn, K.; Nagel, E.: e-Health. Springer, Heidelberg 2004.

- Kiewel, A.: Nehmen Sie Ihre Medikamente selbst? Juventa, Weinheim 2002.

- Kösters, W.: Selbsthilfe in Bewegung. Auf dem Weg zum erfolgreichen Patienten. Lambertus, Freiburg 2000.

- Schneider, H.: Mein Patienten Mutmachbuch. Ein Ratgeber für das Krankenhaus. Magic, Vierkirchen 2004.

- Vester, F.: Denken, Lernen, Vergessen. dtv, München 1998.

Bücher (englisch)

- Antonovsky, A.: Unraveling the Mystery of Health. How people manage stress and stay well. Jossey Bass, San Francisco 1987.

- Aspen Reference Group: Palliative Care Patient & Family Counseling Manual. 2. Edition. Aspen Publisher, Philadelphia 2002.

- Bacorn Bastable, S.: Essentials of Patient Education. Jones & Bartlett, Boston 2005.

- Canobbio, M.M.: Mosby's Handbook of Patient Teaching. 3. Edition. Mosby, St. Louis 2005.

- Falvo, D.R.: Effective Patient Education: A Guide to Increased Compliance. Jones & Bartlett, Boston 2004.

- Gillespie, T.: Oncology Patient Education Resource Manual. 2. Edition. Aspen Publishers Inc., New York 2001.

- Jackson, M.: Pocket Guide for Patient Education. Rittenhouse Book Distribution, King of Prussia 2008.

- Klug-Redman, B.: Women's Health Needs in Patient Education. Springer Pub. Co., New York 2004.

- Klug-Redman, B.: The Practice of Patient Education. 9. Edition. Mosby, St. Louis 2001.

- Klug-Redman, B.: Measurement Tools in Patient Education. 2. Edition, Springer Pub. Co., New York 2002.

- Klug-Redman, B.: Advances in Patient Education, Springer Pub. Co., New York 2004.

- Lorig, K.: Patient Education: A Practical Approach. 3. Auflage. Sage, Thousand Oaks 2001.

- London, F.: No Time to Teach? A Nurse's Guide to Patient and Family Education. Lippincott Williams & Wilkins, Philadelphia 1999.

- Murtagh, J.: Patient Education. 4. Edition. McGraw-Hill Australia, Sidney 2005.

- Pestonjee, S. F.: Nurse's Handbook of Patient Education. Lippincott Williams & Wilkins, Philadelphia 2000.

- Rankin, S.H.; Stallings, K.D.: Patient Education – Issues, Principles, Practice. 4. Edition. Lippincott Williams & Wilkins, Philadelphia 2001.

- Rankin, S.H.; Stallings, K.D.; London, F.: Patient Education in Health and Illness. 5. Edition. Lippincott Williams & Wilkins, Philadelphia 2004.

- WHO: Therapeutic Patient Education. Copenhagen 1998.

Artikel in Fachzeitschriften/Buchbeiträge

In den letzten Jahren entstand eine unüberschaubare Zahl an Beiträgen zum Thema Patientenedukation. Die im Folgenden aufgeführten Artikel entsprechen daher nur einer selektiven Auswahl.

Allgemein

Abt-Zegelin, A.: Patienten- und Familienedukation in der Pflege. In: Deutscher Verein für Pflegewissenschaft (Hrsg.): *Das Originäre der Pflege entdecken. Pflege beschreiben, erfassen, begrenzen.* Sonderausgabe Pflege & Gesellschaft. Mabuse, Frankfurt 2003: 103–115.

Abt-Zegelin, A.: Betroffenenedukation als Chance. In: George, W. (Hrsg.): *Evidenzbasierte Angehörigenintegration.* Lengerich, Pabst Publishers 2004: 131–142.

Abt-Zegelin, A.: Was Patienten über ihre Krankheit denken. Subjektive Vorstellungen von Krankheit und Gesundung. *Die Schwester/Der Pfleger* 44 (2005) 1: 53–55.

Abt-Zegelin, A.: Patienten- und Familienedukation in der Pflege. *Österreichische Pflegezeitschrift* (2006) 1: 16–21.

Abt-Zegelin, A.; Gossens, J.: Strukturiertes Anleitungsprogramm für langzeittracheostomierte Patienten. *Die Schwester/Der Pfleger* 45 (2006) 2: 142–146.

Abt-Zegelin, A.: Beratung und Schulung erfordern hohe Kompetenzen. *MagSI* 40 (2006) 4: 3–5.

Abt-Zegelin, A.: Selbstpflegeförderung durch Patient-Innenedukation. *Pflegenetz Österreich* (2006) 1: 20–21.

Abt-Zegelin, A.: Patientenedukation in der Palliative Care. In: Knipping, C. (Hrsg.): *Lehrbuch Palliative Care.* Huber, Bern 2007: 649–660.

Abt-Zegelin, A.; Adler, A.: Edukative Unterstützung der Patienten im Krankenhaus. *Die Schwester/Der Pfleger* 46 (2007) 12: 1074–1077.

Abt-Zegelin, A.; Scheuern, M.: Edukative und beratende Aufgaben. *NOVA* 39 (2008) 1: 13–15.

Abt-Zegelin, A.; Scheuern, M.: Subjektive Krankheitstheorien im Kontext der ambulanten Altenpflege. *NOVA* 39 (2008) 1: 16–17.

Abt-Zegelin, A.; Tolsdorf, M.: Alltag ein unterschätztes Konzept der Pflege! *NOVA* 39 (2008) 12: 8–10.

Bobzien, M.: Beratung und Unterstützung im Selbsthilfebereich unter veränderten Vorzeichen. Wie können Selbsthilfegruppen erfolgreich arbeiten? *NAKOS-EXTRA* 33 (2002) 2: 58–66. Internetressource unter www.nakos.de/site/data/NAKOS_2002EXTRA33.pdf [letzte Abfrage 22.01.2009].

Bösing, U.; Lang, P.; Zegelin-Abt, A.: Patienten- und Familienedukation erfordern neue Kompetenzen. *PrInterNet* 2 (2001) 6: 126–132.

Georg, J.: Gesundheitsverhalten alternder Männer. *NOVA* 35 (2004) 5: 14–15.

Georg, J.: Therapiemanagement alter Menschen. Pflegeassessment, -diagnosen und -interventionen. *NOVA* 35 (2004) 7/8: 17–19.

Georg, J.: Fehlende Kooperationsbereitschaft bei alten Menschen. *NOVA* 37 (2006) 1: 29–31.

Georg, J.: Ressourcen erkennen und fördern. *NOVA* 37 (2006) 11: 10–12.

Grötken, K.; Hokenbecker-Belke, E.: Das Trajekt-Modell. Im Mittelpunkt: der chronisch kranke Patient als aktiver Partner. *Die Schwester/Der Pfleger* 45 (2006) 4: 270–274.

Haslbeck, J.; Schaeffer, D.: Selbstmanagementförderung bei chronischer Krankheit: Geschichte, Konzept und Herausforderungen. *Pflege* 20 (2007) 2: 82–92.

Haslbeck, J.: Bewältigung komplexer Medikamentenregime aus Sicht chronisch Kranker. *Pflege & Gesellschaft* 13 (2008) 1: 48–61.

Hill, J.: Patientenedukation. In: Hill, J. (Hrsg.): *Lehrbuch rheumatologische Pflege.* Huber, Bern 2005: 365–380.

Huber, M.: Patientenberatung und -edukation. Welche Anforderungsprofile werden an die Pflege in Zukunft gestellt? *PrInterNet* 3 (2002) 3: 65–70.

Huber-Wirtz, C.: Der Weg zur eigenverantwortlichen Krankheitsbewältigung. *Krankenpflege/Soins Infirmiers* (2001) 8: 8–10.

Krause, H.; Schaeffer, D.: Unabhängige Patientenberatung und Nutzerinformation in Deutschland – Resultate des dreijährigen Modellvorhabens nach § 65b SGB V. *GGWissenschaft* (2005) 1: 15–22.

Loh, A.; Simon, D.: Gemeinsam entscheiden – erfolgreich behandeln? *Managed Care* (2007) 2: 6–8.

Mohr, P.: Chronisch kranke Menschen benötigen Hilfe

zur Selbsthilfe. *Pflegezeitschrift* 55 (2002) 11: 809–812.

Michaelis, U.; Jung, A.: Ein Gläschen in Ehren soll niemand verwehren. Patientenedukation und der Umgang mit Wissen im Alltag. *Pflege aktuell* 60 (2006) 2: 68–71.

Müller-Mundt, G.; Schaeffer, D.; Pleschberger, S.; Brinkhoff, P.: Patientenedukation – (k)ein Thema in der deutschen Pflege? *Pflege & Gesellschaft* 5 (2000) 2: 42–53.

Müller-Mundt, G.: Patientenedukation am Beispiel chronischer Schmerzen. In: Knipping, C. (Hrsg.): *Lehrbuch Palliative Care*. Huber, Bern 2007: 187–197.

Müller-Mundt, G.: Bewältigungsherausforderungen des Lebens mit chronischem Schmerz – Anforderungen an die Patientenedukation. *Pflege & Gesellschaft* 13 (2008) 1: 32–47.

Pinkert, C.; Renneke, S.; Rutenkröger, A.: Schulung und Beratung als pflegerischer Auftrag. *Pflege aktuell* 53 (1999) 3: 159–161.

Putziger, J.: «Leipziger Modell» – ein System zur Versorgung chronisch mangelernährter Patienten. *Pflegen Ambulant* 4 (1993) 5: 3–7.

Quasdorf, T.: Patientenedukation im multikulturellen Umfeld. *Die Schwester/Der Pfleger* 47 (2008) 2: 132–136.

Reinshagen, R.: Antonovsky – Theorie und Praxis der Salutogenese. *Pflege & Gesellschaft* 13 (2008) 2: 142–158.

Risse, G.; Strohbücker, B.: Patienten-Informations-Zentrum. *Dr. med. Mabuse* 24 (1999) 5: 20–22.

Schaeffer, D.; Moers, M.: Überlebensstrategien – ein Phasenmodell zum Charakter des Bewältigungshandelns chronisch Erkrankter. *Pflege & Gesellschaft* 13 (2008) 1: 6–31.

Schneider, F.: Pflegerische Aufklärung kann perioperative Schmerzen reduzieren. *Die Schwester/Der Pfleger* 46 (2007) 12: 1078–1082.

Staenke, E.: Eigenpflege fördert die Selbständigkeit. *Pflegezeitschrift* 54 (2001) 8: 564–567.

Thomas, B.; Wirnitzer, B.: Pflegeberatung und Patientenschulung. *Heilberufe* 53 (2001) 6: 34–35.

Weyand, E.: Fit sein, kompetent werden. *Forum Sozialstation* 32 (2008) 6: 36–37.

Wiedemann, R.: Nicht jeder Ratgeber geeignet. *Die Schwester/Der Pfleger* 45 (2006) 3: 214–217.

Zegelin-Abt, A.: Patientenedukation als Pflegeaufgabe. *Forum Sozialstation* 23 (1999) 2: 66–68.

Beratung

Engel, F.; Sickendick, U.: Beratung – ein eigenständiges Handlungsfeld mit neuen Herausforderungen. *Pflege & Gesellschaft* 10 (2005) 4: 163–171.

Feldhaus-Plumin, E.: Beratung in der Pflege: Grundlagen in der Ausbildung legen. *Pflegezeitschrift* 58 (2005) 10: 640–642.

Georg, J.: Beratungsbedarf – Wissensdefizite erkennen und ausgleichen. *Pflege aktuell* 58 (2004) 12: 648–659.

Georg, J.: Alte Menschen beraten – Wissensdefizite erkennen und ausgleichen. *NOVA* 36 (2005) 10: 34–36.

Kleve, H.: Beratung im Pflegesystem – eine systemtheoretische Perspektive. *Pflege & Gesellschaft* 10 (2005) 4: 172–181.

Knelange, C.; Schieron, M.: Beratung in der Pflege – als Aufgabe erkannt und professionell ausgeübt? *Pflege & Gesellschaft* 5 (2000) 1: 4–11.

Koch-Straube, U. (2000): Beratung in der Pflege – eine Skizze. *Pflege & Gesellschaft* 5 (2000) 1: 1–3.

Rommelspacher, B.: Transkulturelle Beratung in der Pflege. *Pflege & Gesellschaft* 10 (2005) 4: 182–189.

Schaeffer, D.; Dierks, M. L.: Patientenberatung. In: Hurrelmann, K.; Laaser, U.; Razum, O. (Hrsg.): *Handbuch Gesundheitswissenschaften*. 4. vollständig überarbeitete Auflage. Juventa, Weinheim/München 2006.

Stratmeyer, P.: Orientierungen und Ansätze der Pflegeberatung. *Pflegemagazin* 6 (2005) 2: 42–56.

Thomas, B.; Wirnitzer, B.: Pflegeberatung im Krankenhaus München-Neuperlach: Patienten und Pflegende in einer neuen Rolle. *Pflegezeitschrift* 54 (2001) 7: 469–473.

Zegelin-Abt, A.; Huneke, M.: Grundzüge einer systematischen Pflegeberatung. *PrInterNet* 0 (1999) 1: 11–18.

Erkrankungsspezifische Edukation

Abt-Zegelin, A.: Epilepsie - Beratung und Information. *Die Schwester/Der Pfleger* 43 (2004) 2: 98–101.

Abt-Zegelin, A.: Begleitprogramm: Patientinnen mit Brustkrebs - rundum gut betreut. *Die Schwester/Der Pfleger* 46 (2007) 1: 14–18.

Dokken, H.; Stukenkemper, J.; Huber, B.; Thoke-Colberg, A.: Wissens- und Beratungsbedarf von Tumorpatienten zu Nebenwirkungen der Chemotherapie. *PrInterNet* 6 (2005) 5: 289–295.

Freier, C.; Kugler, C.; Offner, G.: Prospektive Interventionen zur Verbesserung krankheitsspezifischen Wissens bei Jugendlichen nach Nierentransplantation. *Nieren- und Hochdruckkrankheiten* (2006) 12: 519–525.

Goldner, M. (2008): Krebs! Wie sag ich es meinem Kind? *Die Schwester/Der Pfleger* 47 (2008) 2: 126–130.

Haupt, T.: Ein modulares Angehörigentraining bei Morbus Parkinson. *PrInterNet* 8 (2007) 1: 33–40.

Landesinitiative Demenz-Servicezentrum NRW: Beratung bei Demenz – Zur Notwendigkeit einer spezialisierten Fachberatung. (2007) Internetressource des Dialogzentrums Demenz unter http://www.demenz-service-nrw.de/files/arbeitsergebnisse/ergebnispapier_AG_fachberatung_demenz.pdf [letzte Abfrage 23.01.2009].

Naegele, M.: Mit dem Krebs umgehen lernen. Patientenedukation in der onkologischen Pflege. *Die Schwester/Der Pfleger* 45 (2006) 6: 432–436.

Naegele, M.: Konzeptentwurf zur Patientenedukation in der Onkologie: Krankheitsbewältigung gezielt unterstützen. *Pflegezeitschrift* 59 (2006) 6: 350–353.

Rabe, S.: Stationäre Asthmaschulung im Kindesalter. *Kinderkrankenschwester* 19 (2000) 7: 267–272.

Richter, B.: Welche Vorteile bringt die Patientenschulung bei Asthma-Patienten? *Krankenpflege Journal* 30 (1992): 338–344.

Riesner, C.: Erleichtern Demenzbroschüren den pflegerischen Alltag? *Die Schwester/Der Pfleger* 43 (2004) 9: 686–689.

Schmitt, G.; Oulerich, K.: Patienten- und Angehörigenanleitung: Fit für die Dialyse. *Die Schwester/Der Pfleger* 40 (2001) 7: 600–602.

Schulc, E.; Ecker, C.; Deufert, D.; Sandbichler, S.; Sydow, N.; Them, C.: Der Einfluss von Patientenedukation auf das Schmerzempfinden bei Patienten mit einer malignen Tumorerkrankung. *Pflegezeitschrift* 61 (2008) 4: 214–219.

Tiesmeyer, K.: Edukation in der pädiatrischen Onkologie – anfällig für Ungleichheit? *Pflege & Gesellschaft* 12 (2007) 4: 330–342.

Zegelin, A.: Pflegeexpertise bei Brustkrebs. *Forum Dtsch. Krebsgesellschaft* (2005) 4: 60–61.

Angehörigenedukation

Abt-Zegelin, A.: Schulung von Patienten und pflegenden Angehörigen. *PflegeBulletin* (2005) 4: 5–8.

Bäumner, M.: Ratgeber, Moderator oder einfach nur Zuhörer. *Dr. med. Mabuse* 32 (2007) 5/6: 32–34.

Büker, C.: Schulung und Beratung von pflegenden Angehörigen. *Pflegen Ambulant* 15 (2004) 1: 16–17.

Dörpinghaus, S.: Forschungsprojekt Pflegekurse. Wie hilfreich sind Schulungsangebote für Angehörige? *Pflegen Ambulant* 15 (2004) 3: 40–43.

Gröning, K.: Die Beratung von pflegenden Angehörigen. *Dr. med. Mabuse* 32 (2007) 5/6: 39–41.

Keuser, W. (2002): Übung macht den Meister. Angehörigenarbeit im Heim sorgt dafür, dass mit der Pflege zu Hause alles gut geht. *Altenheim* 41 (2002) 4: 43–45.

Pusch, K.: Anforderungen an Schulungsmaterial für pflegende Angehörige. *Die Schwester/Der Pfleger* 41 (2002) 8: 652–659.

Rösing, S.: Angehörigenanleitung. *Die Schwester/Der Pfleger* 39 (2000) 9: 772–775.

Steimel, R.; Richter-Kessler, R.: Schon vor der Entlassung die Zeit danach proben. Individuelle stationäre Angehörigenschulung. *Pflegezeitschrift* 54 (2001) 8: 562–563.

Patientenedukation in der häuslichen Pflege

Abt-Zegelin, A.: Höchste Zeit für fundierte Programme. *Forum Sozialstation* 27 (2003) 2: 22–24.

Abt-Zegelin, A.; Steinbock, S.: Angehörige informieren, schulen und beraten. *Forum Sozialstation* 27 (2003) 4: 36–38.

Büker, C.: Im Kommen: Häusliche Pflegeschulung. *Forum Sozialstation* 28 (2004) 8: 22–24.

Büker, C.; Steinbock, S.: Pflegeberatung zuhause etablieren. *Forum Sozialstation* 26 (2002) 6: 36–38.

Buhl, A.: Pflegeberatung kann die Visitenkarte des Pflegedienstes sein. *Pflegen Ambulant* 8 (1997) 1: 10–17.

Darby, A.; Teske-Kotzian, M.; Tietz, K.: Pflegende müssen sich pflegen. *Häusliche Pflege* 7 (1998) 3: 54–57.

Grieshaber, U.: Oft reicht ein einzelner Besuch nicht aus. *Pflegen Ambulant* 7 (1996) 4: 17–19.

Grieshaber, U.: Raus aus der Sackgasse. *Forum Sozialstation* 25 (2001) 6: 22–23.

Klie, T.: Dilemma von Kontrolle und Beratung bleibt. *Forum Sozialstation* 20 (1996) 6: 28–30.

Plück, S.; Giersberg, A.: Pflegepersonen zu Hause schulen. *Forum Sozialstation* 22 (1998) 4: 40.

Siedhoff, C.: Qualität sichern heißt Wissen weitergeben. *Pflegen Ambulant* 8 (1997) 6: 28–30.

Weerenbeck, J.; Bungter, U.: Beratung unter Dach und Fach in der Pflege. *Forum Sozialstation* 21 (1997) 4: 48–50.

Wolf, C.: Konzept für Häusliche Pflegeberatung. *Forum Sozialstation* 24 (2000) 2: 38–41.

Bibliografie

Renneke, S.: Information, Schulung und Beratung von Patienten und Angehörigen. Eine kommentierte Bibliographie deutschsprachiger Literatur für Pflegende. Kuratorium Deutsche Altershilfe, Köln 2000.

Zeitschriften zum Thema Patientenedukation

In der deutschen Presselandschaft gibt es bislang noch keine Zeitschrift, die sich primär mit dem Thema Patientenedukation auseinandersetzt. International führend ist die wissenschaftliche Zeitschrift:

- Patient Education and Counseling, Elsevier Science Ireland Ltd.
  ISSN: 0738-3991
  http://www.elsevier.com/wps/find/journaldescription.cws_home/505955/description#description

Seit 1978 erscheint vierteljährlich die deutschsprachige Zeitschrift «Prävention». Sie beschäftigt sich mit der Praxis und Theorie der Gesundheitsförderung.

- Prävention – Zeitschrift für Gesundheitsförderung. Fachverlag Peter Sabo
  ISSN: 1861-6755
  http://www.zeitschrift-praevention.de

Daneben erscheinen zahlreiche englisch- und deutschsprachige Aufsätze zur Patientenedukation in den themengebundenen medizinischen und pflegerischen Zeitschriften.

Evaluierte Schulungsprogramme

Es gibt einige Schulungsprogramme, die schon lange in der klinischen Praxis eingesetzt werden und deren Wirksamkeit durch entsprechende Studien belegt ist.

Einige Konzepte werden zur Zeit in Studien auf ihre Wirksamkeit hin untersucht. Etablierte Schulungen gibt es u. a. in den Bereichen:

- Alzheimer
- Asthma
- Bluthochdruck
- Diabetes
- Epilepsie
- Häusliche Pflege
- Neurodermitis
- Rheuma
- Schmerz

Darüber hinaus gibt es weitere Felder, in denen sich Schulungsprogramme bewährt haben, sei es in der Kardiologischen Rehabilitation, in der Rehabilitation Querschnittgelähmter oder Schlaganfallbetroffener, in der Behandlung bei chronischen Hautkrankheiten oder in der Rehabilitation nach Organtransplantationen – bitte informieren Sie sich bei den einschlägigen Akteuren.

Alzheimer

Für die Schulung von Angehörigen von Alzheimer-Patienten wurde ein modulares Schulungsprogramm «Hilfe zum Helfen» durch die Deutsche Alzheimer Gesellschaft entwickelt (Moderation/Gestaltung: A. Abt-Zegelin). Informationen dazu finden Sie im Internet unter: http://www.deutsche-alzheimer.de/index.php?id=28

Häusliche Pflege

Im Patienten-Informations-Zentrum Lippstadt wurden im Rahmen einer Forschungs-Förderung durch die Robert-Bosch-Stiftung Module zur Schulung von pflegenden Angehörigen in der häuslichen Umgebung entwickelt. Die Ergebnisse dieser Aktivitäten können auf der Homepage der Robert-Bosch-Stiftung eingesehen werden. (http://www.bosch-stiftung.de/content/language1/downloads/02020301_20_schulung_pflegender_angehoeriger.pdf)

Epilepsie

Für die Schulung von Patienten mit Epilepsie wurde ein modulares Schulungsprogramm (MOSES) entwickelt. Informationen finden Sie im Internet unter: http://www.moses-schulung.de

Schmerz

Das Thema Schmerz ist ein weites Feld für einschlägige Schulungsprogramme. Informieren Sie sich bei den entsprechenden Pharmafirmen und Fachgesellschaften.

Wichtige Adressen und Ansprechpartner

Akteure im Gesundheitswesen

- Bundeszentrale für gesundheitliche Aufklärung (BzgA)
  Ostmerheimer Straße 220
  51109 Köln
  http://www.bzga.de

- Nationale Kontakt- und Informationsstelle zur Anregung und Unterstützung von Selbsthilfegruppen (NAKOS)
  Albrecht-Achilles-Straße 65
  10709 Berlin
  http://www.nakos.de

- Kuratorium Deutsche Altershilfe (KDA)
  An der Pauluskirche 3
  50677 Köln
  http://www.kda.de

Medien, die zur Patientenedukation genutzt werden können

Bücher für Betroffene

Es gibt einige Verlage, die ein umfangreiches Programm an betroffenengerechter Selbsthilfeliteratur auflegen und dabei einen Schwerpunkt in der Alltagsbewältigung setzen:

- Fischer Tb, Frankfurt am Main
  – Ratgeber
- Gräfe und Unzer, München
  – GU Ratgeber
- Kiepenheuer und Witsch, Köln
  – Kursbücher
- Kohlhammer-Verlag, Stuttgart
  – Rat und Hilfe
- Stiftung Warentest, Berlin
  – Handbücher zu einzelnen Themen
- Trias-MMSVerlag, Stuttgart
  – Ratgeber
  – Gesundheit Kompakt
- Verlag Hans Huber, Bern (Schweiz)
  – Ratgeber: Psychologie
- Deutsche Krebshilfe e.V.
  – Blaue Ratgeber

Informationsmaterialien von Pharma- und Hilfsmittelindustrie

Die Pharmafirmen und Unternehmen der Hilfsmittelindustrie investieren große Summen in den Bereich der Schulung und Information ihrer potenziellen Kunden. So können bei einigen Firmen komplette Schulungsunterlagen einschließlich der erforderlichen Präsentationen

(z. B. Folien, Arbeitsblätter …) angefordert werden. Diese Angebote orientieren sich weitestgehend an der Produktpalette dieser Firmen und Sie können die Referenten der bei Ihnen häufig verwendeten Produkte gezielt auf solche Unterlagen ansprechen.

Die meisten Pharmafirmen verfügen auch über ein breites Angebot an Informationsmedien für Betroffene. Themen, zu denen es eine Fülle an Material gibt, das Sie zur Patienteninformation nutzen können, sind z. B.:

- Apnoebehandlung
- Dekubitusprävention
- Dialysebehandlung
- Ernährungstherapie
- Inkontinenzversorgung
- Schmerztherapie
- Stomatherapie
- Wundversorgung
- Sturzvorbeugung
- Obstipation

Das Internet

Ein Medium, das im Zusammenhang mit der Information, Schulung und Beratung von Betroffenen immer mehr an Bedeutung gewinnt, ist das Internet. Die wichtigsten Vorteile sind sicher die allgemeine Verfügbarkeit auch sehr spezieller Informationen, die Möglichkeit mit den Verfassern in direkten Kontakt zu treten und die zeitliche Nähe der Veröffentlichung zum Verfassen der Inhalte. Gerade für den medizinisch-therapeutischen Laien ist die Fülle der Informationen oft sehr verwirrend. Qualitätskriterien bezogen auf die Veröffentlichungen und die Anbieter sind ein Weg, um mehr Sicherheit für die Betroffenen zu schaffen. Informationen zum Thema Qualitätskriterien für Gesundheitsinformationen finden Sie z. B. beim:

- Aktionsforum Gesundheitsinformationssystem: http://www.afgis.de

Hinweise zur evidenzbasierten Patienteninformation

- Ärztliches Zentrum für Qualität in der Medizin: http://www.aezq.de
- Gesundheitsportal für evidenzbasierte Medizin des Instituts für Qualität und Wirtschaftlichkeit im Gesundheitswesen (IQWiG): http://www.iqwig.de http://www.gesundheitsinformation.de
- Wissensplattform Fachwissenschaft Gesundheit der Universität Hamburg: http://www.gesundheit.uni-hamburg.de

Gesundheitsportale sind Internetseiten, die Informationen zu Gesundheit und Krankheit bündeln und unter einem gemeinsamen Dach anbieten. Hier kann der Suchende schnell einen Überblick zu einem speziellen Thema erhalten. Die meisten Portale verfügen über eine eigene Suchfunktion und veröffentlichen nur zertifizierte Seiten, z. B. nach dem Hon-Code. Beispiele für solche Internetportale sind:

Gesundheitsportale Deutschland

- http://www.onmeda.de
- http://www.netdoktor.de
- http://www.medizinfo.de
- http://www.meine-gesundheit.de
- http://www.evidence.de

Gesundheitsportal Schweiz

- http://www.sprechzimmer.ch

Gesundheitsportal Österreich

- http://www.netdoktor.at

Mikroschulungskonzepte

Vereinzelt sind im Internet Mikroschulungskonzepte zu speziellen Themen zu finden, die Empfehlungen zu Broschüren und anderen Medien enthalten. Auf der Homepage des Netzwerk für Patienten- und Familienedukation in der Pflege kann beispielsweise die Mikroschulung «Sturzvorbeugung» (Autorinnen: Tolsdorf, M.; Zegelin, A.) kostenlos heruntergeladen werden (http://www.patientenedukation.de/download.html).

Allgemeine Adressen zum Patienten-Selbstmanagement

- http://www.patientenschulungsprogramme.de
- http://www.patientenleitlinien.de
- http://www.patienten-information.de
- http://www.leitlinien.de
- http://www.kompetenznetze-medizin.de

Medizinische Leitlinien in der Diagnostik und Therapie:

- http://www.awmf-online.de
- http://www.evidence.de
- http://www.qualimedic.de

Eine andere Möglichkeit, im Internet gezielt nach Informationen zu suchen, ist die Nutzung von Suchmaschinen. Hier werden entsprechende Suchbegriffe eingegeben, und das Suchprogramm erstellt daraufhin Listen mit den Adressen von Internetseiten auf denen sie Informationen zu dem eingegebenen Suchbegriff finden können.

Allgemeine Suchmaschinen

- http://www.google.de
- http://de.yahoo.com
- http://www.lycos.de
- http://de.altavista.com
- http://www.fireball.de

Wissenschaftliche Suchmaschinen (spezielle Suche nach Artikeln in Fachzeitschriften):

- http://www.medline.de
- http://www.scirus.com

Natürlich sind auch die großen Interessenverbände, Ministerien, Selbsthilfeorganisationen und Akteure im Gesundheitswesen mit ihren Seiten im Internet vertreten. In der folgenden Auflistung sind die Adressen zunächst nach allgemeinen Gebieten geordnet und dann einige wichtige Internetseiten zu häufig auftretenden Erkrankungen genannt.

Ernährung
aid-Infodienst:

- http://www.aid.de

Deutsche Gesellschaft für Ernährung:

- http://www.dge.de

Verband für Ernährung und Diätetik:

- http://www.vfed.de

Gesundheit
Bundesvereinigung Prävention und Gesundheitsförderung e.V.:

- http://www.bvpraevention.de

Bundeszentrale für gesundheitliche Aufklärung:

- http://www.bzga.de

Deutsche Gesundheitshilfe e.V.:

- http://www.dgh-online.de

Selbsthilfe
Eine Auflistung aller deutschen Selbsthilfeverbände: Adressen der Bundesverbände und der Zentralen der Selbsthilfegruppen vor Ort

- http://www.nakos .de

Eine Auflistung der Selbsthilfeverbände in der Schweiz: Adressen der Selbsthilfegruppen in den Kantonen

- http://www.kosch.ch

Links zur Patienteninformationen bei ausgewählten Erkrankungen

AIDS
Aidsaufklärung e.V.:
Aufklärung und Information zu AIDS und HIV

- http://www.hivnet.de

Deutsche Aidshilfe e.V.:
Aufklärung und Information zu AIDS und HIV

- http://www.aidshilfe.de

Das bundesweite Netzwerk der Menschen mit HIV und Aids c/o Berliner Aids-Hilfe e.V.:
Aufklärung und Information zu AIDS und HIV

- http://netzwerkplus.aidshilfe.de

Bundesweites Selbsthilfenetzwerk Junkies – Ehemalige – Substituierte, Deutsche AIDS-Hilfe e.V.:
Aufklärung und Information zu AIDS und HIV im Zusammenhang mit Drogen

- http://jes.aidshilfe.de

Netzwerk der Angehörigen von Menschen mit HIV und AIDS:
Aufklärung und Information zu AIDS und HIV für Angehörige

- http://angehoerige.aidshilfe.de

AIDS-Hilfe NRW e.V.:
Aufklärung und Information zu AIDS und HIV

- http://www.ahnrw.de

Alzheimer
Deutsche Alzheimer Gesellschaft e.V.:
Information und Selbsthilfe bei Demenz für Betroffene und Angehörige

- http://www.deutsche-alzheimer.de

Alzheimer Forschung Initiative e.V.:
Unterstützung der Forschung und Aufklärung von Betroffenen und der Öffentlichkeit

- http://www.alzheimer-forschung.de

Atemwegs-/Lungenerkrankungen allgemein
Bundesverband der Pneumologen und Deutsche Gesellschaft für Pneumologie und Beatmungsmedizin: Informationen zu verschiedenen Lungenthemen

- http://www.lungenaerzte-im-netz.de/lin/show.php3?id=27&nodeid=

Mitteldeutsche Gesellschaft für Pneumologie:
Informationen für Fachkreise

- http://www.mdgp.de

Deutsche Atemwegsliga e.V.:
Fortbildung von Ärzten, Qualitätssicherung, Information von Patienten und Öffentlichkeit

- http://www.atemwegsliga.de

Die Seite der Deutschen Atemwegsliga mit einigen Pharmafirmen:
Informationen für Betroffene und Kontakt zu Selbsthilfegruppen

- http://www.aufatmen-in-deutschland.de

Patientenliga Atemwegserkrankungen e.V.:
Informationen für Betroffene, Forum

- http://www.patientenliga-atemwegserkrankungen.de

Deutsche Lungenstiftung e.V.:
Informationen zu verschiedenen Lungenthemen

- http://www.lungenstiftung.de

Lungenliga Schweiz:
Informationen zu verschiedenen Lungenthemen

- http://www.lung.ch

Deutsche Lungenstiftung e.V.:
Allgemeine Informationen zu Lungenthemen

- http://www.lungenstiftung.de

Arbeitsgemeinschaft Lungensport in Deutschland e.V.:
Informationen zur Vereinbarkeit von Lungenerkrankungen und Sport

- http://www.lungensport.org

Asthma

Deutscher Allergie- und Asthmabund e.V.:
Informationen zu Asthma und Allergiethemen

- http://www.daab.de

Online Buch der pina-Helpline:
Allergie und Asthma bei Kindern und Jugendlichen

- http://www.allergie-asthma-online.de

Arbeitsgemeinschaft Asthmaschulung im Kindes- und Jugendalter e.V.:
Informationen für Patienten und Eltern, Fortbildungskurse zum Asthmatrainer

- http://www.asthmaschulung.de

Uniklinik Giessen und Marburg:
Informationen für Eltern asthmakranker Kinder

- http://www.uniklinikum-giessen.de/pneumologie/
  Kinderasthma.html

Gemeinnützige Kinderumwelt GmbH:
Informationen vor allem zu Allergien

- http://www.allum.de

Plattform der Pharmafirma Hexal:
Informationen (auch Asthma bei Kindern), aber auch Werbung für die eigenen Produkte

- http://www.asthma.hexal.de

Plattform der Pharmafirma Merck:
Informationen zu mehreren Themen, aber auch Werbung für die eigenen Produkte

- http://www.asthma.msd.de

Plattform der Pharmafirma Novartis:
Informationen, aber auch Werbung für die eigenen Produkte

- http://www.asthma.de

Luft zum Leben, von der Firma GlaxoSmithKline:
Informationen zu Asthma und Allergie, Forum, wenig Werbung

- http://www.luft-zum-leben.de/lzl/content_ger.jsp

COPD

COPD-Deutschland e.V.:
Informationen und Links

- http://www.copd-deutschland.de

Informationen zu COPD in Österreich:

- http://www.copd.at/html/start/1.html

Weitere Lungenerkrankungen

Informationen und Links zum Thema Lungenfibrose:
Anlaufstelle für Betroffene

- http://www.lungenfibrose.de

Zum Thema Emphysem und COPD:
Informationen für Patienten und Angehörige

- http://www.emphysem.info

Diabetes mellitus

Verband der Diabetesberatungs- und Schulungsberufe in Deutschland e.V.:
Informationen und Fortbildung für Fachkreise

- http://www.vdbd.de

Verband der DiätassistentInnen:
Informationen speziell für DiätassistentInnen

- http://www.vdd.de

Deutsche Diabetes Gesellschaft:
Informationen für Fachkreise und Patienten

- http://www.deutsche-diabetes-gesellschaft.de

Deutscher Diabetiker Bund:
Kontakt zum Bundesverband und zu den Landesverbänden

■ http://www.diabetikerbund.de

Diabetesweb:
Informationen für Ärzte, Kliniken und Patienten

■ http://www.diabetesweb.de

International Diabetic Athletes Association Sport und Diabetes:
Informationen zur Vereinbarkeit von Diabetes und Sport

■ http://www.idaa.de

Diabetes-Forum:
Informationen für Betroffene, aber auch Werbung

■ http://www.diabetes-forum.com

Diabetes-Info-Server:
Private Homepage mit vielen Informationen und Links für Betroffene

■ http://www.diabeticus.de

DiabSite:
Seite von und für Diabetiker, Informationen zum Leben mit Diabetes, Forum

■ http://www.diabsite.de

Diabetes-Informationszentrum:
Informationen zum Leben mit Diabetes und Links

■ http://www.diabetes-informationszentrum.de/

Diabetes-Kids:
Informationen für Kinder mit Diabetes und deren Eltern, Forum

■ http://www.diabetes-kids.de

Insulinclub.de:
Informationen und virtuelles schwarzes Brett für Kinder mit Diabetes und deren Eltern

■ http://www.insulinclub.de

Insuliner:
Seite der Selbsthilfegruppen Diabetes

■ http://www.insuliner.de

Plattform der Pharmafirma Novo Nordisk Pharma GmbH, Deutschland:
Informationen, aber auch Werbung für die eigenen Produkte

■ http://www.diabetes.de

Epilepsie

Deutsche Epilepsievereinigung e.V.:
Informationen für Betroffene, Mitgliedszeitung

■ http://www.epilepsie.sh

Informationszentrum Epilepsie (IZE) der Deutschen Gesellschaft für Epileptologie:
Links, Fort- und Weiterbildung für Fachkreise

■ http://www.izepilepsie.de

Gesellschaft für Epilepsieforschung e.V.:
Informationen für Fachärzte

■ http://www.epilepsieforschung.de

Deutsche Epilepsievereinigung Landesverband NRW:
Viele Informationen für Betroffene, Kontakte zu Selbsthilfegruppen

■ http://www.de-nrw.de

Deutsche Epilepsievereinigung Landesverband Hessen
Interessengemeinschaft Epilepsie Frankfurt e.V.:
Kontakte zu Selbsthilfegruppen und viele Links

■ http://www.epilepsie-SH-Hessen.de

Landesverband Epilepsie Bayern e.V.:
Informationen für Betroffene, Kontakte zu Selbsthilfegruppen

■ http://www.epilepsiebayern.de

Epilepsie Beratung Niederbayern:
Informationen und direkte Beratung für Betroffene

■ http://www.kinderklinik-passau.de

Epikurier:
Zeitschrift des Landesverband der Epilepsie-Selbsthilfegruppen Bayern e.V. und des Epilepsie Bundes-Elternverband e.V.

■ http://www.epikurier.de

Epilepsie Bundes-Elternverband (ebe) e.V.:
Selbsthilfeinitiative

■ http://www.epilepsie-elternverband.de

Kardiovaskuläre Erkrankungen

Kardiologisches Informationsforum:
Informationen für Fachkreise

■ http://www.cardiologe.de

Qualimedic Selbsthilfeforum:
Informationen für Betroffene mit vielen Querverweisen

■ http://www.herzberatung.de

Plattform der Firma Boston Scientific:
Informationen und Links

■ http://www.kardionet.de

Krebs

DGHO, die deutsche Gesellschaft für Hämatologie und Onkologie:
Informationen für Fachkreise

- http://www.dgho.de

Glandula-online – Netzwerk Hypophysen- und Nebennierenerkrankungen e.V.:
Informationen für Betroffene und Fachkreise

- http://www.glandula-online.de

GPOH, die Gesellschaft für pädiatrische Onkologie und Hämatologie:
Informationen für Betroffene und Fachkreise

- http://www.kinderkrebsinfo.de

Deutsches Krebsforschungszentrum Heidelberg:
Informationen für Fachkreise

- http://www.dkfz-heidelberg.de

Informationen für Betroffene

- http://www.krebsinformation.de

Deutsche Krebsgesellschaft e.V.:
Informationen für Betroffene und Foren zu verschiedenen Krebserkrankungen

- http://www.deutsche-krebsgesellschaft.de

Deutsche Krebshilfe:
Informationen für Betroffene zu verschiedenen Krebserkrankungen, Links

- http://www.krebshilfe.de

Informationsnetz für Krebspatienten und Angehörige:
Allgemeine Informationen für Betroffene und Angehörige

- http://www.inkanet.de

Ein Pinboard:
Drei urologische Oberärzte beantworten kostenlos die Fragen von Patienten per E-Mail:

- http://www.multimedica.de/public/ext/prostata-krebs/expertenrat/wwwboard.html

Plattform der Pharmafirma Tageda:
Informationen für Betroffene zum Thema Prostatakrebs und Kontakte zu Selbsthilfegruppen

- http://www.prostatakrebs.de

Plattform der Pharmafirma Novartis Oncology zu Prostatakrebs:
Informationen für Betroffene

- http://www.leben-mit-prostatakrebs.de

Plattform der Firma AstraZeneca:
Zahlreiche Berichte zum Thema Prostatakrebs

- http://www.uroonkologie.de

Arbeitskreis der Pankreatektomierten e.V.:
Informationen für Betroffene, Links

- http://www.adp-bonn.de

Deutsche ILCO e.V.:
Informationen für Betroffene zum Thema Darmkrebs

- http://www.ilco.de

Selbsthilfe-Bund Blasenkrebs e.V.:
Informationen für Betroffene zum Thema Blasenkrebs, Selbsthilfegruppe

- http://www.harnblasenkrebs.de

Deutsche Hirntumorhilfe e.V.:
Erfahrungsberichte von Betroffenen, Chat

- http://www.hirntumorhilfe.de

Deutsche Leukämie- und Lymphom-Hilfe e.V.:
Links zu weiterführenden Informationen für Betroffene, verschiedene Foren

- http://www.leukaemie-hilfe.de

EHX e.V.:
Informationen für erwachsene Betroffene

- http://www.erwachsenen-histiozytose.de

AGS Eltern- und Patienteninitiative e.V.:
Informationen für Betroffene und Eltern zum androgenitalen Syndrom

- http://www.ags-initiative.de

Multiple Sklerose

Internetportal der Uniklinik Ulm:
Kontakt für Betroffene

- http://www.uniklinik-ulm.de/struktur/kliniken/neurologie/home/spezialsprechstunden/multiple-sklerose.html

Multiple Sklerose Arbeitsgemeinschaft Norddeutschland e.V.:
Informationen und Links für Betroffene

- http://www.msagn.de

Schweizerische Multiple Sklerose Gesellschaft:
Unterstützung für MS-Betroffene, ihre Angehörigen, Fachleute und Freiwillige in der ganzen Schweiz

- http://www.multiplesklerose.ch

Multiple Sklerose Community:
Informationen für Betroffene, Kontakt zu Selbsthilfegruppen, Forum

- http://www.ms-world.de

MS-Webring:
Links zu verschiedenen privaten Homepages, Foren und Kontaktgruppen

- http://www.ms-webring.de

Multiple Sklerose-Homepage aus privater Initiative:
Erfahrungen und Dokumentationen über Multiple Sklerose für Betroffene

- http://www.muskl.de

Initiative Selbsthilfe Multiple Sklerose Kranker e.V.:
Informationen für Betroffene, Mitgliederzeitschrift

- http://www.multiple-sklerose-e-v.de

Interessenvertretung AMSEL:
Expertenchat, Forum und Blog für Betroffene, Kontakt zu Selbsthilfegruppen

- http://www.amsel.de/multiple-sklerose

Multiple Sklerose-Chat aus privater Initiative:
Austausch für Betroffene, Angehörige oder Interessierte, Expertenchats zu bestimmten Themen

- http://www.multiplesklerosechat.de

MS-Infozentrum:
Informationen für Betroffene, Lebensläufe, Links

- http://www.ms-infozentrum.de

Lifeline:
Informationen zu Multiple Sklerose und Alltagsfragen von Betroffenen

- http://www.ms-life.de/mslife/home.html

Der Multiple Sklerose Ratgeber, Homepage aus privater Initiative:
Lebensläufe MS Betroffener, Literaturliste, Links, Alternative Therapien

- http://www.ms-ratgeber.de

Nierenerkrankungen und Nierentransplantation
Deutsche Arbeitsgemeinschaft Klinische Nephrologie e.V.:
Informationen für Fachkreise

- http://www.nephrologie.de

Bundesverband Niere e.V.:
Informationen für Betroffene, Zeitschrift «Der Nierenpatient», Kontakt zu Selbsthilfegruppen

- http://www.bundesverband-niere.de

Deutsche Stiftung Organtransplantation:
Allgemeine Informationen zu Organtransplantationen

- http://www.dso.de

Deutsche Sportvereinigung für Organtransplantierte e.V.:
Informationen zu Sport und Sportveranstaltungen für Organtransplantierte

- http://www.dsvo.de

Kuratorium für Dialyse und Nierentransplantation e.V.:
Informationen für Betroffene

- http://www.kfh-dialyse.de

Patienten-Heimversorgung gemeinnützige Stiftung:
Informationen über ambulante und Heimdialyse

- http://www.phv-dialyse.de

Verband Deutsche Nierenzentren e.V.:
Informationen für Betroffene und Forum

- http://www.dnev.de

Onlinebuch über Nierenerkrankungen des Klinikums Schwabing, München:
Informationen zu verschiedenen Nierenerkrankungen

- http://www.nierenbuch.de

Dialyse-online:
Neueste Meldungen und verschiedene Foren für Betroffene

- http://www.dialyse-online.de

Homepage für familiäre Zystennieren:
Informationen für Betroffene, Kontakte zu Selbsthilfegruppen, Forum

- http://www.zystennieren.de

Eine private Homepage unter ärztlicher Begleitung:
Unkomplizierte Beantwortung vieler Fragen, die bei der Feststellung einer Nierenerkrankung auftauchen

- http://www.meine-nieren.de

HeimDialysePatienten e.V.:
Informationen für Betroffene, Links

- http://www.heimdialyse-online.de

Private Homepage:
Informationen für Betroffene, viele Links

- http://www.info-dialyse.de

Informationen für Betroffene

- http://www.nieren-krank.de

Plattform der Pharmafirma Roche:
Informationen für Betroffene zum Thema Nephrologie und Hintergrundinformationen zur Niereninsuffizienz

- http://www.roche.de/pharma/indikation/nephrologie/index.html

Plattform de BioTechfirma Amgen:
Medizinische Informationen rund um Niere, Dialyse und renale Anämie

- http://www.niere.org

Psychische Erkrankungen
Deutsches Bündnis gegen Depression e.V.:
Information und Forum zum Thema Depression – psychische Erkrankungen

- http://www.buendnis-depression.de/depression/depression-psychische-erkrankungen-1.php

Verein für Psychiatrie und seelische Gesundheit e.V.:
Eine Initiative von Behandlern mit dem Ziel psychiatrisch-psychotherapeutische Versorgungsstrukturen zu vernetzen

- http://www.psychiatrie-in-berlin.de

Verein für Öffentlichkeitsarbeit im Bereich psychische Erkrankung:
Information und Aufklärung der Öffentlichkeit

- http://www.irremenschlich.de

Diplom-Psychologe Christian Hilscher:
Übersicht über einige psychische Krankheiten und online-Beratung

- http://www.onlineberatung-therapie.de/stoerung/psychische-erkrankungen.html

Homepage des Engelshort-Forum:
Informationen zu verschiedenen psychischen Erkrankungen

- http://engelshort.dreipage.de/psychische_erkrankungen_98757162.html

Für alle Fälle e.V.:
Informationen für Psychiatriebetroffene

- http://www.faelle.org

Psychiatriegespräch:
Forum für Betroffene psychischer Krankheiten aus privater Initiative

- http://www.psychiatriegespraech.de

Rheuma/Arthritis
Kompetenznetz Rheuma:
Informationen zu Rheuma und Krankheiten des rheumatischen Formenkreises

- http://www.rheumanet.org/haus1024.html

Deutsche Gesellschaft für Rheumatologie e.V.:
Informationen für Fachkreise

- http://www.dgrh.de

Zeitschrift für Rheumatologie:
Zeitschrift für Fachkreise

- http://www.springerlink.com/content/101586

Rheumaakademie:
Fortbildungsmöglichkeiten für Fachpersonal

- http://www.rheumaakademie.de

Deutsches Zentrum für Kinder- und Jugendrheumatologie:
Informationen für Betroffene und Forum

- http://www.rheuma-kinderklinik.de

Inselspital, Universitätsspital Bern (Schweiz):
Zentrum für Mütterberatung und Familienplanung bei Rheumaerkrankungen (Schweiz)

- http:// muetterzentrum-ria.insel.ch

Deutsche Vereinigung Morbus Bechterew e.V.:
Die Patientenorganisation der Betroffenen mit einer Bechterew'schen Erkrankung

- http://www.bechterew.de

Rheuma-online:
Informationen für Betroffene, Kontakt zu Selbsthilfegruppen

- http://www.rheuma-online.de

Plattform der Firma Abbott:
Informationen rund um das Thema «Rheumatoide Arthritis» für Betroffene

- http://www.bewegende-momente.de

Schlaganfall
Deutsche Schlaganfallhilfe:
Informationen für Betroffene und Angehörige, aber auch zur Vorbeugung

- http://www.schlaganfall-hilfe.de

Schlaganfall-Portal:
Informationen, mit Forum und Kontakt zu Selbsthilfegruppen

- http://www.schlaganfall-info.de

Kompetenznetz Schlaganfall (Zentrale: Charité Berlin):
Informationen und Links zu Beratungsstellen und Selbsthilfegruppen

- http://www.schlaganfallnetz.de

Schmerz
Deutsche Gesellschaft für Schmerztherapie e.V.:
Informationen für Fachkreise

- http://www.dgschmerztherapie.de

Deutsche Schmerzliga e. V.:
Informationen für Betroffene

- www.schmerzliga.de

Deutsche Schmerzhilfe e. V.:
Informationen für Betroffene und Kontakte zu Selbsthilfegruppen

- http://www.schmerzgesellschaft.de

Forum Schmerz im Deutschen Grünen Kreuz:
Informationen für Betroffene, Forum und Links

- http://www.forum-schmerz.de

Dr. med. Ulrich Oswald:
Private Homepage aus der Schweiz, Informationen für Betroffene

- http://www.ulri.ch/kopfweh/0dfr.htm

Homepage eines Kinderarztes:
Informationen zur Schmerztherapie im Kindesalter

- http://www.paediatrie-links.de/schmerz.htm

Polyneuropathie-Forum:
Erfahrungsaustausch Betroffener zum Thema Polyneuropathie/neuropathische Schmerzen

- http://www.polyneuropathie-Forum.de

Migräne-Liga:
Informationen für Betroffene, Erfahrungsaustausch, Kontakte zu Selbsthilfegruppen

- http://www.migraeneliga-deutschland.de

Bundesverband der Selbsthilfegruppen für an Clusterkopfschmerz Erkrankte und deren Angehörige:
Informationen für Betroffene, Selbsthilfegruppen

- http://www.clusterkopf.de

Das Netzwerk für Patienten- und Familienedukation in der Pflege

Im Frühjahr des Jahres 2001 wurde in Witten das «Netzwerk Patienten- und Familienedukation in der Pflege e. V.» gegründet. Ziel dieses Netzwerkes ist die Entwicklung und Unterstützung von Patienten-/Familienedukation in der Pflege, um:

- diese als Aufgabe der Pflege in Deutschland zu etablieren,

- durch die Einrichtung eines Netzwerkes den Informationsfluss der Beteiligten untereinander zu fördern und Patienten- bzw. Familienedukation in der Öffentlichkeit darzustellen und ihr eine Lobby zu verschaffen,

- die Situation von kurz-/langfristig pflegebedürftigen Menschen durch Schulung, Information und Beratung zu verbessern.

Das Netzwerk bietet sich als Fachforum für einen praxisbezogenen Austausch zur Bedeutung der Patienten- und Familienedukation in der Pflege an und stellt sein fachliches Wissen und Know-how bei der Entwicklung von Schulungskonzepten, Informationsmaterialien u. a. zur Verfügung.

Interessierte können gegen eine gestaffelte Gebühr auch Unterstützung bei der Errichtung von Patienten-Informations-Zentren erhalten. Nähere Informationen sind erhältlich beim:

Netzwerk Patienten- und Familienedukation in der Pflege e. V.
Institut für Pflegewissenschaft
Stockumer Straße 10 – 12
58453 Witten
Telefon: 0 23 02/66 93 58
E-Mail: Verein@patientenedukation.de
Internet: www.patientenedukation.de

Ende der 1990er Jahre sind zwei Patienten-Informations-Zentren (PIZ) in Lüdenscheid und Lippstadt als pflegerische Modellprojekte in Kooperation mit dem pflegewissenschaftlichen Institut der Universität Witten/Herdecke entstanden. Diese Zentren bieten Patienten, Angehörigen und anderen Betroffenen regional die Möglichkeit, sich umfassend über ihre Erkrankung zu informieren. Neben umfangreichen Bibliotheken mit leicht verständlicher Literatur stehen den Besuchern dort auch Videos oder PC mit Internetanschluss zur Verfügung. Erfahrene Pflegende begleiten die Besucher bei der Recherche. Außerdem können zu bestimmten Themen Schulungen in Anspruch genommen werden.

Beide Einrichtungen sind bei diversen Vorstellungen in Fachkreisen auf ein reges Interesse gestoßen und mehrfach prämiert worden. Allerdings zeigte sich beim PIZ Lippstadt, das sich an der Versorgung im ambulanten Bereich orientierte (SGB XI), keine Möglichkeit der Refinanzierung. So musste nach einigen Jahren und mehreren Versuchen, eine stabile Finanzierungsgrundlage zu schaffen, das PIZ Lippstadt seine Tätigkeit einstellen. Das PIZ Lüdenscheid dagegen ist Bestandteil eines Klinikums und konnte dadurch bis heute seine Arbeit fortsetzen.

Das Patienten-Informations-Zentrum Lüdenscheid
Klinikum Lüdenscheid
Paulmannshöherstr. 14
58515 Lüdenscheid
Telefon: 0 23 51/46-21 21
E-Mail: patienteninformationszentrum@gmx.de

Aufgrund kürzerer Verweildauern in Krankenhäusern wird zunehmend die Wichtigkeit der Patienteninformation erkannt. Ganz langsam setzt sich die Idee der Patienteninformationszentren durch. Beispiele dafür sind das Krankenhaus der Barmherzigen Brüder in Trier, das PIZ des Universitätsklinikum Schleswig-Holstein (Campus Lübeck), das PIZ im Marienhospital in Wesel und das im

Herzzentrum Bad Krozingen. Weitere Zentren befinden sich im Aufbau, wie im Marienhospital in Stuttgart und an anderen Orten. Eine Besonderheit stellt die Bürgerinformation Gesundheit und Selbsthilfekontaktstelle (BIGS) in Gütersloh dar. Sie befindet sich in der örtlichen Stadtbibliothek und verbindet pflegerische und andere gesundheitsbezogene Informationsangebote. Neben dem klassischen PIZ (Biblio-Mediotheken) sind auch so genannte Pflegewerkstätten im Netzwerk organisiert, sie werden durch das SGB XI refinanziert.

Das Netzwerk hat in den letzten Jahren verschiedene Projekte verfolgt und Konzepte zur Patienten- und Angehörigenedukation sowie andere Materialien entwickelt.

Dazu zählen u.a. das Projekt zur Pflegeexpertise in der Begleitung von Brustkrebspatientinnen, das Mikroschulungskonzept «Sturzvorbeugung», die Anleitung von Patienten nach Kehlkopfentfernung und die Schulung der subkutanen Selbstinjektion. Alle Adressen und weitere Informationen sind auf der Homepage des Vereins www.patientenedukation.de zu finden.

Ursprungsfassung 2003/2006 von Johanna Gossens mit Ergänzungen von Jürgen Georg und Angelika Abt-Zegelin.
Im Rahmen der Neuauflage 2009 vollständig überarbeitet, aktualisiert und erweitert von Mareike Tolsdorf und Stefanie Nicolay.

D Abkürzungsverzeichnis

ADL	Activities of Daily Living, Aktivitäten des täglichen Lebens
APN	Advanced Practice Nurse
ASMP	Arthritis Self-Management Program
BGAT	Blood Glucose Awareness Training
BTS	Back to Sleep
CDE	Certified Diabetes Educator
CPR	kardiopulmonale Reanimation
KHK	koronare Herzkrankheit
MRT	Magnetresonanztomografie
NAEP	National Asthma Education and Prevention Program
NBAS	Brazelton Neonatal Behavioral Assessment Scale

NIC	Nursing Intervention Classification, Pflegeinterventionsklassifikation
OAS	Open Airways for Schools
PCA	patientengesteuerte Analgesie
PEG	perkutane endoskopische Gastrostomie
PIAT-R	Peabody Individual Achievement Test-Revised
PSA	prostataspezifisches Antigen
REALM	Rapid Estimate of Adult Literacy in Medicine
SORT-R	Slosson Oral Reading Test-Revised
TOFHLA	Test of Functional Health Literacy in Adults
WRAT-R	Wide Range Achievement Test-Revised

E Beraterverzeichnis

Donell L. Campbell, RN, BA
Pflegedienstleitung der Akutpflegeeinheit
Providence Newberg Hospital
Newberg, Oregon

Esther H. Condon, PhD, RN
Pflegeprofessorin
Hampton University
Hampton, Virginia

Patricia J. Hutchinson, RN, MSN, CDE
Koordinatorin des Patientenedukations-
programms
Grove City Medical Center
Grove City, Pennsylvania

F Sachwortverzeichnis

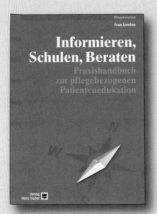
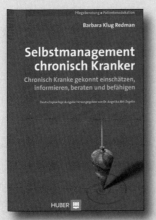
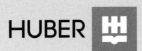